食品学実験書

第4版

藤田修三・山田和彦／編著

磯部由香・伊藤聖子・菊﨑泰枝・久保さつき
橘ゆかり・道家晶子・本澤真弓・水野淨子／著

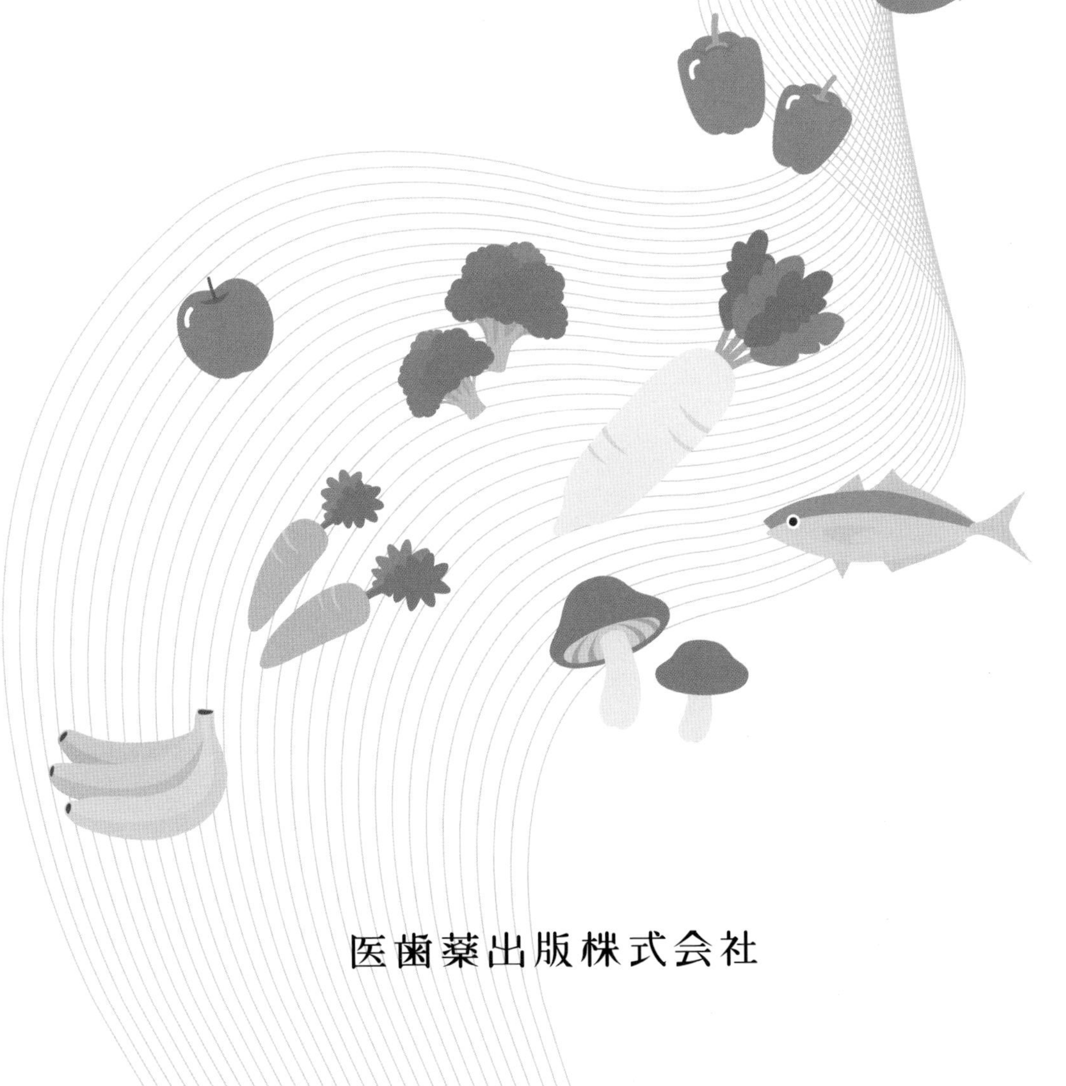

医歯薬出版株式会社

This book is originally published in Japanese
under the title of :

SHOKUHINGAKU JIKKENSHO
(Experiment Book of Food Science)

Editors :
FUJITA, SHUZO
Professor, BAIKA Women's University
YAMADA, KAZUHIKO
Professor, Kagawa Nutrition University

ISHIYAKU PUBLISHERS, INC.
7-10, Honkomagome 1 chome, Bunkyo-ku,
Tokyo 113-8612, Japan

食品学実験書（708180） 補足情報

日本食品標準成分表に関して，次の情報を追加いたします．

■ p44 に以下のコラムを追加

COLUMN

移行期にある食品成分表の換算係数の現状

日本食品標準成分表は，七訂以降，たんぱく質，脂質，炭水化物の表頭項目が増え，八訂は新たな項目への移行期にある．

しかしながら，食品関連の大学や栄養士養成施設での実験では依然，たんぱく質であれば窒素定量法（ケルダール法），脂質であれば有機溶媒抽出法（ソックスレー抽出法）で指導を行う施設が多い．一方，加工食品の栄養成分表示も従前の分析法による値を示している現状がある．そのため，これまでの窒素-たんぱく質換算係数およびエネルギー換算係数も実験で必要とされており，当面は本書第３版に示した換算表を参考までに残しておく．

■1. ケルダール法で分析した場合の食品別“窒素-たんぱく質換算係数”

窒素-たんぱく質換算係数（FAO）は，「4. たんぱく質の定量」（p.47～）に記載．

■2. 本書第３版の食品別“エネルギー換算係数”

以下の 2つの表のとおりである．

●日本のエネルギー換算係数を適用した食品の代表例

食品群―主要食品	たんぱく質			脂肪			炭水化物		
	燃焼値[*1] −1.30	消化吸収率	エネルギー換算係数[*2]	燃焼値	消化吸収率	エネルギー換算係数[*2]	燃焼値	消化吸収率	エネルギー換算係数[*2]
	(kcal/g)	(%)	(kcal/g)	(kcal/g)	(%)	(kcal/g)	(kcal/g)	(%)	(kcal/g)
穀類―玄米	4.50	77	3.47	9.30	90	8.37	4.20	98	4.12
半つき米	4.50	84	3.78	9.30	90	8.37	4.20	99	4.16
七分つき米	4.50	86	3.87	9.30	90	8.37	4.20	100	4.20
精白米	4.50	88	3.96	9.30	90	8.37	4.20	100	4.20
はいが精米	4.50	83	3.74	9.30	90	8.37	4.20	99	4.16
小麦粉	4.50	96	4.32	9.30	90	8.37	4.20	100	4.20
そば粉	4.50	85	3.83	9.30	90	8.37	4.20	99	4.16
油脂類―植物油	—	—	—	9.30	99	9.21	—	—	—
マーガリン	4.35	97	4.22	9.30	99	9.21	3.95	98	3.87
牛脂，豚脂	—	—	—	9.50	99	9.41	—	—	—
バター	4.35	97	4.22	9.25	99	9.16	3.95	98	3.87
豆類―大豆（煮），納豆，野菜類の未成熟豆	4.40	91	4.00	9.30	91	8.46	4.20	97	4.07
豆腐，油揚げ	4.40	95	4.18	9.30	97	9.02	4.20	97	4.07
きな粉	4.40	78	3.43	9.30	87	8.09	4.20	97	4.07
魚介類―魚介肉	4.35	97	4.22	9.50	99	9.41	4.19	98	4.11
獣鳥鯨肉類―肉	4.35	97	4.22	9.50	99	9.41	4.19	98	4.11
卵類	4.45	97	4.32	9.50	99	9.41	3.75	98	3.68
乳類―乳・乳製品	4.35	97	4.22	9.25	99	9.16	3.95	98	3.87

[*1]：物理的燃焼値

[*2]：物理的燃焼値（たんぱく質の場合は－1.30）×消化吸収率で生理的燃焼値を意味する．1.30とは，吸収たんぱく質１g当たりの尿中損失エネルギーを示す．

（安本教傳ほか：食品学総論．同文書院，1993）

●FAO のエネルギー換算係数を適用した食品の代表例

食品群―主要食品	たんぱく質			脂肪			炭水化物		
	燃焼値 −1.25	消化吸収率	エネルギー換算係数	燃焼値	消化吸収率	エネルギー換算係数	燃焼値	消化吸収率	エネルギー換算係数
	(kcal/g)	(%)	(kcal/g)	(kcal/g)	(%)	(kcal/g)	(kcal/g)	(%)	(kcal/g)
いも―でんぷん類	3.75	74	2.78	9.30	90	8.37	4.20	96	4.03
野菜類―根菜類	3.75	74	2.78	9.30	90	8.37	4.00	96	3.84
その他	3.75	65	2.44	9.30	90	8.37	4.20	85	3.57
野菜類―レモンなどクエン酸の多い種	3.95	85	3.36	9.30	90	8.37	2.75	98	2.70
その他	3.95	85	3.36	9.30	90	8.37	4.00	90	3.60

（安本教傳ほか：食品学総論．同文書院，1993）

第 4 版 序文

「食品学実験書」は発刊後，四半世紀が経った．この間，管理栄養士および栄養士養成課程をはじめとして，食品科学に関連する大学，短期大学，専門学校で，学生実験などに活用いただいていることに感謝申し上げる次第である．

本書の編集方針は，初版では，栄養士養成課程での「食品学実験」のテキストとして，また高等学校で化学を十分に学んでいない学生が理解できることを重視し，第 2 版では，食品一般成分の分析だけでなく，調理科学や機能性成分など，応用実験へ幅を広げた．第 2 版の補訂版では，五訂日本食品標準成分表と各実験項目との関連性について追補し，第 3 版では日本食品標準成分表 2015 年版（七訂）の解説と，高校化学での指導内容の変更〔規定度（N）からモル濃度（mol/*l*）となった〕に対応した修正を行うなど，充実を図ってきた．

2020 年 12 月，文部科学省から日本食品標準成分表 2020 年版（八訂）が公表され，エネルギー計算方法の変更，炭水化物の表頭項目の追加，食物繊維は総量だけを掲載するなどの変更があった．それに伴い，本書でも「第 3 章 日本食品標準成分表に基づく定量実験」を中心に改訂を行った．これからも時代にそった実験書を目指していきたい．

ところで，食品学実験は化学実験だと思われがちだが，実は，重量測定を基本とする実験であり，天秤は縁の下の力持ちである．試料採取や実験項目の水分定量，灰分定量，脂質定量，食物繊維定量は，重量測定が中心である．重量の国際的基準について，国際度量衡総会では，130 年間続いた国際キログラム原器（IPK）を廃止し，2019 年 5 月からプランク定数を基準年経計算で求める方法に変更した．キログラムの時代から，ナノ，マイクロなどミクロレベルへの時代対応であるが，食品の実験においても最近は，生化学実験かと思うほど，マイクロピペットやマイクロチューブの使用頻度が高くなっている．実験器具の取り扱いなどの実験手技は時代とともに進歩するが，天秤の取り扱いや精度管理はいつの時代になっても変わらず，大切にしたい事項である．

なお，消費者庁では，2015 年施行の食品表示法により，加工食品への「栄養成分表示」を義務づけた．加工食品の成分分析は，食品表示法「別添 栄養成分等の分析方法等」によるものとしているが，本書の一般成分の各実験項目は，この別添に基づいた実験であることを申し添えておく．

2021 年 12 月

編 者 代 表

序　文

本書は，食品学実験のために学生が使用するテキストとして編集したものである．「食品学実験」のおもな目的は，実験を通じて食品に対する理解を深めることと，食品分析技術の修得であると考えられる．大学，短期大学および専門学校における栄養士養成施設において，「食品学実験」は3時間30回（2単位）実施している場合が多い．ところで，実験を行う学生は大学，短期大学などに入学して初めて本格的な「化学実験」を行う場合がほとんどであり，高等学校において化学を履修していない場合さえある．このような現状で上記の目的のために十分な成果をあげるには，指導教師の熱意と要領のよい指導，わかりやすくて使いやすい指導書がなによりも必要である．

執筆者らはこれまで実験教育に携わってきており，本書の編集にあたって，その経験から学生に理解しやすくて受け入れられやすく，かつ教師にとっては教えやすいテキストにするよう心がけた．また，ほとんどの学生は，実験報告書（レポート）の書き方を学ぶ機会をもっていないため，このテキストでは，実験ごとに提出するレポート用紙をつけ，レポートの書き方を修得できるようにした．

本書の構成は，初めて実験をする場合を考慮した基礎実験，四訂日本食品標準成分表の分析方法に基づく食品成分の定量分析およびその他の食品に関する実験とした．実験材料には日本人になじみの深い「大豆」を例として取り上げてみた．また，分析機器の知識は基礎実験のなかに一項目を設けて，原理などの解説と実験例を示した．「ワンポイントアドバイス」には，実験の工夫，ポイント，気をつけることなどを記して，その実験がスムーズに実施できるようにし，「コラム」欄には，食品学実験関連のミニ知識，最新の食品・栄養学の知識などを記した．

不備な点も多いと思われますが，広く皆さんのご教示，ご指導をいただき，今後さらによりよいものにしたいと考えております．

おわりに，本書の出版にあたり，医歯薬出版株式会社編集部にはたいへんお世話になりました．厚くお礼申し上げます．

1994年3月

執筆者一同

Contents

1 食品の基礎実験

1 —実験の基礎 ……2
1）実験の全般的注意 ……2
2）試薬の調製 ……2
3）器具 ……4
4）基本操作 ……5
2 —容量分析 ……8
1）中和滴定 ……8
Exp 1 0.1 M 水酸化ナトリウムの標定と市販濃塩酸のモル濃度の決定 ……9
2）酸化還元滴定 ……10
Exp 2 過マンガン酸カリウム標準溶液の調製および標定 ……11
Exp 3 オキシドール中の過酸化水素の定量 ……11
Exp 4 チオ硫酸ナトリウム標準溶液の調製と標定 ……12
Exp 5 さらし粉中の有効塩素の定量 ……13
3）沈殿滴定 ……13
Exp 6 0.01 M 硝酸銀標準溶液の調製と標定—モール法 ……14
4）キレート滴定 ……14
3 —食品実験に使われる分析手段・機器分析 …15
1）pH の測定 ……15
2）比色分析 ……16
3）蛍光分析 ……18
4）原子吸光分析 ……18
5）クロマトグラフィ ……19
6）電気泳動 ……23

2 食品成分の定性実験

1 —たんぱく質・アミノ酸の定性 ……26
1）呈色反応 ……26
Exp 7 ビュレット反応 ……26
Exp 8 ニンヒドリン反応 ……26
Exp 9 キサントプロテイン反応 ……27
Exp10 アダム・キーウィッツ反応—ホプキンス・コーレ反応 ……27
Exp11 ミロン反応 ……27
Exp12 坂口反応 ……27
Exp13 硫化鉛反応 ……28
2）沈殿・凝固反応 ……28
Exp14 熱による凝固反応 ……28
Exp15 濃塩類による沈殿反応 ……28
Exp16 有機溶媒による沈殿反応 ……28
2 —糖質の定性 ……29
1）糖質に共通する反応 ……29
Exp17 モーリッシュ反応 ……29
Exp18 アンスロン反応 ……30
2）還元糖に特有の反応 ……30
Exp19 フェーリング反応 ……30
Exp20 銀鏡反応 ……30
Exp21 ベネディクト反応 ……30
3）単糖類と二糖類の判別反応 ……31
Exp22 バーフォード反応 ……31
4）ケトースに特有の反応 ……31
Exp23 セリワノフ反応 ……31
5）六炭糖と五炭糖の判別反応 ……31
Exp24 スカトール反応 ……31
Exp25 オルシン塩化鉄反応—ビアル反応 ……32
6）オサゾンの生成反応 ……32
Exp26 フェニルヒドラジン反応 ……32
7）ヨウ素-デンプン反応 ……32

Exp27 ヨウ素-デンプン反応 ……………………33
3—ビタミン類の定性 ……………………34
1）脂溶性ビタミンの定性反応 ……………34
Exp28 ビタミンAの定性反応—カール・プライス反応 ……………………………………34
Exp29 ビタミンDの定性反応 ……………………34
Exp30 ビタミンEの定性反応 ……………………34
2）水溶性ビタミンの定性反応 ……………35
Exp31 ビタミンB_1の定性反応—ジアゾ法 ……35
Exp32 ビタミンB_2の定性反応—ルミフラビン反応 ………………………………………35
Exp33 ビタミンCの定性反応—インドフェノール反応 ……………………………………36

3 日本食品標準成分表に基づく定量実験

1—日本食品標準成分表 ……………………38
1）「日本食品標準成分表2020年版（八訂）」の概要 ………………………………………38
2）「日本食品標準成分表2020年版（八訂）」の分析方法 …………………………………42
2—エネルギー値の算出 ……………………43
3—水分の定量 ………………………………45
Exp34 常圧加熱乾燥法 …………………………45
4—たんぱく質の定量 ………………………47
（ローリー法によるたんぱく質の微量定量法）…46,47
Exp35 ケルダール法 ……………………………48
5—脂質の定量 ………………………………50
Exp36 ソックスレー抽出法 ……………………50
Exp37 クロロホルム-メタノール混液改良抽出法 ………………………………………………51
6—炭水化物の定量 …………………………53
1）全糖量の定量 ……………………………53
Exp38 アンスロン硫酸法 ………………………53
2）食物繊維の定量 …………………………54
Exp39 酵素重量法 ………………………………54
7—灰分の定量 ………………………………57
Exp40 直接灰化法 ………………………………57
8—無機質の定量 ……………………………59
1）無機質分析試料等の取り扱いについて…59
Exp41 湿式分解法による試料の調製 …………60
2）ナトリウムの定量 ………………………61
Exp42 ナトリウムの定量—原子吸光法 ………61
3）カリウムの定量 …………………………62
Exp43 カリウムの定量—原子吸光法 …………62
4）カルシウムの定量 ………………………63
Exp44 カルシウムの定量—原子吸光法 ………63
5）マグネシウムの定量 ……………………65
Exp45 マグネシウムの定量—原子吸光法 ……65
6）リンの定量 ………………………………67
Exp46 リンの定量—比色法 ……………………67
7）鉄の定量 …………………………………69
Exp47 鉄の定量—比色法 ………………………69
8）亜鉛の定量 ………………………………71
Exp48 亜鉛の定量—原子吸光法 ………………71
9）銅の定量 …………………………………73
Exp49 銅の定量—原子吸光法 …………………73
10）マンガンの定量 …………………………75
Exp50 マンガンの定量—原子吸光法 …………75
9—ビタミンの定量 …………………………76
1）ビタミンAの定量 ………………………76
Exp51 レチノールの定量—HPLC法 …………76
Exp52 カロテンの定量—HPLC法 ……………78
2）ビタミンDの定量 ………………………81
Exp53 ビタミンDの定量—HPLC法 …………81
3）ビタミンEの定量 ………………………83
Exp54 ビタミンEの定量—HPLC法 …………83
4）ビタミンKの定量 ………………………85
Exp55 ビタミンKの定量—HPLC法 …………86
5）ビタミンB_1の定量 ………………………88
Exp56 ビタミンB_1の定量—HPLC法 …………88
6）ビタミンB_2の定量 ………………………90
Exp57 ビタミンB_2の定量—HPLC法 …………90
7）ナイアシンの定量 ………………………92
Exp58 ナイアシンの定量—微生物定量法 ……92
8）ビタミンB_6の定量 ………………………94

Exp59 ビタミン B_6 の定量—微生物定量法 ……94
9）ビタミン B_{12} の定量 ……96
Exp60 ビタミン B_{12} の定量—微生物定量法 ……96
10）葉酸の定量 ……99
Exp61 葉酸の定量—微生物定量法 ……99
11）パントテン酸の定量 ……101
Exp62 パントテン酸の定量—微生物定量法 ……101
12）ビタミンCの定量 ……104
Exp63 ビタミンCの定量—HPLC 法 ……104
Exp64 ビタミンCの定量—ヒドラジン法 ……106
10—その他の成分の定量 ……108
1）アルコール分の定量 ……108
Exp65 清酒中のアルコール分の定量—ガスクロマトグラフ法 ……108
2）酢酸の定量 ……109
Exp66 食酢中の酢酸の定量—直接滴定法 ……109
Exp67 トマトケチャップ中の酢酸の定量—水蒸気蒸留-滴定法 ……110
3）カフェインの定量 ……112
Exp68 緑茶浸出液中のカフェインの定量—HPLC 法 ……112
4）タンニンの定量 ……114
Exp69 緑茶中のタンニンの定量—酒石酸鉄吸光光度法 ……114
Exp70 コーヒー豆中のタンニンの定量—フォーリン・デニス法 ……115

4 食品の応用実験

1—食品成分の分離 ……118
Exp71 牛乳からカゼインの分離 ……118
Exp72 小麦粉からデンプンとグルテンの分離 ……119
2—食品の色 ……121
1）天然色素 ……121
Exp73 クロロフィルの同定 ……121
Exp74 アントシアニンの抽出と安定性試験 ……122
2）褐変 ……123
Exp75 酵素的褐変 ……123
Exp76 非酵素的褐変—アミノ-カルボニル反応 ……125
3—食品の味 ……127
1）食味テスト ……127
Exp77 3点識別試験法 ……128
Exp78 濃度の識別—順位法 ……129
2）酸度 ……130
Exp79 中和滴定による酸度測定 ……130
3）塩分 ……131
Exp80 沈殿滴定による塩分の定量 ……131
4—食品の香り ……132
Exp81-A 酢酸イソアミルの合成 ……132
Exp81-B 酢酸イソアミルの同定—ガスクロマトグラフ法 ……134
5—食品の物性 ……136
Exp82 えん下困難者用食品の力学的特性 ……136
Exp83 食品の熱分析 ……138
6—食品成分の変化 ……140
1）デンプン ……140
Exp84 デンプンの糊化 ……140
Exp85 アミラーゼの糖化力 ……141
2）たんぱく質 ……142
Exp86 果物のプロテアーゼによる食肉たんぱく質の分解 ……142
3）油脂 ……143
Exp87 酸価 ……143
Exp88 過酸化物価 ……144
Exp89 抗酸化活性—DPPH ラジカル消去活性の測定 ……146
7—飲料水の検査 ……148
Exp90 飲料水の水質検査 ……148
Exp91 水道水中の塩化物イオンの定量 ……151
Exp92 水の硬度測定 ……151

レポート
153

1 食品の基礎実験

1 — 実験の基礎

2 — 容量分析

3 — 食品実験に使われる分析手段・
機器分析

1—実験の基礎

1）実験の全般的注意

1．実験の目的：一般に実験とは，学習した知識や推定した仮説を体得あるいは実証していく過程である．したがって，実験を行うにあたっては，実験原理となる基礎的知識を理解し，実験によって何を知ろうとするのか，その目的を明確にし，実験計画に沿った手順をあらかじめよく把握しておくことが大切である．

2．実験室内での注意事項：危険防止のための白衣と動作のしやすい靴を着用し，身近に手ふきタオルを常備する．また，長髪の場合は，後ろで束ね，危険な試薬を使用する場合は，シールドを着用する．実験前に実験台を清掃し，実験に必要な器具や試薬その他を準備する．また，実験中は実験台上の不要なものを廃し，複数での共同作業が多いことから周囲に対する配慮を心がけて，真摯に取り組む．

3．実験終了後の注意事項：使用した器具の後片付けや試薬の廃棄に留意する．まず，ガスバーナーなど，火の始末を確実にし，使用した器具はその材質や用途に応じた洗浄，乾燥を行う．濃厚な酸，アルカリなどの試薬の廃棄に際しては，必要に応じて中和，電解，凝集処理などを行う．引火性，発火性の試薬の取り扱いには，指導教官の指示に従って特に気をつける必要がある．

4．レポート作成：実験においては，その最終結果だけでなく，実験過程での現象の観察も重要である．操作の各段階での変化や疑問点，関連事項なども記録しておき，レポート作成時に生かすべきである．通常，レポートは実験目的，材料および方法，結果，考察，その他からなり，レポート作成者以外の人にも実験の成果をよく理解できるように，簡潔かつ丁寧に記述する．

5．数値の取り扱い：実験で得られる数値には，測定ごとに多少の差が生じるので，同様の操作を繰り返し，データの再現性を確かめる必要がある．このような実験誤差に加え，用いる器具の選択によっても数値の精度は左右される．一般に，有効数字の桁数の最も小さい計測値によって，最終的な実験データの有効数字の桁数が決まる．

2）試薬の調製

(1) 試薬とその取り扱い

試薬には，おおまかに分類して，次のようなものがある．

①酸類：シュウ酸，塩酸，硫酸，酢酸など
②塩基類：水酸化ナトリウム，水酸化カリウム，アンモニア水など
③塩類：シュウ酸ナトリウム，硫酸アンモニウム，塩化ナトリウム，過マンガン酸カリウム，硝酸銀など
④有機溶媒：エチルアルコール，クロロホルム，アセトンなど
⑤単体：水銀，ヨード，鉄粉，炭素末など
⑥酸化物：過酸化水素水，酸性白土など
⑦その他：各種の有機試薬など

ほとんどの試薬類は実験の用途に応じて，一定の濃度，配合に調製して用いられるが，繁用される試薬については市販されているものもある（❶）．

試薬調製のために試薬重量を量る場合には，天秤や電子天秤などを用いて，できるだけ正確に量る（精秤する）．所定重量を量りとった試薬は一般に水に溶解するが，溶解時に発熱する（溶解熱）こともあるので，測容器具内で直接溶解させることは避け，ビーカーなどの反応用器具内で完全に溶解させたのち，溶解熱がとれた溶液をメスフラスコなどの測容器具に移し入れ，数回の洗液も加

❶市販試薬の濃度

試薬名	w/w% (g/100 g)	w/v% (g/100 m*l*)	モル濃度 (*M*)
濃塩酸	37	44	12
濃硫酸	96.2	177	18
濃硝酸	70	99	16
氷酢酸	98	104	17.3
強アンモニア水	28	25	15
過酸化水素水	30	33	9.7

えて最終的に所定の容量になるよう水を加える（定容する）．溶解しにくい試薬の場合には，溶解度を十分考慮したうえで，加温，攪拌，振とうなどの操作を加える必要がある．

(2) 溶液濃度と試薬の調製

① モル濃度（M）

分子量と同数のグラム数の物質を，その物質の1グラム分子（または1 mol）といい，溶液1 l 中に含まれる溶質のグラム分子数を，その溶液のモル濃度という．したがって，分子量と化学当量が同じ物質は，1 M＝1 N となる．

②（参考）規定濃度（N；ノルマル濃度）

化学当量と同数のグラム数の物質をその物質の1グラム当量といい，溶液1 l 中に含まれる溶質のグラム当量数を，その溶液の規定度という．規定度で濃度表現した規定液は，食品分析などの定量実験に不可欠である．

③ 百分率（%）濃度

全体を100としたときの目的物質の割合を表したもので，100 g中に含まれる目的物質のグラム数を示した重量百分率（w/w%）や，100 ml 中に含まれる目的物質のグラム数を示した重量対容量百分率（w/v%）がある．含有される目的物質が微量な場合には，目的物質をmgに換算して表したmg%や，千分率（ppt），百万分率（ppm）が用いられる．

④ ファクター（F；factor）

表示濃度に対する実際濃度の比を，その溶液のファクター（力価）という．0.1000 M 試薬溶液の正確な調製は，シュウ酸のように安定した物質を除けば，非常に難しい．一方，モル濃度を0.1012 M，0.0972 M などと表示すると桁数が多くて取り扱いが大変である．

この問題の解決のため，実際の実験においては0.1 M はそのまま表示し，補正係数，すなわちファクター（factor：F）の考え方を導入し，表示濃度のズレを補正することにしている．

たとえば，0.1023 M 塩酸溶液の場合は，

0.1 M 塩酸（F＝1.023）

と表示する．モル濃度に F をかける（0.1×1.023）と，0.1023 M のモル濃度の溶液であることがわかる．

調製した試薬には，以下のようなラベルを貼る．

0.1 M HCl
F＝1.023
調製 2020.7.24
Tokio Hinomaru

例 0.1 M 水酸化ナトリウム（NaOH）溶液を500 ml 調製する場合

NaOHの分子量　40.00
NaOHの1グラム分子　40.00 g
1Mの溶液とは
　1グラム分子の溶質/1,000 ml
したがって，0.1 M NaOHとは
　(0.1×40.00) g/1,000 ml
　(0.1×40.00×500/1,000) g/500 ml
　　　↓
　2.000 g/500 ml

∴NaOH 2.000 g*を水に溶かして500 ml に定容すればよい．

＊：実際には，NaOHの粒状結晶は潮解性があるため，正確な重量を精秤することはできない．おおまかに約2 gを量りとって約0.1 M の溶液を調製し，最終的に，酸の規定液（たとえば，シュウ酸標準液）を用いて中和滴定法により標定操作を行う〔“1-2-1) 中和滴定” Exp1 参照〕．

❶に，繁用する市販試薬の各種濃度表示を示した．

3）器具

(1) 実験器具

❷❸に示すように種々の実験器具があるので，用途に応じて使用する．

(2) 器具の洗浄と乾燥

① 洗浄

器具の洗浄は，実験後，直ちに行わなければならない．汚れたまま長く放置すると，汚れが落ちにくくなる場合がある．普通の汚れは，水洗いしてから洗剤をつけてブラシで洗い，その後十分水洗いし，最後に蒸留水を少量ずつ3回に分けて洗浄びんで吹きつけるようにする．このとき，ガラス壁の水がはじかれて水滴になると，汚れがまだとれていない．ガラスが一様に水にぬれた状態になるとよい．

このような洗浄方法で汚れがとれない場合は，

❷おもな実験器具（ガラス製器具）

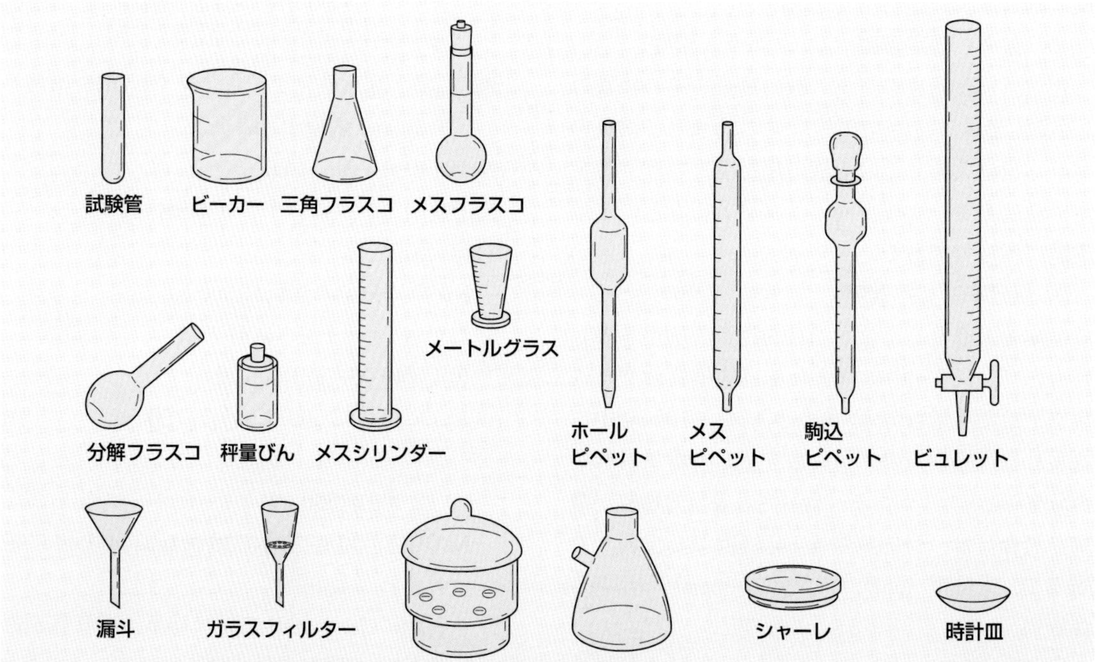

❸おもな実験器具（ガラス製器具以外）

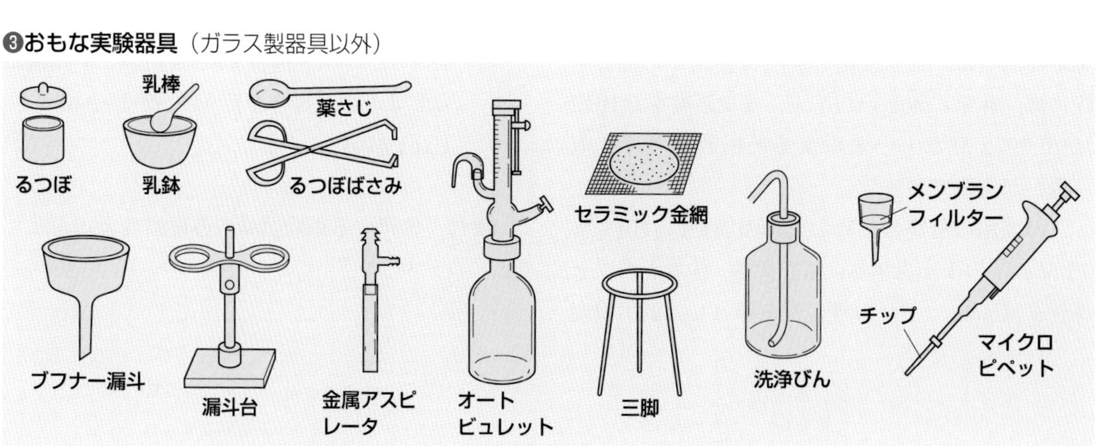

市販の実験器具用界面活性剤に一昼夜浸したのち，器具を取り出し，よく洗浄する．

② 乾燥

十分に洗浄した器具の水分をよく切り，風乾する．急ぐ場合は電気乾燥器で乾燥させてもよいが，ピペット，メスフラスコなどの測容器は加熱すると容積が変化し，冷却しても正確に元に戻らないので，必ず常温で乾燥させる．測容器の乾燥を急ぐ場合は，洗浄後，少量のアルコールで1回洗い，次いでエーテルですすぐとよい．

4）基本操作

(1) 試料の扱い方と調製

① 試料の採取―サンプリング

試料全体の平均的な値を求めるために，食品全体についてなるべく多くの部分から少量ずつとり，これを混合する．

② 調製

試料を均一化するために，試料が固体の場合は乳鉢，ホモジナイザー，ミキサーなどで粉砕し，四分法で縮分する．すなわち，試料を円錐に積み上げ，次に❹のように上を平らにし，さらに4区分（a，b，c，d）に分ける．次に，対角線上のa，dまたはb，cをとり，よく混合する．これを繰り返していけば試料を均一化し，量を減少することができる．

(2) 秤量

すべての実験を通じて，重さを量ることは実験の基本になるものである．天秤にはいろいろな種類があるが，実験の目的に応じて天秤を選択しなければならない．試料や試薬を量る際，一般にはまず容器を秤量し（風袋，フウタイ），次にこれに試料などを入れて秤量し，その差から試料，試薬の採取量を求める．

① 電子上皿天秤

測定可能な範囲（秤量），最少表示値は機種により異なるが，すべてデジタル表示である（❺）．

② 直示天秤

測定可能な範囲（秤量）は1 mg～200 g, 感度（感量）は0.1 mgである．実際の測定法はそれぞれの直示天秤でいくぶん異なるが，どの天秤も投影目盛りで読みとるようになっている．

③ 高精度分析用上皿電子天秤

測定可能な範囲（秤量）は機種により異なるが，最少表示は0.01～0.1 mgであり，すべてデジタル表示である．レンジキーにより単位を切り替えたり，データをプリントアウトすることもできる（❻）．

(3) 測容

測容器　一定量の溶液を調製したり，溶液を採取する際に使用する器具を測容器という．測容器には2種類あり，溶液を入れたときにその容器の示す体積になるものを受用器具(einguss；E)，溶液をつぎ出したときにその容器の示す体積になるものを出用器具（ausguss；A）という．受用器具にはメスフラスコ,出用器具にはピペット,ビュレット，メスシリンダーがある．

目盛りの読みとり方　液体を管のなかに入れると

❹四分法

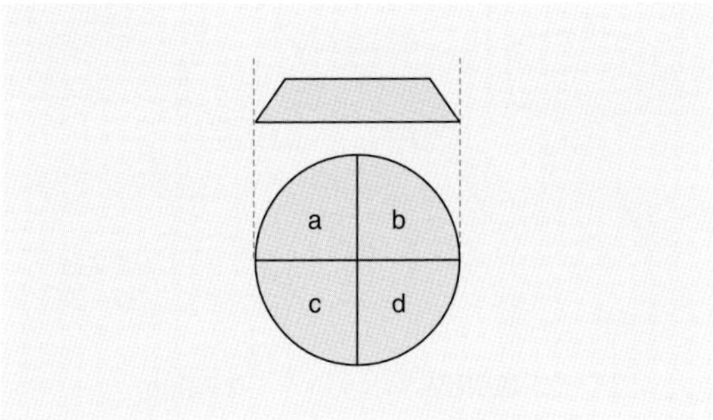

❺電子上皿天秤

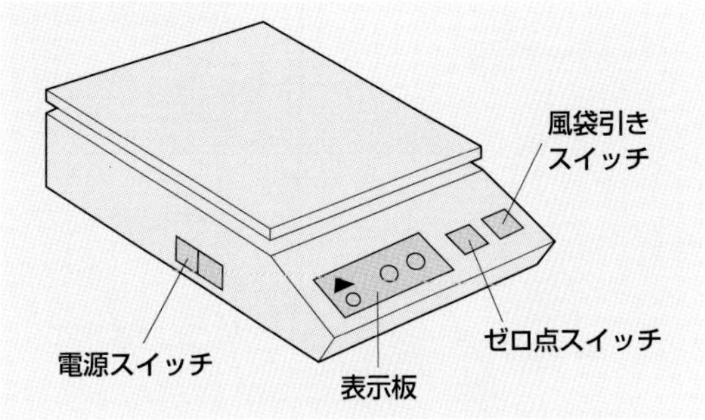

液面は彎曲（メニスカス）し，中心が低くなる．❼に示すように，メニスカスの下部に標線を合わせる．目盛りを読みとるときは，目の高さをこの付近に近づける．

① メスシリンダー

メスシリンダーは精密なものではなく，比較的粗略な測容器である．

② メスフラスコ

フラスコの首の部分に標線が刻まれており，溶液を標線まで満たせば，表示の液量となる．試薬を希釈するときは，八分目ぐらいまで水を加えてよく振ってから，水を標線まで満たす．さらに共栓をして，フラスコを倒立させて振り混ぜる．

③ ピペット（ホールピペット，メスピペット）

ピペットは一定量の溶液を量る出用器具である．ホールピペットを用いて溶液を口で吸い上げる場合は，ピペットの先を溶液中に十分入れてゆっくりと吸い上げる．標線より2～3 cm上まで吸い上げ，人差し指でピペットの上端を押さえる．徐々に人差し指を緩め，液面を標線まで下げる．その後，所定の容器に自然に流出させる．最後に残った液は上端を人差し指で押さえ，ピペットの膨らんだ部分を手のひらで握り温めて，ピペットの先をガラス壁につけると押し出すことができる．メスピペットも同様にして任意の液量を採取できる．いずれの場合もゴム製の安全ピペッターを用いるほうが望ましい．

④ ビュレット

出用器具であり，均一な太さのガラス管に0.1 *ml* まで目盛りをしてあり，下部にガラス活栓がある（ガイスラー型）．コックの回転をよくするシリコングリースを少量塗って用い，目盛りの1/10の位まで目測で読む．溶液の流出速度が早いと器壁の液が遅れて，目盛りの読みに誤差を生じる（後流誤差）．

❻高精度分析用上皿電子天秤

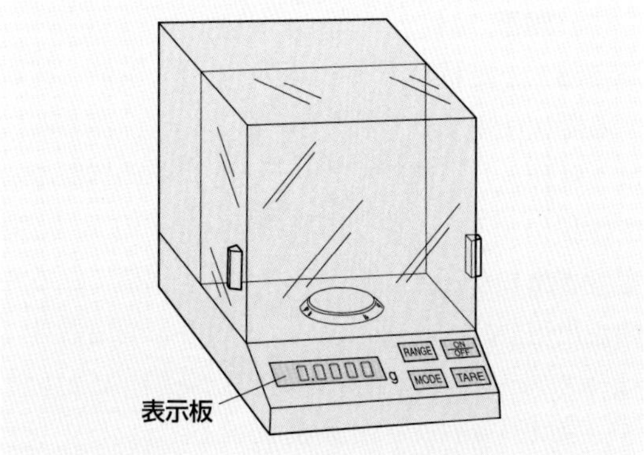

❼目盛りの読みとり方

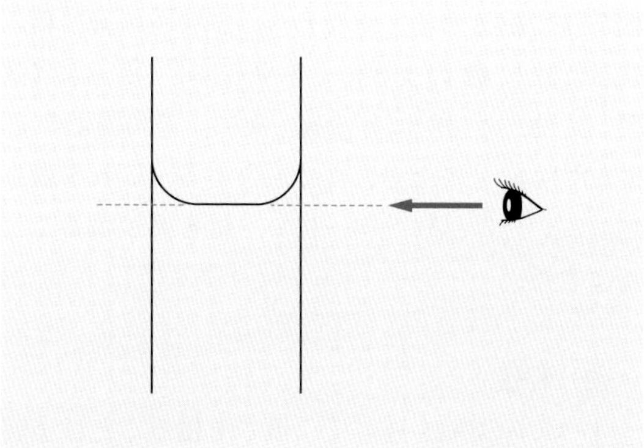

❽ろ過の方法

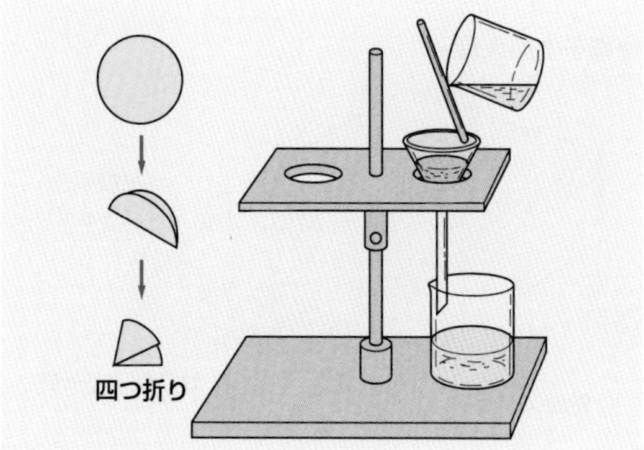

❾吸引ろ過装置

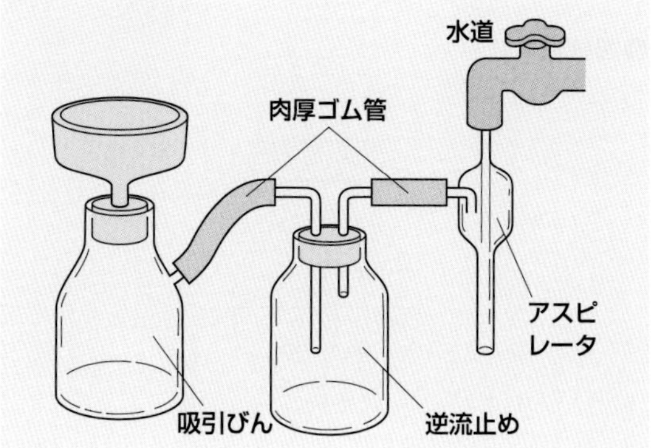

(4) 攪拌

溶液や試料を均一化するために攪拌する．試験管を振ったり，ガラス棒を用いてかき混ぜたりという手で行う方法もあるが，一般にはマグネチックスターラーがよく用いられる．適当な大きさの回転子を溶液のなかに入れ，回転させて攪拌する．

(5) ろ過

固体と液体を分離する操作であり，ろ紙を用いる自然ろ過と，ろ紙やガラスフィルターを用いる吸引ろ過がある．

① ろ紙によるろ過

ろ紙には定性用と定量用があり，実験の目的に合ったものを選ぶ．漏斗はろ紙の上端より1 cmくらい大きいものを選ぶ．ろ紙は，❽のように四つ折りにし，心もち広げて円錐形にし，漏斗に密着させる（32折りにすることもある）．さらに，水で湿らせろ過する．ただし，一定量に定容した溶液や標準溶液のろ過では湿らせない．ろ過の方法は，まず上澄液からガラス棒を伝わらせて流下させる．このとき，液はろ紙の上端より1 cmぐらい下でとどめ，液が下に落ちれば追加する．さらに沈殿を2回洗い，最後に沈殿を移す．漏斗の脚は受器の壁と触れ合うようにする．

② 吸引ろ過

液量が多いときやろ過に時間のかかるものは，ろ液受器内を減圧にしてろ過を行う．❾のように吸引装置を組み立てる．強い酸，アルカリなど，ろ紙の使えない溶液では，ガラスフィルターを用いる．

2—容量分析

容量分析は，定量分析の目的物質にその物質と定量的に反応する物質の既知量を含む溶液，すなわち標準溶液(standard solution)を加え，反応が終了するまでに要した標準溶液の容積を測定して目的物質の量を知る方法である．通常，目的物質の溶液に標準溶液を滴下して終点を求める操作を行うことが多いので，滴定（titration）ともよばれている．

容量分析を行うには，正確な濃度の標準溶液が必要である．この基準となる標準物質は，組成変化することなく精製，乾燥でき，秤量中に空気酸化されず，水分や二酸化炭素を吸収しないなどの条件を満たす物質を用いる．この標準物質を用いて正確に調製された溶液を一次標準溶液という（NaCl，Na_2CO_3，$Na_2C_2O_4$標準溶液など）．

これに対して，不純物を含んでいたり，結晶水の含量が変化したり，空気中の水分や二酸化炭素を吸収し，変質するような場合は，近似的濃度の溶液をつくり，その正確な濃度を濃度既知の一次標準溶液で定める．この溶液を二次標準溶液という（NaOH，$KMnO_4$，HCl 標準溶液など）．

また，この操作を標準溶液の標定という．標準溶液の濃度は，濃度補正としてファクター（F；factor）を用いる場合がある．ファクターは，調製溶液が目的濃度の何倍として働くかを示す値である．

容量分析は化学反応の種類によって，中和滴定，酸化還元滴定，沈殿滴定，キレート滴定の 4 種類に分類される．

1）中和滴定

酸と塩基が反応して塩と水ができる反応を中和反応という．この中和反応を利用して，酸または塩基の濃度を滴定により求める方法が中和滴定である．中和滴定においては，反応が完結する中和点の前後で，溶液の pH の値が急激に変化する（⑩）．この中和点を正確に知るためには，中和点での溶液の pH でちょうど変色する指示薬を選ぶことが必要である．また，中和を行う酸と塩基の強弱によっても，適当な指示薬を用いなければならない．通常用いられている指示薬と選択基準を ⑪ ⑫ に示す．

⑩中和滴定曲線 0.1 *M* HCl 10 m*l* に 0.1 *M* NaOH を滴下したときの pH の変化

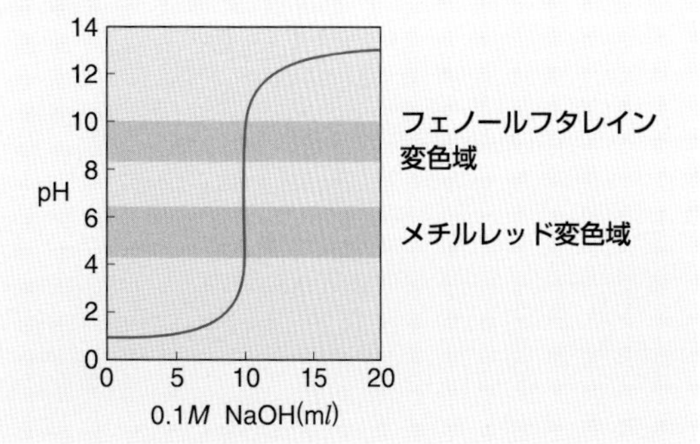

⑪おもな pH 指示薬

指示薬	酸性色	変色域（pH）	塩基性色
チモールブルー	赤	1.2～2.8	黄
メチルオレンジ	赤	3.1～4.4	黄
ブロムフェノールブルー	黄	3.0～4.6	青
ブロムクレゾールグリーン	黄	3.8～5.4	青
メチルレッド	赤	4.2～6.3	黄
ブロムチモールブルー	黄	6.0～8.4	青
チモールブルー	黄	8.0～9.6	青
フェノールフタレイン	無	8.2～10.0	赤
チモールフタレイン	無	9.3～10.5	青

⑫指示薬の選択基準

中和反応		指示薬
酸・塩基の強さ	例	必要な変色域（pH）
強酸と強塩基	塩酸と水酸化ナトリウム	4～10
強酸と弱塩基	塩酸とアンモニア	4～7
弱酸と強塩基	酢酸と水酸化ナトリウム	7～11
弱酸と弱塩基	酢酸とアンモニア	6～8

ただし，弱酸と弱塩基の組み合わせは pH 変化がなだらかなため，指示薬を用いた中和滴定は行えない．

1 Experiment 0.1 *M* 水酸化ナトリウムの標定と市販濃塩酸のモル濃度の決定

塩酸は塩化水素を水に溶解したものであり，約 12 mol/*l* のものが濃塩酸として市販されている．しかし，保存期間が長くなると塩化水素が気化するため濃度が低下する．ここでは水酸化ナトリウムとの中和滴定により，市販塩酸の濃度を求める実験を行う．

この実験の中和反応式は，以下のとおりである．

実験 A. HOOC-COOH＋2NaOH ⟶ NaOOC-COONa＋$2H_2O$

実験 B. NaOH＋HCl ⟶ NaCl＋H_2O

実験 A. シュウ酸標準溶液を用いた 0.1*M* 水酸化ナトリウムの濃度決定（ファクターを求める）

試薬 ①0.05 *M* シュウ酸標準溶液：市販シュウ酸標準溶液を準備する．調製する場合は，シュウ酸（$C_2H_2O_4\cdot 2H_2O$，分子量 126.06）0.6303 g を精秤し，純水を加えて 100 m*l* 容メスフラスコで定容する（0.6303 g 精秤が困難な場合，約 0.6 g を精秤し，量りとった量を 0.6303 で除した値をファクターとする）．

②0.1*M* 水酸化ナトリウム溶液：水酸化ナトリウム（NaOH，分子量 40）を約 0.4 g 量りとり，純水 100 m*l* を加え，0.1 *M* 水酸化ナトリウム溶液を調製する．

③フェノールフタレイン指示薬：フェノールフタレインを 1 g 量りとり，95%エタノール 90 m*l*，純水 10 m*l* を加えて調製する．

操作

[1] 0.1 *M* 水酸化ナトリウム溶液を，漏斗を用いてビュレットに少し多めに注ぎ，漏斗をはずし，液を減らして上端を 0.0 m*l* の目盛りに合わせる．

[2] 三角フラスコ（あるいはコニカルビーカー）に 0.05 *M* シュウ酸標準溶液 10 m*l* をホールピペットで採取し，フェノールフタレイン指示薬を 2 滴加える．

[3] [2] の三角フラスコに，ビュレットから水酸化ナトリウムを滴下しながら，三角フラスコを軽く円を描くように回して撹拌する（混ぜる）．

[4] 滴下したところがピンク色になり，よく撹拌しないと無色にならなくなれば終点が近い．このとき，三角フラスコの下に白い紙を敷いておくと変色がわかりやすい．

[5] 指示薬の微ピンク色が 30 秒持続する点を滴定の終点とする．0.1 *M* 水酸化ナトリウムの滴定値をビュレットの目盛りから読む（0.05 m*l* レベルまで読む）．以上の操作を 2 回以上行い，平均値を求める．

計算 実際の化学実験では，中和反応式にファクター（p.3“④ファクター”の項を参照）を加えた式を使用する．

中和反応の計算式

（酸）　（塩基）

$$a\times M\times F\times V=a'\times M'\times F'\times V'$$

a：酸の価数	*a*′：塩基の価数
M：酸のモル濃度	*M*′：塩基のモル濃度
V：酸の容量（m*l*）	*V*′：塩基の容量（m*l*）
F：酸のファクター	*F*′：塩基のファクター

酸側のシュウ酸は，価数 2 価，モル濃度 0.05 *M*，ファクターは既知，採取量 10 m*l* である．他方，塩基側の水酸化ナトリウムは，価数 1 価，モル濃度 0.1 *M*，滴定値 *V*′ m*l* なので，ファクター *F*′ は，以下の式から求めることができる．

2×0.05×*F*（既知）×10

＝1×0.1×*F*′（未知）×*V*′（滴定値）

F′＝○.○○○

答　0.1 *M* NaOH（*F*＝○.○○○）

（小数第 3 位まで）

実験 B. 濃度既知の 0.1 *M* 水酸化ナトリウム溶液を用いて，100 倍希釈の市販塩酸の濃度を求める

試料 100 倍希釈濃塩酸：市販の濃塩酸を純水で 100 倍に希釈する．

操作

[1] 実験 A で使用した，0.1 *M* 水酸化ナトリウム溶液の入ったビュレットを準備する．

[2] 三角フラスコに 100 倍希釈した塩酸溶液 10 m*l* をホールピペットで採取し，フェノールフタレイン指示薬を 2 滴加える．

③ 三角フラスコに，ビュレットから 0.1*M* 水酸化ナトリウム溶液を滴下しながら，実験 A と同様に，中和反応を行う．

計算 酸側の塩酸は，価数１価，モル濃度とファクターは不明，採取量 10 m*l* である．他方，塩基側の水酸化ナトリウムは，価数１価，モル濃度 0.1 *M*，ファクター（*F'*）は実験 A により既知，滴定値 *V'* m*l* なので，100 倍希釈した塩酸の濃度（*M*×*F*）は，以下の式から求めることができる．

（酸）　　　　（塩基）

$$a \times M \times F \times V = a' \times M' \times F' \times V'$$

$$（塩酸）1 \times \underline{M \times F} \times 10 = (NaOH)\ 1 \times 0.1 \times F' \times V'$$

・100 倍希釈した塩酸の濃度（*M*×*F*）

　答　0.○○○ mol/*l*

・0.1 *M* HCl とした場合の塩酸のファクター

　答　0.1 *M* HCl（F＝○.○○○小数第３位）

・100 倍希釈前の，市販濃塩酸のモル濃度（*M*×*F*×100）

　答　○○.○ mol/*l*

２）酸化還元滴定

酸化　電子を失う（酸化数が増す）反応
還元　電子を得る（酸化数が減る）反応

酸化と還元は，必ず同時に起こるので酸化還元反応という．酸化還元反応において，相手を酸化する能力をもつ物質を酸化剤，還元する能力をもつ物質を還元剤という．酸化剤または還元剤の標準溶液を用いて行う滴定を酸化還元滴定という．酸化剤と還元剤は，同じグラム当量数で反応するので，反応の終点を適当な方法で知ることができれば，滴定によって定量することができる．

おもな酸化剤と還元剤を ⑬ に示す．

標準溶液として用いる物質により，過マンガン酸カリウム滴定，二クロム酸カリウム（重クロム酸カリウム）滴定，ヨウ素滴定がある．

（1）過マンガン酸カリウム滴定

過マンガン酸カリウム滴定は，$KMnO_4$標準溶液を用いる滴定法である．$KMnO_4$は，液性が酸性かアルカリ性かによって酸化能力が異なるが，広く用いられているのは強酸性溶液における酸化反応である．強酸性下では，

$$MnO_4^- + 8H^+ + 5e^- \longrightarrow Mn^{2+} + 4H_2O$$

の反応により１分子の $KMnO_4$（MnO_4^-）は，5 個の電子を他の物質から奪うことができる．

過マンガン酸カリウムは，通常，二酸化マンガンなどの不純物を含み，そのままでは標準溶液をつくることはできないので，過マンガン酸カリウム溶液を煮沸後放置して，二酸化マンガンなどを除いて用いる．また，保存中にも溶液の濃度が低下するので，使用直前に標定しなければならない．

溶液を酸性にするには硫酸を用い，反応式で示される量以上に加える必要がある．すなわち，硫酸が少ないと，中性またはアルカリ性の反応を示して，二酸化マンガンの褐色の沈殿が生じるからである．

この反応の終点は $KMnO_4$自体の淡紅色によって示されるので，指示薬は別に必要としない．すなわち，溶液中に還元性物質が存在するときは，ほとんど無色の Mn^{2+}となるが，酸化還元当量点に達すると，きわめてわずかな MnO_4^-により淡紅色となる．

なお，アルカリ性溶液においては，

$$MnO_4^- + 4H^+ + 3e^- \longrightarrow MnO_2 + 2H_2O$$

の反応により１分子の $KMnO_4$は，3 個の電子を奪うことができる．

⑬おもな酸化剤と還元剤

酸化剤	過マンガン酸カリウム	$KMnO_4$
	二クロム酸カリウム	$K_2Cr_2O_7$
	ヨウ素	I_2
	ヨウ素酸カリウム	KIO_3
還元剤	シュウ酸ナトリウム	$Na_2C_2O_4$
	硫酸鉄（Ⅱ）	$FeSO_4$
	チオ硫酸ナトリウム	$Na_2S_2O_3$

2 Experiment 過マンガン酸カリウム標準溶液の調製および標定

試薬 ①0.05 *M* シュウ酸標準溶液：調製法は"1）中和滴定"の項を参照

②0.02 *M* 過マンガン酸カリウム溶液：過マンガン酸カリウム（$KMnO_4$，分子量158.01）を約3.3 g秤量し，純水1 *l* に溶かす．これを時計皿で覆い約15分間静かに煮沸したのち，室温で一夜暗所に放置する．この操作により溶液中の還元性物質が分解される．ガラスフィルター（G3）を用いて吸引ろ過し（ろ紙は過マンガン酸カリウムを還元するので使用しない），褐色びんに保存する．

③3 *M* 硫酸：濃硫酸（約18 *M*）を6倍希釈して用いる．このとき，水のなかに硫酸を少しずつガラス棒を伝わらせて滴下し，よく攪拌しながら薄めるようにする．発熱するので注意する．

操作 [1] 0.02 *M* 過マンガン酸カリウム溶液を褐色ビュレットに入れる．

[2] 三角フラスコあるいはコニカルビーカーに0.05 *M* シュウ酸標準溶液10 m*l* をホールピペットでとり，これに3 *M* 硫酸5 m*l* を駒込ピペットで加える．

[3] 湯浴上で60～70℃に加温する．

[4] 0.02 *M* 過マンガン酸カリウム溶液を，はじめ2～3滴加え，よく振り混ぜて，赤紫色が完全に消えたら，徐々に滴定を続け，30秒間赤紫色が消えない点を終点とする．

[5] 以上の操作を3回以上行う．

[6] シュウ酸を蒸留水にかえて，同様の操作を行う．これを空試験という．

計算 0.02 *M* 過マンガン酸カリウム溶液の濃度は，$a\times M\times V=a'\times M'\times V'$（p.9の式でファクターを考えない場合）の式を用いて計算できる．0.05 *M* シュウ酸標準溶液10 m*l* の滴定に要した過マンガン酸カリウム溶液の滴下量を *a* m*l*，空試験の滴下量を *b* m*l* とすると，次のように示される．

$$2\times0.05\times10=5\times M'\times(a-b)\qquad M'=\frac{1}{5\times(a-b)}$$

シュウ酸のファクター $F=1.000$ のとき，過マンガン酸カリウムの濃度が仮に0.02506 *M* であれば，ファクター $F=\frac{0.02506}{0.02}=1.253$ となる．

3 Experiment オキシドール中の過酸化水素の定量

硫酸酸性下において，過マンガン酸カリウムと過酸化水素を反応させると，次のようになる．

$$2KMnO_4+3H_2SO_4+5H_2O_2\longrightarrow$$
$$2MnSO_4+K_2SO_4+8H_2O+5O_2$$

上式より，1分子の過マンガン酸カリウムは5/2分子の過酸化水素と反応する．0.2*M* の過マンガン酸カリウム溶液1 *l* は，過酸化水素の1/2分子，すなわち，

$$34.01\times\frac{1}{2}=17.005(\mathrm{g})$$

と反応する．よって，0.02 *M* 過マンガン酸カリウム溶液1 m*l* は，

$$過酸化水素\frac{17.005}{10}\times\frac{1}{1000}=0.0017005(\mathrm{g})$$

と反応することになる．

試料 市販オキシドールを純水で正確に10倍希釈して用いる．

試薬 ①0.02 *M* 過マンガン酸カリウム標準溶液：前述の"Exp2"で濃度を決定しておく．

②3 *M* 硫酸："Exp2"参照

操作 [1] 0.02 *M* 過マンガン酸カリウム標準溶液を褐色ビュレットに入れる．

[2] 三角フラスコあるいはコニカルビーカーにオキシドールの10倍希釈溶液10 m*l* をホールピペットでとり，これに純水30 m*l*，3*M* 硫酸10 m*l* を加える．

one point advice シュウ酸溶液を過マンガン酸カリウム溶液で滴定する場合，溶液の温度が60℃以下では反応速度が遅く，滴定がやりにくいので，溶液が冷えないうちに手早く滴定を行う．必要があれば，60～80℃に加温して行う．

3 過マンガン酸カリウム標準溶液で滴定し，30秒間赤紫色が消えない点を滴定の終点とする．

4 以上の操作を3回以上行う．

5 蒸留水で空試験を行う．

計算 オキシドール100 *ml* 中の過酸化水素（H_2O_2）の重量を求める．滴定値を *a ml*，空試験の滴定値を *b ml*，過マンガン酸カリウム標準溶液のファクターを *F* とすると，次のようになる．

希釈したオキシドール10 *ml* 中の H_2O_2 の重量

$$=0.0017005\times(a-b)\times F=A(\mathrm{g})$$

オキシドール10 *ml* 中の H_2O_2 の重量

$$=A\times\frac{100}{10}=B(\mathrm{g})$$

オキシドール100 *ml* 中の H_2O_2 の重量

$$=B\times\frac{100}{10}=C(\mathrm{g})$$

(2) ヨウ素滴定

ヨウ素滴定には，ヨウ素酸化滴定とヨウ素還元滴定の2種類がある．

ヨウ素酸化滴定 ヨウ素 I_2 の酸化作用を利用して，ヨウ素標準溶液で直接滴定する方法であるので，直接ヨウ素滴定ともよばれる．利用度は比較的少ない．

$$I_2+2e^-\longrightarrow 2I^-$$

よって，ヨウ素の1 g当量は1/2 molにあたる．

ヨウ素還元滴定 ヨウ化イオン I^-（ヨウ化カリウム KI）の還元作用を利用して，遊離した I_2 をチオ硫酸ナトリウム標準溶液で滴定し，間接的に定量する方法であるので，間接ヨウ素滴定ともよばれる．また，チオ硫酸ナトリウム滴定ともよばれ，広く利用されている．

$$I_2+2Na_2S_2O_3\longrightarrow 2NaI+Na_2S_4O_6$$

$$2S_2O_3^{2-}\longrightarrow S_4O_6^{2-}+2e^-$$

この式から，$Na_2S_2O_3$ の1 g当量は1 molにあたる．

I_2 溶液中に $Na_2S_2O_3$ 標準溶液を滴下していくとき，I_2 の薄い褐色が退色していくので，無色溶液の滴定では指示薬を用いずに終点を決定することができるが，あまり明瞭ではない．終点を明瞭にするために，デンプン溶液を指示薬として用いる．ヨウ素とデンプンが反応して（ヨウ素-デンプン反応）濃い青色を呈するが，I_2 が完全に I^- に変わると青色が消えるので，この点を終点とする．デンプンは酸性溶液では加水分解して青色の呈色反応が鋭敏でなくなるので，滴定終点近くになってから加える．また，熱時には使えない．

Experiment 4 チオ硫酸ナトリウム標準溶液の調製と標定

試薬 ①1/60 *M* 二クロム酸カリウム標準溶液：二クロム酸カリウム（$K_2Cr_2O_7$，分子量294.19）を4.9032 g精秤し，1 *l* 容メスフラスコで定容とし，1/60 *M* 二クロム酸カリウム標準溶液（ファクター *F*=1.000）を調製する．

②0.1 *M* チオ硫酸ナトリウム溶液：チオ硫酸ナトリウム五水和物（$Na_2S_2O_3\cdot 5H_2O$，分子量248.18）約26 gと炭酸ナトリウム約0.2 gを煮沸冷却した蒸留水約1 *l* に溶かし，イソアミルアルコール約10 *ml* を加えてよく振り，栓をして2日間放置する．

③濃塩酸

④ヨウ化カリウム（固体）

⑤デンプン溶液：デンプン1 gに蒸留水約10 *ml* を加えて混和したものを，熱水200 *ml* 中にかき混ぜながら加える．1分間煮沸してから冷却し，ろ過する．使用時，0.05 *M* I_2 溶液1滴で青色を呈することを確かめる．使用時に調製する．

操作 1 0.1 *M* チオ硫酸ナトリウム溶液をビュレットに入れる．

2 200 *ml* 容共栓付三角フラスコに，1/60 *M* 二クロム酸カリウム標準溶液25 *ml* をホールピペットでとり，これに濃塩酸約5 *ml*，KI約2 gを加え，栓をして揺り動かし，10分間放置する．

3 蒸留水約100 *ml* を加えて薄めたのち，チオ硫酸ナトリウムを滴下する．

[4] 溶液の色が淡黄緑色になったら，デンプン溶液 1 *ml* を加え，さらに，チオ硫酸ナトリウムを滴下する．青色が消えた点を滴定の終点とする．

[5] 以上の操作を 3 回以上行う．

計算 0.1 *M* チオ硫酸ナトリウム溶液の濃度は，$a \times M \times F \times V = a' \times M' \times F' \times V'$（p.9）の式から求めることができる．ファクター *F* の 1/60 *M* 二クロム酸カリウム 25 *ml* の滴定に要した 0.1 *M* チオ硫酸ナトリウムの滴下量を *a ml*，ファクター *F′* とすると，次のように示される．

$$6 \times 1/60 \times F \times 25 = 1 \times M' \times F' \times a$$

$$M' = 0.1 \times F' = \frac{0.1 \times F \times 25}{a}$$

5 Experiment さらし粉中の有効塩素の定量

さらし粉に酸を加えたときに発生する塩素を有効塩素という．0.1 *M* チオ硫酸ナトリウム標準溶液を用いて，有効塩素の定量をする．

さらし粉に塩酸を加えると，塩素が発生する．

$$CaCl(OCl) + 2HCl \longrightarrow CaCl_2 + H_2O + Cl_2$$

さらし粉溶液にヨウ化カリウムを加えておけば，発生する塩素と反応して，ヨウ素が遊離する．

$$2KI + Cl_2 \longrightarrow 2KCl + I_2$$

この遊離したヨウ素をチオ硫酸ナトリウム標準溶液で滴定する．

$$I_2 + 2Na_2S_2O_3 \longrightarrow 2NaI + Na_2S_4O_6$$

試料 さらし粉溶液：市販のさらし粉を約 2.5 g 精秤し，磁製乳鉢に移す．少量の蒸留水でよく練り，薄いクリーム状にする．これを 250 *ml* 容メスフラスコに移し，定量とする．

試薬 ①0.1 *M* チオ硫酸ナトリウム標準溶液は“Exp4”で濃度を決定しておく．

②1 *M* KI 溶液

③6 *M* HCl 溶液

④デンプン溶液：“Exp4”参照

操作 [1] 0.1 *M* チオ硫酸ナトリウム標準溶液をビュレットに入れる．

[2] 三角フラスコあるいはコニカルビーカーに，さらし粉溶液 25 *ml* をホールピペットで入れる．これに，1 *M* KI 溶液約 10 *ml* を入れ，次に 6 *M* HCl 溶液 5 *ml* を入れる．このとき，必ず KI 溶液を先に加える．

[3] 0.1 *M* チオ硫酸ナトリウムを滴下する．溶液が淡黄色になったとき，デンプン溶液 1 *ml* を加えて指示薬とする．青色の消えたときを終点とする．

[4] 以上の操作を 3 回以上行う．

計算 0.1 *M* チオ硫酸ナトリウム標準溶液の 1 *ml* に相当する Cl の量は，反応式より，0.003543 g Cl となる．

有効塩素量（%）は，さらし粉秤量値を *S* g，0.1 *M* チオ硫酸ナトリウムのファクターを *F*，滴下量を *a ml* とすると，次のように示される．

$$\text{有効塩素量(\%)} = \frac{0.003543 \times F \times a \times 250/25}{S} \times 100$$

3）沈殿滴定

沈殿滴定は，沈殿生成反応を利用した滴定法である．操作が比較的簡単で迅速に定量できるが，反応の終点を知る方法が少ないので，利用される沈殿反応は限られている．標準溶液として，$AgNO_3$，NaCl，NH_4SCN，KSCN を用いる方法が代表的なものである．これらは，いずれも，1 mol が 1 g 当量にあたる．ここでは硝酸銀標準溶液を用いた，モール法について述べる．

モール法 硝酸銀標準溶液で Cl^- を定量する場合，指示薬としてクロム酸カリウム溶液を用いる方法をモール法という．

たとえば，NaCl 溶液に K_2CrO_4 溶液を少量加えておき，$AgNO_3$ 標準溶液を滴下すると，Cl^- が塩化銀 AgCl の白色沈殿として沈殿したのち，$AgNO_3$ 標準溶液によってクロム酸銀 Ag_2CrO_4 の赤褐色沈殿が生じるので，この点を終点とする．

$$NaCl + AgNO_3 \longrightarrow AgCl + NaNO_3$$

$$K_2CrO_4 + 2AgNO_3 \longrightarrow Ag_2CrO_4 + 2KNO_3$$

これは，塩化銀よりクロム酸銀のほうが溶解度が大きいからである．

モール法は最も広く行われている方法で，Cl^-，Br^-，I^-，CN^-，SCN^-，S^{2-}などの滴定に用いられる．この方法は液性がほとんど中性（pH 6～10）でなければならない．溶液は酸性のときは$NaHCO_3$で，アルカリ性のときはHNO_3で中和してから滴定する．$AgNO_3$標準溶液は，NaCl 標準溶液で標定するが，その操作もこの反応を利用する．

Experiment 6　0.01 *M* 硝酸銀標準溶液の調製と標定 ― モール法

試薬　①0.01 *M* 塩化ナトリウム標準溶液：特級塩化ナトリウム（NaCl，分子量 58.44）を白金るつぼ中で約 600℃，1 時間加熱したのち，デシケータ中で放冷する．約 0.2 g を精秤し，250 m*l* 容メスフラスコに入れ，純水で定容にする．0.01 *M* NaCl 標準溶液のファクター *F*＝秤量値/理論値（0.1461 g）である．

②0.01 *M* 硝酸銀標準溶液：硝酸銀（$AgNO_3$，分子量 169.87）を約 1.6 g 量り，塩素イオンを含まない約 1 *l* の水に溶かす．暗所に保存する．

③5%K_2CrO_4溶液

操作　1 0.01 *M* $AgNO_3$標準溶液をビュレットに入れる．

2 三角フラスコあるいはコニカルビーカーに 0.01 *M* NaCl 標準溶液 25 m*l* をホールピペットで入れ，5% K_2CrO_4溶液 1 m*l* を加える．

3 ビュレットから$AgNO_3$標準溶液を滴下すると，白色沈殿を生じる．さらに$AgNO_3$を滴下し，赤褐色になったら終点である．15 秒間くらい攪拌しても赤褐色が消えないところが目安である．

4 この操作を 3 回以上行う．

計算　沈殿滴定においても，$a \times M \times F \times V = a' \times M' \times F' \times V'$（p.9）が成り立つ．これより$AgNO_3$の濃度とファクター *F* を求める．

4）キレート滴定

金属イオンとある種の化合物が配位結合によって金属キレート化合物を生成することがある．キレート滴定は，金属イオンとキレート剤を用いて金属イオンを定量する方法である．キレート剤には種々あるが，なかでも EDTA が最も多く用いられている．

EDTA 標準溶液の調製には，エチレンジアミン四酢酸の二ナトリウム塩が用いられる．金属イオン（M^{2+}）を含む溶液に少量の指示薬（H_2F）を加えると，次のようになり，ある pH 範囲で特有の色を呈する．

$$M^{2+} + H_2F \longrightarrow MF + 2H^+$$

ここに EDTA 溶液を滴下していくと，EDTA は指示薬を結合しない金属イオンとキレートをつくっていく．このキレート化合物は金属イオン-指示薬キレートより安定なため，EDTA が過剰になると，EDTA は金属-指示薬キレートから金属イオンを奪い，指示薬は遊離し，元の色を呈する．これにより終点を判別することができる．

キレート滴定の例示実験は，“4-7 Exp92 水の硬度測定”を参照されたい．

3―食品実験に使われる分析手段・機器分析

1）pH の測定

(1) 水素イオン濃度と pH

水溶液の水素イオン濃度 $[H^+]$（［　］はモル濃度 mol/l を表す）は，食品分析において，重要な意義をもつ．一般にいう酸性，アルカリ性とは，$[H^+]$ の大小にあたる．一般に，水溶液の $[H^+]$ は非常に小さいので，このかわりに pH を用いる．すなわち，次のように定義される．

$$pH = -\log [H^+]$$

(厳密には，pH は水素イオン活量の対数に負の記号をつけたものと定義されるが，非常に強い酸の溶液の場合を除いて，濃度と活量は実質的に同じとみなしてもよいことから，実際には活量のかわりに $[H^+]$ を用いる)

ここで，中性である純水の pH について考えてみると，水はわずかに電離しており，水の電離に対する平衡定数 K は，次のように示される．

$$H_2O \rightleftarrows H^+ + OH^-$$

$$K = \frac{[H^+][OH^-]}{[H_2O]}$$

このとき，水の電離はきわめてわずかであるから，$[H_2O]$ は一定とみなすことができる．したがって，次のように表すことができる．

$$[H^+][OH^-] = K[H_2O] = Kw$$

この定数 Kw を水のイオン積といい，一定温度で一定値を示す．25℃における Kw は，ほぼ 1.0×10^{-14} $(\mathrm{mol}/l)^2$ である．すなわち，25℃においては，次のようになる．

$$[H^+] = [OH^-] = 10^{-7}$$

$$pH = -\log 10^{-7} = 7$$

中性……………　$pH = 7$

酸性……………　$[H^+] > [OH^-]$ より $pH < 7$

アルカリ性……　$[H^+] < [OH^-]$ より $pH > 7$

(2) 緩衝溶液

酢酸と酢酸ナトリウムの混合溶液を考えてみると，酢酸は弱酸であるから，水溶液中では次の平衡が成り立つ．

$$CH_3COOH \rightleftarrows H^+ + CH_3COO^-$$

$$K = \frac{[H^+][CH_3COO^-]}{[CH_3COOH]}$$

これに酢酸ナトリウムを加えると，この塩は強電解質でほとんど完全に解離しているため，共通イオンである酢酸イオン（CH_3COO^-）の濃度が著しく大きくなる．その結果，上の平衡は左にずれ，酢酸より解離した酢酸イオンの濃度は，酢酸ナトリウムから解離した酢酸イオンの濃度に比べて無視することができる．したがって，用いた酢酸および酢酸ナトリウムの濃度をそれぞれ C_A および C_S mol/l とすると，混合溶液中の $[CH_3COOH]$ および $[CH_3COO^-]$ は近似的に次の式で与えられる．

$$[CH_3COOH] = C_A \qquad [CH_3COO^-] = C_S$$

このとき，水素イオン濃度 $[H^+]$ は，電離定数 K を用いて，次のように示される．

$$[H^+] = K \times \frac{C_A}{C_S}$$

上の式を pH で表し，$-\log K$ を pK と書けば，次の式が得られる．

$$pH = pK + \log \frac{C_S}{C_A} \cdots\cdots\cdots\cdots\cdots \text{(i)}$$

この混合溶液を希釈しても，C_A と C_S がともに変化するため，その pH 値は変化しない．また，混合溶液に酸を加えると，次の反応が起こって H^+ が除かれて CH_3COOH が増加し，(i) 式の C_A が増大するだけである．

$$H^+ + CH_3COO^- \longrightarrow CH_3COOH$$

また，塩基を加えると次の反応が起こり，OH^- が除かれて CH_3COO^- が増加し，(i) 式の C_S が増大するだけである．

$$OH^- + CH_3COOH \longrightarrow CH_3COO^- + H_2O$$

このように，少量の酸や塩基を加えても液の pH はわずかしか変化しない．このような溶液を緩衝溶液といい，その作用を緩衝作用という．一般に，弱酸（または弱塩基）とそれらの塩との混合溶液は緩衝作用が大きく，酸（または塩基）と塩との分子比が 1 のときに緩衝作用が最大となる．緩衝溶液には，いろいろな組み合わせの混合溶液があり，一定に保つべき pH の大きさに応じて適当に選定する．

(3) pH 試験紙による測定法

pH 試験紙は，指示薬の種類によって変色の起こる pH が異なることを利用したもので，種々の指示薬をしみ込ませて乾燥させたろ紙が一組となって，標準変色表とともに市販されている．

pH 試験紙は 1 枚を 4〜5 等分に切り，その試験紙を清潔な乾燥ガラス板上にのせ，検液をガラス棒でしみ込ませたときの呈色を標準変色表と比較して pH を読む．

この方法は検液も少量しかいらず，簡便で安価であるが，0.2〜0.5 の誤差は避けられない．概略の値を測定する場合はたいへん便利である．

(4) pH メーターによる測定法

正確な pH 測定には，pH メーターによる電位差測定法が利用されている．この電位差測定法は，水素イオンが関与する電極反応を利用したもので，電極で生じる電位差を測定することによって pH を決定する方法である．

通常用いられる pH メーターは，ガラス電極と比較電極，温度補償電極を同時に，または，これらが一体となった複合電極で測定を行う（⓮）．pH メーターを用いる場合，使用前に pH 標準液（pH＝4,7,9）を用いて校正する必要があるが，詳しい使用法については，メーカーまたは機種によってそれぞれ異なるので，使用する pH メーターの説明書に従うのがよい．

2）比色分析

比色分析は，試料溶液中の目的成分に適当な試薬を加えて発色させ，その色の濃さ，または，それに光を照射したときの光の吸収の程度を標準溶液のそれと比較することによって成分濃度を分析する方法である．微量成分でも正確に，しかも簡単，迅速に測定できることから，広く利用されている．

(1) 光と色

われわれの目に感じることのできる可視光線は，400〜800 nm（ナノメーター；1 nm＝10^{-9}m）の波長の光である．太陽光線やタングステンランプの光は白色光である．白色光は可視光線を全部含んでおり，それが重なって白色にみえるのである．

ある溶液に白色光があたったときに肉眼で色を感じるのは，溶液によって，ある波長の光が吸収されて，その残りの波長の光（余色）が溶液を通過して目に入るためである．したがって，一般に，溶液にそれが吸収する特定波長の光（単色光）をあてて光の吸収の程度を測定すれば，その溶液の

⓮pH メーター

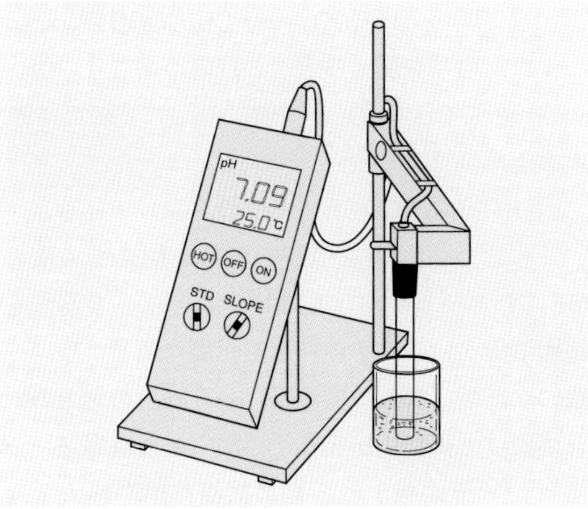

⓯吸収される波長・色と透過する色

吸収される波長(nm)	吸収される色	透過する色(余色)
400〜435	紫	黄緑
435〜480	青	黄
480〜490	緑青	橙
490〜500	青緑	赤
500〜560	緑	赤紫
560〜580	黄緑	紫
580〜595	黄	青
595〜610	橙	緑青
610〜750	赤	青緑
750〜800	赤紫	緑

色の濃さ，すなわち，その溶液に含まれている物質の濃度を知ることができる．

この目的に用いる装置が比色計で，単色光を得るためにプリズムや回折格子をもつ装置により測定する方法を分光光度法といい，フィルターを用いる装置による方法を光電光度計という．

吸収される波長，吸収される色および透過する色（余色）の関係を⑮に示す．

(2) ランベルト-ベール（Lambert-Beer）の法則

入射光の強さI_0の単色光が濃度c（mol/l），長さL（cm）の溶液中を通過し，この溶液によって光が吸収され，強さIに減少したとする（⑯）と，次の関係が成り立つ．

$$透過度：\frac{I}{I_0}$$

$$透過率：\frac{I}{I_0}\times 100 = T(\%)$$

$$吸光度：\log\frac{I_0}{I} = A$$

また，AはcとLの積に比例する．

$A = KcL$（ただし，Kは比例定数）

これが，ランベルト-ベールの法則である．Lが一定であれば，吸光度と溶液の濃度との関係は，原点を通る直線となる．あらかじめ標準物質を用いて濃度と吸光度の関係のグラフ（検量線，⑰）を作成しておくことにより，未知の溶液濃度を吸光度から簡単に求めることができる．

(3) 分光光度計，光電光度計

分光光度計，光電光度計の装置の構成を⑱に示す．タングステンランプ（350～2,500 nm）は可視～近赤外部測定用光源として，重水素放電管（180～350 nm）は紫外部測定用光源として用いられる．試料部には，試料用と対照用の吸収セルがセルホルダーに納めておかれる．

吸収セルとしては，角型の光路長10 mmのものが一般に用いられるが，他の大きさのものもある．可視部用にはガラス製セルでよいが，紫外部用には石英ガラス製セルを用いる．角型セルは光路面以外はスリになっており，持つ場合は必ずこのスリの部分を持ち，光路面に触れないようにする．また，測定時には光路に対して測定面が毎回同一になるようにおく．

測光部の信号は，メーター，デジタルメーター，

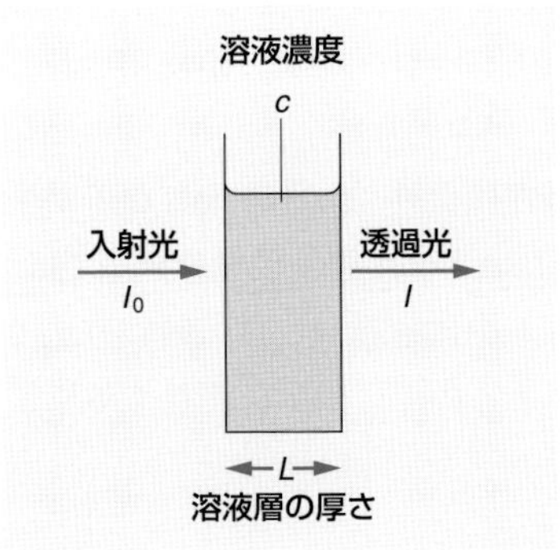

⑯溶液による光の吸収

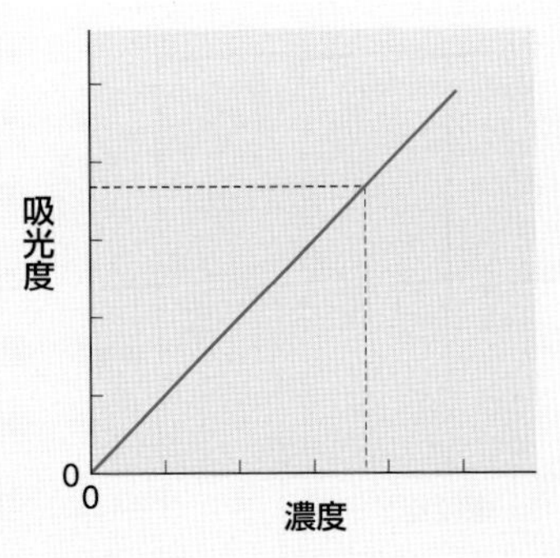

⑰吸光度と濃度の関係

⑱比色分析用装置の構成

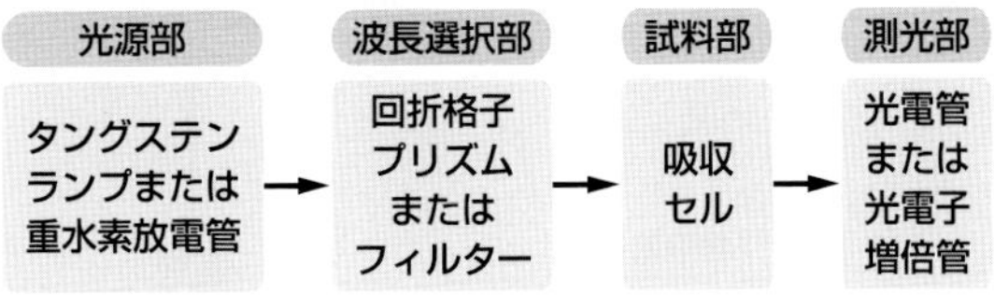

（日本分析化学会北海道支部編：水の分析．東京化学同人，1981）

記録計などによって，吸光度あるいは透過率として表示される．詳しい操作方法は，それぞれの機種の取り扱い説明書を参照されたい．

3）蛍光分析

物質に紫外線などの電磁波を放射すると光を出す現象を光発光という．これは，光のエネルギーを吸収して励起された分子（原子）が基底状態に戻るときに，余分のエネルギーを光として放出しているのである．蛍光はこの光発光の一種であり，励起状態からすぐ発光して基底状態に戻る場合をいう．

蛍光分析法は，比色分析法に似たもので，蛍光光度計を用いる蛍光光度法が行われる．蛍光測定用には，紫外線の透過率の高い石英ガラス製のセルを用いる．蛍光分析法は，分析の感度がきわめて高く，無機物，有機物を問わず，微量物質の分析法として有効な方法であるが，共存物質による影響が比色分析より大きいことが多いので，試料と同一条件での検量線を用いることが望ましく，また，蛍光物質の一定量を添加した回収実験が必要な場合がある．蛍光分光光度計の構造を⑲に示す．

⑲蛍光分光光度計（日立 MPF-2A 型）

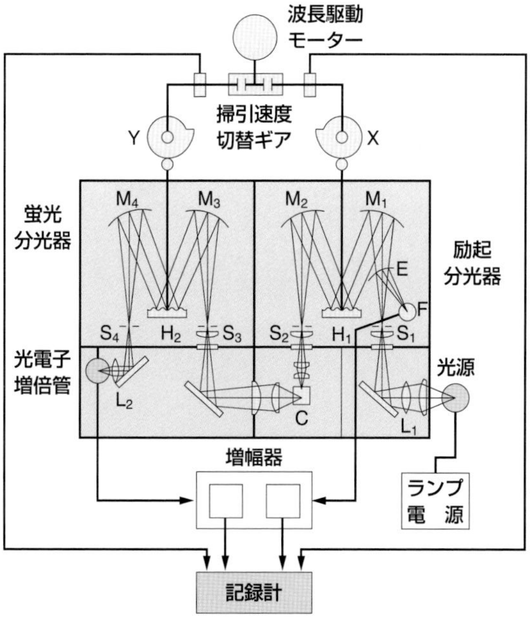

H_1，H_2：回折格子
C：セル
L_1，L_2：レンズ
M_1，M_3：コリメーターミラー
M_2，M_4：カメラミラー
S_1～S_4：スリット
X，Y：カム
E：反射鏡
F：光電子増倍管
（日本分析化学会北海道支部編：水の分析．東京化学同人，1981）

4）原子吸光分析

原子吸光分析とは，炎や炉などを用いて試料中の目的元素の原子蒸気層をつくり，層中の目的原子が特有の波長の光を吸収する現象を利用して，光電測光などの方法により吸光度を測定し，目的元素を定量する方法である．比色分析法と同様，原子蒸気の濃度，光路長および吸収の強さとの間にはランベルト-ベールの法則が成立する．

原子吸光分析法の特徴は，分析感度がよく，通常 10^{-6}～10^{-9} g/ml の測定が可能であること，共存元素による影響が少ないこと，多くの元素（約 70 数種）の分析が可能であることである．

原子吸光分析装置の構造の模式図を⑳に示す．光源には中空陰極ランプが用いられている．試料溶液中の元素の原子比は，化学燃焼フレーム法（単にフレーム法という），高温炉法，還元気化法，プラズマフレーム法などがあるが，一般に用いられているのはフレーム法である．分光系は，一般に高度の分光器を必要とし，通常は回折格子またはプリズムを用いたモノクロメーターが使用されている．

感度は，測定条件により，かなり大きな差が生じることがある．たとえば，原子吸光分析法では，試料溶液をフレーム中に噴霧したり，他の方法で原子蒸気化したりするので，吸収に関与する原子

⑳原子吸光分析用装置の構成

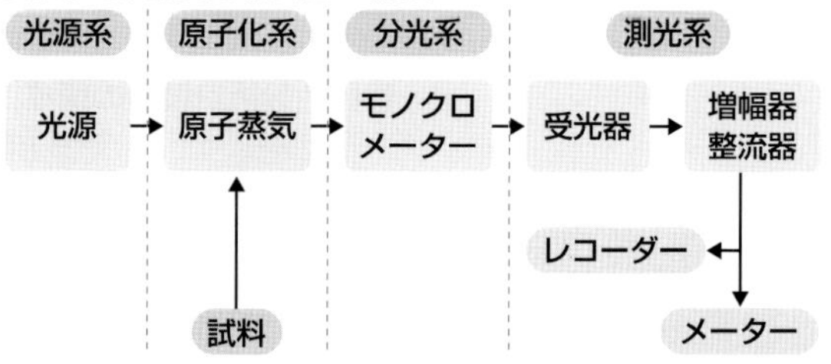

（日本分析化学会北海道支部編：水の分析．東京化学同人，1981）

蒸気の濃度と試料の濃度とが必ずしも一定の対応をしないことがあるからである．したがって，測定条件に十分注意することが必要である．

5）クロマトグラフィ

1903年，ロシアの化学者ツベット（Mikhail Tswett）が今日ではカラムクロマトグラフィとよばれている方法で葉緑体色素の分離を行った．ギリシャ語のchroma（色）とgraphos（記録）からクロマトグラフィとよばれているが，現在では，分離される成分の色に関係なく，固定された物質（固定相）とその間を移動する物質（移動相）との間におかれた試料成分の化学的・物理的性質の差を利用して分離する方法に対して用いられている．

成分の移動速度に影響する因子として，成分の固定相に対する吸着力の差，固定相と移動相との間における分配比の差，イオン交換体へのイオン結合力の差，ゲル浸透性などがあり，それぞれ，吸着クロマトグラフィ，分配クロマトグラフィ，イオン交換クロマトグラフィ，ゲルろ過クロマトグラフィとよばれている．また，支持体がろ紙の場合をペーパークロマトグラフィ，シリカゲルなどを薄層状態で用いる場合を薄層クロマトグラフィ，ガラス管などに充填して用いる場合をカラムクロマトグラフィといい，移動相が液体の場合を液体クロマトグラフィ，気体の場合をガスクロマトグラフィという．

これらのクロマトグラフィは，物質の分離，精製，検出，同定を行うのに非常に優れた方法である．食品分析においては，糖質，脂肪酸，アミノ酸，たんぱく質，ビタミン，色素などの分離，同定，定量に広く用いられている．

(1) ペーパークロマトグラフィ（PC）

① 原理

水と混合しない有機溶媒に水を加えると，わずかに溶け合うが，2層に分かれる．これにある試料を加えると，その一部は有機溶媒に，他は水に溶けて平衡に達する．この現象を試料の水と有機溶媒に対する分配という．この現象がろ紙のなかで起こる．ろ紙は約20％の水を含んでいるので，水で飽和された有機溶媒がくると，ろ紙に水が吸着され，固定相が水に，移動相が有機溶媒となる．試料をろ紙上の一点につけ，そこに移動相がくると，ろ紙上の水と有機溶媒との間にその試料の分配が起こる．有機溶媒に溶けやすい成分は溶媒とともに試料をつけた点から遠くへ移動し，溶けにくい成分はあまり遠くへ移動しない．これは，試料中の各成分の両相に対する溶解度の差によって定まり，この性質により各成分は分離される．これを展開という．

② ろ紙

ペーパークロマトグラフィに用いるろ紙は，市販のペーパークロマトグラフィ用ろ紙を使用する．ろ紙の一般的な条件は，ろ紙のなかに水や有機溶媒に溶ける成分を含まない，溶媒がしみ込んでも傷まない適当な強さをもっている，紙質が均一である，などである．

③ 展開剤

展開剤の選択は，分離を成功させるうえで最も重要な問題である．水を固定相とする分配クロマトグラフィでは，展開剤にある程度水を含み，しかも水と自由に混和しない有機溶媒がよいとされている．*n*-ブタノール，フェノール，ピリジンなどが使用されている．糖質，アミノ酸，核酸などの分離に使用される展開剤には，*n*-ブタノール・酢酸・水，フェノール・水，ピリジン・水，*n*-ブタノール・ピリジン・水などがある．

④ 展開法

展開は，用いる展開剤の蒸気が飽和した密閉容器内で行う．展開剤の流し方としては一般に，展開剤を下から上へ浸透させる上昇法と，下方に浸透させる下降法がある．上昇法は下降法に比べ，展開剤の浸透速度が遅いが，操作が簡単である．また，一方向に展開させる一次元展開法と，一度展開させて乾燥後さらに異なる展開剤で前と直角方向に展開させる二次元展開法がある．

⑤ 操作

ろ紙の一端から，上昇法では4～5 cm，下降法では6～8 cmのところに，毛細管あるいはミクロピペットで試料をつける．スポットの大きさは直径4 mm程度にする．風乾後，あらかじめ展開剤の蒸気で飽和させた展開容器に入れて固定する．溶媒中に浸す部分は，上昇法では1 cm，下降法では3～4 cmである．展開中，ろ紙が器壁につかないように注意する．展開後，速やかにろ紙を取り出し，鉛筆で展開剤の浸透した先端に印をして，乾燥する．

展開後，ろ紙上に分離した成分の位置を検出するためには，化学的，物理学的，生物学的な方法が利用されている．

①化学的検出法：発色試薬を噴霧または試薬に浸す方法が一般に用いられている

②物理学的検出法：紫外線照射，X線照射による検出が行われている

③生物学的検出法：抗生物質，ビタミンなどの確認に抗菌性が利用される

検出されたスポットの中心に印をつける．

⑥ *Rf* 値（flow of rate）

試料をつけた原点から検出されたスポットの中心までの距離を *a* cm，原点から溶媒の浸透先端までの距離を *b* cmとすれば，*a*/*b* が成分の移動率となる．この値を *Rf* 値という．同じ条件で標準物質について *Rf* 値を測定しておけば，分離された物質が何であるか同定することができる（㉑）．

(2) 薄層クロマトグラフィ（TLC）

平らに磨いたガラス支持板の上に微粒子のシリカゲルあるいはアルミナ，セルロースを薄層状に塗布したものを用いるクロマトグラフィである．一見，ペーパークロマトグラフィによく似ているが，薄層クロマトグラフィは分配の原理だけではなく，吸着の原理も適用して物質を分離できる点が異なる．薄層クロマトグラフィは，脂質，アミン，アルカロイド，糖質，アミノ酸，色素などの分離，確認に利用されている．

ペーパークロマトグラフィに比べて，展開時間が短く，鋭敏，かつ分解能がよく，腐食性の発色試薬も使用できる利点がある．

① プレートの作製

乳鉢あるいは共栓三角フラスコを用いて吸着剤を水と均一に混和し，懸濁液をガラス板上に一定の厚さに平らにつくる．30分～1時間放置して水分を安定化したのち，105℃30分，乾燥器で加熱乾燥して活性化し，乾燥剤を入れたデシケータ中に保存する．

また，多少高価ではあるが，さまざまなサイズとタイプの薄層プレートが市販されており，広く利用されている．一般に，市販品は自家製のものよりも薄層が硬く，より均一である．手軽に折って分割できるガラスプレートのものや，はさみで適当な大きさに切ることができるプラスチック支持板のものがある．

② 試料の塗布

試料溶液5～10 μl をマイクロシリンジまたは毛細管でプレートの下端から1.5 cmの位置に塗布する．塗布するとき，プレートに傷をつけないようにする．これらのためにスポットガイドが市販されている．展開したときのスポットの広がりはろ紙クロマトグラフィのように大きくならないので，1枚のプレートに1～2 cmの間隔でいくつかの試料を塗布することが可能である．

③ 展開

展開槽内に展開溶媒を入れる．薄層はろ紙と異なり溶液を保持する能力が小さいので，溶媒蒸気を飽和するために展開槽の内側にろ紙を張りつける．十分に溶媒蒸気を飽和したのち，試料をスポットしたプレートを入れ，下端5 mmを展開溶媒中に浸して容器を密閉する．溶媒が10 cm上昇

㉑ペーパークロマトグラフィ

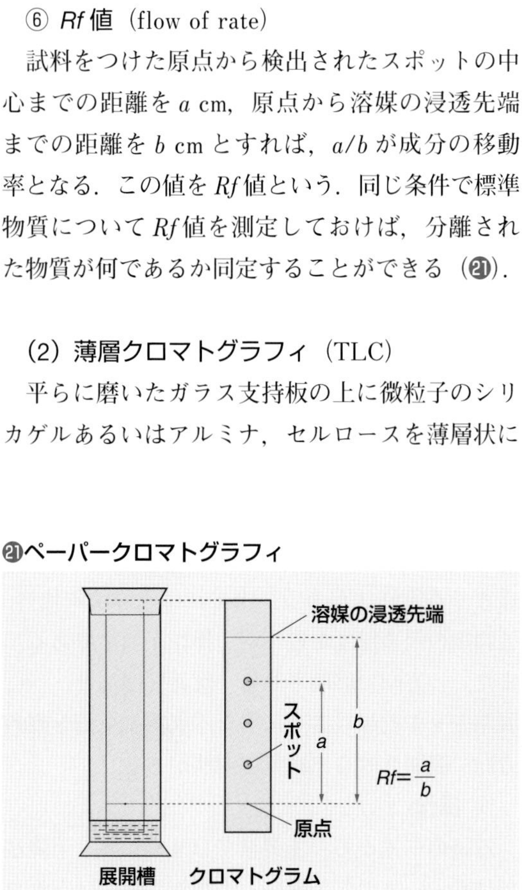

すれば展開を終了し，取り出して風乾する．

④ 発色確認

展開を終了したプレートは，ろ紙クロマトグラフィと同様の方法で発色させ，*Rf* 値，呈色などを標準物質のスポットと比較し確認する．発色には濃硫酸や過マンガン酸カリウムなどの腐食性の試薬の噴霧や，高温での加熱も可能である．

⑤ 定量

展開によって分離した成分を薄層プレートからかき取り，適当な溶媒で抽出したのち，吸光法などで測定する．また，デンシトメーターを利用する方法もある．

(3) カラムクロマトグラフィ

最初に発見されたクロマトグラフィである．現在では，主として不純物の除去，および薄層クロマトグラフィで行えない比較的多量の試料の分離に用いられている．固定相用充塡剤をカラムに充塡し，上部に試料をおき，展開溶媒を流下させて分離する．

① クロマトカラム

一般的には，下端にコックを取り付けたガラス管の底に綿かガラスウールを敷き，その上に固定相用充塡剤を詰める．充塡剤には，アルミナ，ケイソウ土，シリカゲル，セルロース粉末，イオン交換体，ゲルろ過剤などがあり，分離精製しようとする試料成分の化学的性質によって使い分ける．

充塡剤はあらかじめ予備処理（洗浄，膨潤など）を行ったのち，移動相溶媒中でよくかき混ぜ，十分に気泡を抜いてビュレットのなかに静かに流し込む．カラムの充塡剤のなかに空気が入らないように注意する．詰め終わったら，静かにろ紙，綿，ガラスウールなどをのせ，固定相上面を保護する．

② 展開

混合試料溶液をカラムの上端から適当な速度でゆっくり流すと，試料中の各成分はカラム内で帯状に分離されてクロマトグラムを形成する．次いで，移動相溶媒（展開剤，溶離液，溶出溶媒などともいう）を流し続けると，分離された各成分は順次，カラムの下端から流れ出る（㉒）．展開溶媒は，極性溶媒の水，アルコールから，非極性溶媒のヘキサン，石油エーテルまで多くの種類が使用でき，それぞれ目的に応じて選定する．

③ 分画

流出液を一定量ずつ分取する．各画分について成分の検出を行い，目的成分だけを含むフラクションを集めて濃縮，析出させれば純粋な物質が得られる．

(4) 高速液体クロマトグラフィ（HPLC）

移動相に液体を用いるクロマトグラフィを液体クロマトグラフィという．高速液体クロマトグラフィは，高性能充塡剤，高圧送液ポンプ，高感度検出器を備え，微量試料を迅速，簡便に，かつ高精度で再現性よく分析できる．適当な溶媒に溶けるものは，いかなる試料でも分析できる．装置の構成を㉓に示す．

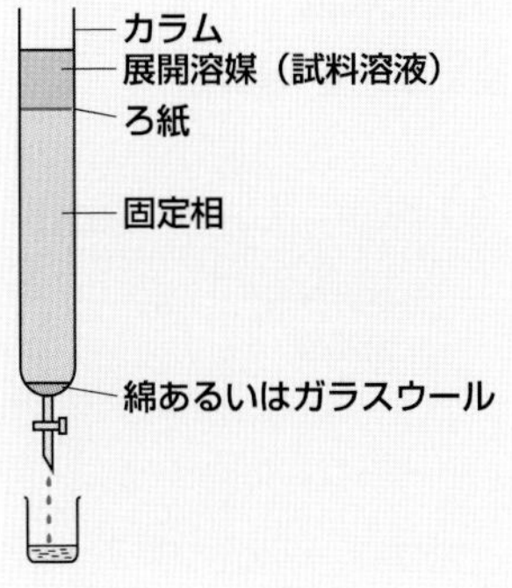

㉒カラムクロマトグラフィ

㉓高速液体クロマトグラフィ装置の構成

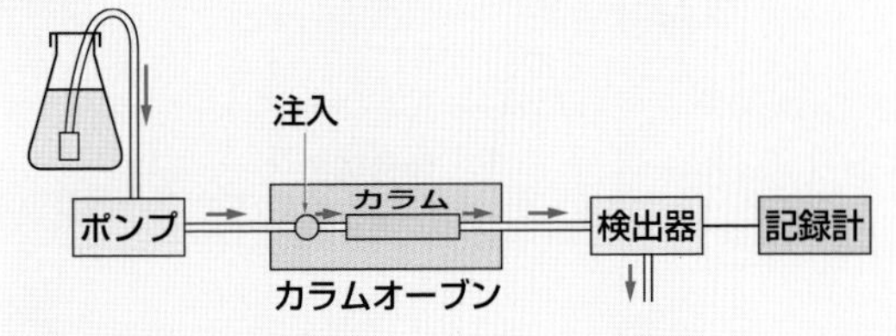

① 試料の調製

分析成分の分離を妨害する物質が共存する場合，あるいは分析成分が検出器に感じないくらい微量である場合は，それぞれ分画あるいは濃縮などの前処理をしてから分析する．一般には，検出器に十分感じる範囲内で少量の試料を適当な溶媒に溶解させるが，直前にメンブランフィルターでのろ過と脱気を行う．

② 移動相の前処理

移動相の液体はメンブランフィルターでろ過し，ポンプとカラムに粒状物質が詰まらないようにする．また，ろ過後，脱気し，流路中で気泡が発生しないようにする．

③ 溶離方法

溶離方法には，単一溶離，段階溶離，勾配溶離がある．

①単一溶離：移動相に終始一種類の展開剤を用いる方法で，簡単であるが分離の向上と分析時間の短縮が期待できない

②段階溶離：バルブ操作で展開剤を不連続に切り替える方法

③勾配溶離：展開剤の組成を連続的に変化させる方法

④ 定性と定量

クロマトグラムは，溶媒の最初のピークから，分離された成分のピークまでの時間，すなわち保持時間（*Rt*）を標準物質の *Rt* と比較して定性に利用する．また，ピークの面積あるいは高さを求め，一定量の標準物質に対する結果（検量線）と比較して定量する．面積を求める方法は，ピークの部分を切り抜いて秤量する切り抜き法，ピークの高さと半値幅の積を求める半値幅法（㉔），デジタルインテグレータ，コンピュータなどで評価する．定量法はいくつかあるが，誤差の最も少ないのは内部標準法である．これは，試料中の成分と重ならない標準物質を定量的に添加し，そのピーク面積と被検成分のピーク面積とを比較する方法である．

(5) ガスクロマトグラフィ（GC）

ガスクロマトグラフィは，気化しうる無機あるいは有機物試料に適用できる分析法で，試料を加熱気化したのち，水素，窒素，ヘリウムなどを移動相（キャリアガス）として用い，適当な吸着剤を充填したカラム（分離管）を通過させ，吸着力の差により各成分を分離する方法である．微量成分の分析には広い分野で使用されている．

装置は，キャリアガス制御部，試料注入口と試料気化室，分離カラムとカラム恒温槽，検出器，記録計からなっている（㉕）．

① 操作

試料溶液をマイクロシリンジにとり，その一定量をシリコンゴムを通して注入口に注入する．注入口と気化室は分離カラムよりやや高い温度に保たれており，試料は気化され，キャリアガスで分離カラムに送られる．試料は低沸点の物質は分析が容易であるが，高沸点の物質も分析できる．分離カラムに送られた気化物質は，はじめに溶媒，次いで各成分に分離される．

㉔クロマトグラムのピーク高さと半値幅

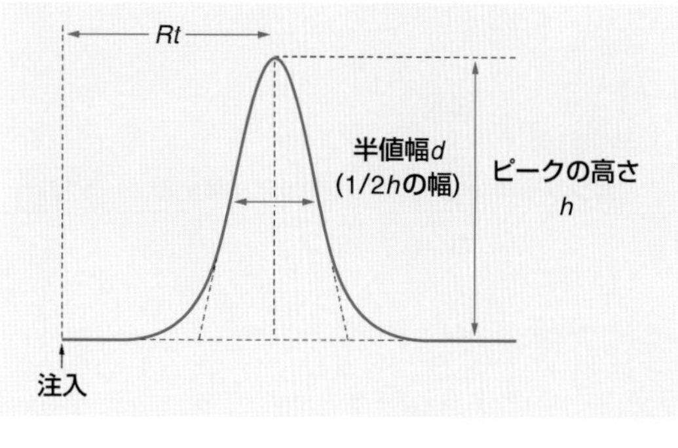

㉕ガスクロマトグラフィ装置の構成

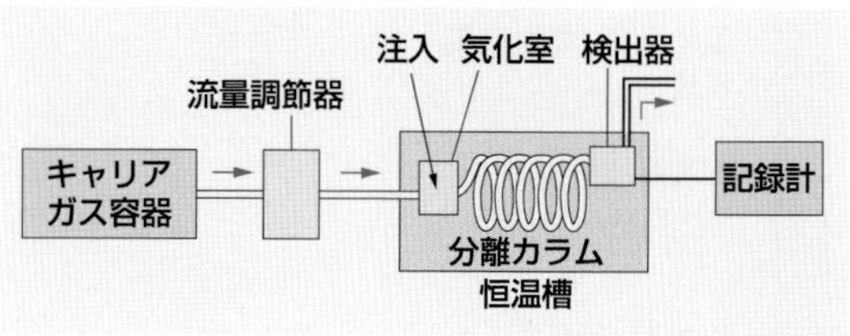

② 定性と定量

記録計に示されるガスクロマトグラムから定性，定量を行う．方法は高速液体クロマトグラフィと同様である．

6）電気泳動

一般に，電位差の影響下（電場の存在下）におけるコロイドなどの粒子の移動現象を電気泳動という．たんぱく質は両性高分子電解質であり，分子コロイドであるので，たんぱく質を電場の存在下におくとき，たんぱく質分子の移動，すなわち電気泳動が観察される．近年では，各種の支持体の存在下において，たんぱく質の電気泳動が行われている．

現在用いられている電気泳動法の多くは，分解能を高めるために，電気的性質と分子ふるいの要因をもたせてある場合が多い．電気泳動したたんぱく質は，染色あるいは別の方法で検出し，デンシトメーターでその強度を測定し，定量することができる．また，電気泳動したゲルからたんぱく質を回収し，精製することもできる．

現在用いられているおもなたんぱく質の電気泳動法について簡単に説明する．なお，電気泳動法には，ガラス管中にゲルを作製するディスク法と，2枚のガラス板の間にゲルを作製するスラブ法がある．

(1) ポリアクリルアミドゲル電気泳動（PAGE）

天然のたんぱく質と変性したたんぱく質など，非常に似た構造のたんぱく質の分離に使用される．たんぱく質変性作用のある界面活性剤（SDSなど）が存在しない状態で行うので，適当な手段で回収すれば，活性を保持したままのたんぱく質の分画が可能である．

(2) SDS共存下のポリアクリルアミドゲル電気泳動（SDS-PAGE）

強力な陰イオン性界面活性剤であるSDSの存在下において電気泳動すると，たんぱく質に大量のSDSが結合し，構成アミノ酸に依存したたんぱく質本来の荷電の違いは無視される．このため，たんぱく質は分子量に応じた大きさと負の荷電をもつことになる．

このようなたんぱく質-SDS複合体の電気泳動は分子量に依存したものとなるので，SDS-PAGEはたんぱく質の分子量の簡便な推定法として使われている．

(3) 等電点電気泳動法（IEF）

等電点電気泳動法は，電気泳動を両性電解質の支持体の存在下で行うもので，たんぱく質はゲル上に作製されたpH勾配にしたがって電気泳動され，pH＝pI（等電点）となったところでとどまる．したがって，pIマーカーを用いて検量線を作製しておくことにより，たんぱく質のpIを求めることも可能である．

(4) 免疫電気泳動法（IE）

免疫沈降反応と電気泳動とを組み合わせ，複数の抗原抗体反応の検出や抗原抗体複合体の性質を明らかにする方法である．

2 食品成分の定性実験

1 ― たんぱく質・アミノ酸の定性
2 ― 糖質の定性
3 ― ビタミン類の定性

1—たんぱく質・アミノ酸の定性

たんぱく質は多数のアミノ酸がペプチド結合した高分子化合物である．したがって，たんぱく質の定性反応のなかには，たんぱく質の立体的な高次構造によるもの，ペプチド結合やアミノ酸に共通する構造や両性電解質としての性質に由来するものがある．また，たんぱく質を構成している個々のアミノ酸の独自の特性に原因するものもある．これらの反応は，呈色反応，沈殿・凝固反応に大別される．

1）呈色反応

試料

①卵白溶液：鶏卵の卵白だけを取り出し，よく混ぜてから布でこし，約 6 倍量の水を加えて薄める．水に不溶の卵白グロブリンが沈殿するために液が白濁してくるので，ここへ，NaCl または，Na_2SO_4を攪拌しながら少量ずつ加えていき，透明な卵白溶液とする．この液は，おおよそ 1%のたんぱく質を含む．

②ゼラチン溶液：ゼラチン 1 g を 100 ml の水に懸濁する．15 分以上放置して十分に吸水させたのち，50℃程度に加温するとゼラチンが溶解する．ゼラチンは誘導たんぱく質で，構成アミノ酸に著しい偏りがある（卵白たんぱく質の反応と比べてみて，その違いを調べてみるのもよい）．

7 Experiment ビュレット反応

尿素が加熱されて生じるビュレットが，水酸化第一銅と有色の錯化合物をつくる反応にちなんで，この反応名がついている（❶）．

ビュレット反応では，2 つ以上のカルバミル基（-CO-NH$_2$）がある場合には，赤紫ないし青紫色を呈する．たんぱく質は多くのペプチド（-CO-NH-）結合を含むので，この反応を示す．したがって，たんぱく質に共通する反応で，遊離のアミノ酸（ヒスチジンは例外）やジペプチドは反応を示さない．反応の色調は，アミノ酸鎖が短くなると赤みを呈するようになる．発色の強さはアミノ酸含量に比例するため，定量実験にも利用される．

試薬 ①10%水酸化ナトリウム溶液
②0.5%硫酸銅溶液

操作 試料 3 ml を試験管にとり，等量の水酸化ナトリウム溶液を加えてよく混合し，硫酸銅溶液を数滴加えて混ぜると，青紫色を呈する．

❶ビュレット反応

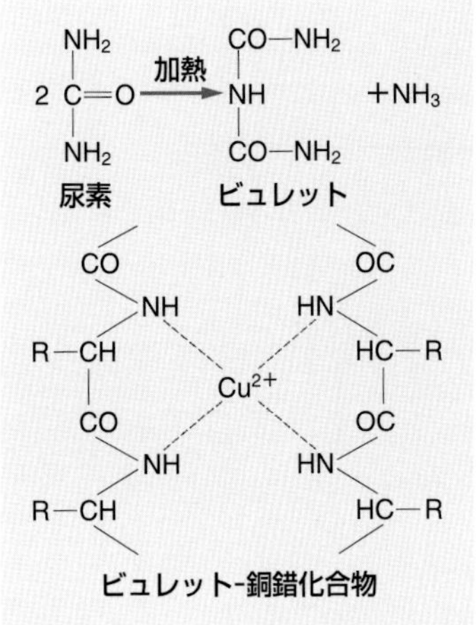

8 Experiment ニンヒドリン反応

α-アミノ酸が起こす反応で，遊離のアミノ酸ならびにたんぱく質もこの反応を示す．α-アミノ酸にニンヒドリンが反応して，最終的に紫色の縮合物質を生成することに由来する．ニンヒドリン反応の色調はアミノ酸の種類によって異なるが，おおむね紫

〜青紫色である．例外的な呈色として，プロリン（黄色），オキシプロリン（赤黄色）がある．

試薬 0.1%ニンヒドリン溶液

操作 試料 3 ml を試験管にとり，ニンヒドリン溶液約 1 ml を加えて 2〜3 分加熱すると淡紫色を呈する．これを放冷すると紫〜青紫色に変化する．

9 Experiment キサントプロテイン反応

たんぱく質のなかにチロシン，トリプトファンなどの芳香族アミノ酸が含まれているとき，これらのアミノ酸の側鎖のベンゼン核が硝酸によりニトロ化されて起こる反応（❷）である（フェニルアラニンはこの方法では反応しない）．これらのアミノ酸をほとんど含まないゼラチンでは，反応はみられない．

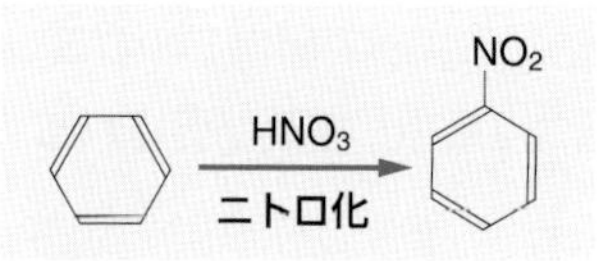

❷キサントプロテイン反応

試薬 ①濃硝酸
②10%水酸化ナトリウム溶液

操作 試料3 mlを試験管にとり，濃硝酸3〜15滴を加えると白濁する．これを加熱すると，反応液は黄変するとともに沈殿は溶解する．冷却後，水酸化ナトリウム溶液を加えてアルカリ性にすると，鮮明な橙色を呈する．

10 Experiment アダム・キーウィッツ反応 ——ホプキンス・コーレ反応

たんぱく質中のトリプトファンに由来する反応で，グリオキシル酸がトリプトファン側鎖のインドール核と反応して呈色する．グリオキシル酸を含むホプキンス・コーレ試薬を用いるか，本法のように，グリオキシル酸が混在（0.002%以上）する氷酢酸を用いる．

試薬 ①濃硫酸
②氷酢酸

操作 試料 3 ml を試験管にとり，氷酢酸 3 ml を加えて混合する．濃硫酸を管壁に沿って静かに流し入れると，両液層の接触面に赤紫色の環が観察される（二層にならずに混合された場合には，全体が紫色を呈する）．

11 Experiment ミロン反応

チロシン側鎖のオキシフェニル基（❸）に基づく反応である．

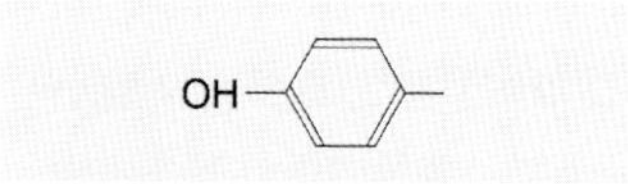

❸オキシフェニル基

試薬 ミロン試薬：水銀 40 g にドラフト内で濃硝酸 57 ml を加えて，湯浴上で加熱して溶解する．冷却後，倍量の水で希釈してろ過する．調製後時間がたって感度が低下した場合には，1〜2% $NaNO_2$を数滴添加するとよい．

操作 試料 3 ml を試験管にとり，ミロン試薬 3〜5 滴を加えると，沈殿を生じて白濁する．これを加熱すると，赤褐色に変色する．

12 Experiment 坂口反応

アルギニン側鎖のグアニジル基（❹）による反応である．

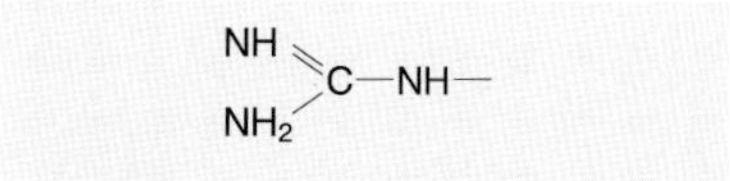

❹グアニジル基

試薬 ①10%水酸化ナトリウム溶液
②5%次亜塩素酸ナトリウム溶液
③0.1% α-ナフトール-アルコール溶液

操作 試料 3 ml を試験管にとり，水酸化ナトリウム溶液 1 ml を加えて強アルカリ性とする．α-ナフトール-アルコール溶液を数滴加えてよく振り，次亜塩素酸ナトリウム溶液を数滴加えると，紅色を呈する．

13 Experiment 硫化鉛反応

システイン，シスチンなどの含硫アミノ酸が示す呈色反応である．これらのアミノ酸は，アルカリ条件下で分解してイオウイオン（S^{2-}）を遊離するため，黒色の硫化鉛の沈殿が生じる（メチオニンのイオウは安定なので，本法では反応しない）．

試薬 ①10%酢酸鉛溶液
②30%水酸化ナトリウム溶液

操作 試料 3 m*l* を試験管にとり，酢酸鉛溶液を 1 滴加えて混合すると白濁する．これに水酸化ナトリウム溶液を少量ずつ加えて沈殿を溶解したあと加熱すると，褐色からさらに黒色に変化し，黒色の沈殿（硫化鉛）が観察される．

2）沈殿・凝固反応

たんぱく質は，両性電解質であるアミノ酸からなる巨大なコロイド分子で，多数の極性基をもつ．その親水性により，水溶液中でたんぱく質は多くの水分子をまわりに引きつけて存在している（水和）．何らかの原因でこの親水性が減少すると，たんぱく質は溶解できなくなって，凝固，沈殿という現象が現れる．たんぱく質は電荷をもっており，等電点付近で溶解度が最も低くなるほか，濃厚塩類や有機溶媒によっても溶解性が低下する．また，酸，金属イオン，熱，アルコールなどによっても変性して，沈殿，凝固を起こす．以下に数例を示す．

試料 卵白溶液（p.26 参照）

14 Experiment 熱による凝固反応

操作 試料 3 m*l* を試験管にとり，1%酢酸または希塩酸を少量加えて酸性にしたあと煮沸すると，速やかに凝固する．試料をそのまま加熱しても凝固するが，酸を添加することによって卵白アルブミンの等電点（pI 4.7）に近づくため，凝固が促される．

15 Experiment 濃塩類による沈殿反応

操作 試料 3 m*l* を試験管にとり，硫酸アンモニウム飽和溶液を加えていくと，たんぱく質が塩析されて沈殿する．

16 Experiment 有機溶媒による沈殿反応

操作 試料 3 m*l* を試験管にとり，95%エタノールを等量加えて混合すると白濁する（試料が塩類を含む場合は，沈殿を生じにくい）．

2―糖質の定性

糖質（炭水化物）は，炭素の数や官能基の種類あるいは構成している単糖の数の多少などで，下記のように分類される．

①構成している単糖の数による分類

- 多糖（多数の単糖が結合）：デンプン，グリコーゲン，セルロースなど
- 少糖（少数の単糖が結合）：マルトース，シュクロース，ラクトースなど
- 単糖（糖質の基本的な単位）：グルコース，フルクトース，ガラクトースなど

②単糖を構成する炭素の数による分類

- 六炭糖（ヘキソース，炭素数6）：グルコース，フルクトース，ガラクトースなど
- 五炭糖（ペントース，炭素数5）：キシロース，リボースなど
- ⋮
- 三炭糖（トリオース，炭素数3）：グリセルアルデヒド，ジヒドロキシアセトンなど

③官能基による分類

- アルドース（分子内にアルデヒド基をもつ糖）：グルコース，ガラクトース，マルトース，グリセルアルデヒドなど
- ケトース（分子内にケトン基をもつ糖）：フルクトース，ジヒドロキシアセトン

- 還元糖（還元作用を示す糖）：グルコース，フルクトース，マルトースなど
- 非還元糖（還元作用を示さない糖）：シュクロース，デンプンなど

還元力は分子内の遊離のカルボニル基（アルデヒド基およびケトン基）に由来する．

そこで，糖質の定性反応には，糖質に共通する呈色反応，糖のなかの特定の官能基に由来する反応，その他，糖の種類や多糖の鎖長に基づく反応などがある．

試料 ①1%デンプン（可溶性デンプン）溶液
②1%マルトース（麦芽糖）溶液
③1%シュクロース（ショ糖）溶液
④1%グルコース（ブドウ糖）溶液
⑤1%フルクトース（果糖）溶液
（各反応項目内に特定の試料の指示がない限り，上記の溶液を試料として用いる）

1）糖質に共通する反応

次に示す反応は，すべての糖類に共通する呈色反応で，糖の検出や証明に用いられる．一般に，糖質は強酸と反応して，その脱水作用によりフルフラールあるいはメチルフルフラールに変化する．これらの誘導体が各種のフェノール試薬類と反応して特有の呈色を起こす．

17 Experiment　モーリッシュ反応

試薬 ①濃硫酸
②モーリッシュ試薬：α-ナフトール 5 g をエタノール 100 ml に溶解する．

操作 糖液 3 ml を試験管にとり，モーリッシュ試薬数滴を加えてよく混ぜる．管壁に沿って濃硫酸を静かに流し入れると，下層の硫酸と上層の糖液との接触面に赤紫色の環が観察される．糖の種類によって呈色の速度に差があり，ケトースは直ちに反応するが，アルドースの場合は静置しておくか，ゆるやかに加温すると呈色が促される．

Experiment 18 アンスロン反応

試薬 アンスロン試薬：アンスロン 0.2 g を濃硫酸 100 ml に溶かす（遮光して冷蔵保存）.

操作 糖液 2 ml を試験管にとり，アンスロン試薬 4 ml を加えて混合する．室温に 3〜5 分間放置すると緑色を呈し，やがて暗紫〜青色に変化する．

2）還元糖に特有の反応

一般に単糖は，アルカリ溶液中では環状構造（ヘミアセタール構造）が開いて遊離のカルボニル基（アルデヒド基-CHO，ケトン基>C=O）による強い還元作用を示す．このため，銅や銀などの金属はアルカリ条件下で糖により還元されて，特有の色調の沈殿が形成される．単糖が少数〜多数グリコシド結合した少糖や多糖の場合には，アルデヒド基やケトン基がこの結合に関与するため遊離の形はとれず，したがって還元性は低下ないし消失する．たとえば，グルコース 2 分子が α-1,4 結合したマルトースの還元力はグルコースより劣る．また，シュクロースはグルコースとフルクトースの 1,2 結合のために還元性は消失している．多糖の一種，デンプンも長いグルコース鎖の末端の一方にだけアルデヒド基が 1 つ残存するだけで，非還元糖である．

Experiment 19 フェーリング反応

試薬 ①フェーリング A 液：硫酸銅（$CuSO_4$ $5H_2O$）69.28 g を水に溶かして 1 l とする.

②フェーリング B 液：酒石酸カリウムナトリウム（ロッシェル塩）346 g と水酸化ナトリウム 130 g を水に溶かして 1 l とする.

操作 フェーリング A 液および B 液を 2 ml ずつとり混合したのち，糖液 1 ml を加えて沸騰浴中で加熱すると，亜酸化銅（Cu_2O）の赤色沈殿を生成する．還元速度は糖の種類によって差があるので，注意深く観察しながら 5 分以上加温を続ける．

Experiment 20 銀鏡反応

試薬 アンモニア性硝酸銀溶液（トレンス試薬）：0.2M 硝酸銀 50 ml に 2M アンモニア水を徐々に加えていくと，はじめ酸化銀の淡褐色の沈殿が生じるが，さらにアンモニア水を滴下し混ぜていくと沈殿が溶解する．アンモニア水が過剰になると反応感度が落ちるので，沈殿が消えたらアンモニアの添加を中止する（本試薬のかわりに 10%水酸化ナトリウムと 10%硝酸銀-濃アンモニア水溶液を，糖液添加直前に等量混合して用いる方法もある）.

操作 アンモニア性硝酸銀溶液 5 ml を試験管にとり，糖液1〜3 mlを加えて混合し，室温で静置するか，あるいは湯浴中で静かに加温すると，銀塩が還元されて，遊離した金属銀が析出して試験管壁に付着し，銀鏡を形成する（反応液は長く放置すると爆発の危険性があるので，銀鏡ができたら内部溶液は捨てる．管壁の銀鏡は，濃硝酸を加えると溶解するので，洗浄が容易になる）.

Experiment 21 ベネディクト反応

試薬 ベネディクト試薬：クエン酸ナトリウム 173 g と無水炭酸ナトリウム 100 g を約 600 ml の温水に溶かし，ろ過後，850 ml とする．これに，別に調製した結晶硫酸銅 17.3 g を水 100 ml に溶かした液を攪拌しながら徐々に加えていき，全容を 1 l

とする．

操作 ベネディクト試薬5 ml を試験管にとり，糖液5〜10滴を加えて混合し，沸騰浴中で数分間加熱後，放冷すると，亜酸化銅の沈殿を生じ，還元糖の量に応じて黄赤色〜緑褐色を呈する．本法は尿中の還元糖の検出に利用される．

3）単糖類と二糖類の判別反応

この反応は，糖の還元作用により亜酸化銅の沈殿が生じる点は，先述のフェーリング反応と同様で，還元糖の定性反応ともいえるが，フェーリング反応が強アルカリ性であるのに対し，本法は弱酸性で反応が進行する．弱酸性条件では単糖の還元速度は速く，二糖の反応は遅いことを利用して両者を区別するものである．

22 Experiment バーフォード反応

試薬 バーフォード試薬：酢酸銅13.4 g を水200 ml に溶かし，氷酢酸1.8 ml を加える．保蔵中に沈殿が生じた場合はろ過する．

操作 バーフォード試薬5 ml を試験管にとり，弱火で加温したのち，糖液1 ml を加えてよく混合する．次いで，沸騰浴中で加熱すると，単糖の場合には5分以内に亜酸化銅の赤色沈殿を生じるが，二糖は反応していない．糖量が少ないと沈殿の生成が確かめにくいので，沈殿が管底に沈降するよう静置して注意深く観察する．二糖類は単糖類より反応が緩慢なので，長く加熱を続けると沈殿を生じる（通常，糖液は1%濃度で使用するが，沈殿量が少なく，その生成を確認しにくいときは，10%程度の濃度の高い糖液を用いる）．

4）ケトースに特有の反応

ケトースは塩酸によってオキシメチルフルフラールに変化し，レゾルシンと反応して赤色色素を形成する．フルクトースおよびシュクロースがこの反応を示すが，フルクトースの反応が最も鋭敏（0.001%で検出）である．長時間加熱するとアルドースも異性化が起こり，赤変する反応を示すが，沈殿は生成されない．

23 Experiment セリワノフ反応

試薬 セリワノフ試薬：0.05 g のレゾルシンを希塩酸（1：2希釈）100 ml に溶解する．

操作 糖液0.5 ml およびセリワノフ試薬5 ml を試験管にとり，沸騰浴中で加温すると，3〜5分間で淡赤色〜暗赤色を呈し，さらに加熱を続けると暗赤褐色の沈殿を生成する．

5）六炭糖と五炭糖の判別反応

試料 ①五炭糖溶液：1%キシロース
1%リボースなど
②六炭糖溶液：1%グルコース
1%フルクトースなど

24 Experiment スカトール反応

試薬 ①濃塩酸
②0.5%スカトール-アルコール溶液

操作 糖液1 ml を試験管にとり，濃塩酸10 ml およびスカトール溶液0.5 ml を加えて混合し，沸騰浴中で数分間加熱する．六炭糖は紫色を呈するのに対し，五炭糖は淡褐色を示す．

25 Experiment

オルシン塩化鉄反応
――ビアル反応

試薬 ①濃塩酸

②ビアル試薬：オルシン 3 g を 30%塩酸 250 m*l* に溶かし，10%塩化第二鉄溶液約 1 m*l* を加える（使用のつど調製する）．

操作 糖液 4 m*l* を試験管にとり，ビアル試薬 15 滴，さらに濃塩酸 2 m*l* を加えてよく混合し，アルミホイルまたは綿栓で軽く蓋をして沸騰浴中で 10 分以上加熱する．五炭糖を含む溶液は青緑色〜青紫色に変化し，やがて暗青色に濁るのに対し，六炭糖は赤紫色〜褐色を呈する．

6）オサゾンの生成反応

糖のカルボニル基がフェニルヒドラジンと加熱すると縮合して，オサゾンの黄色結晶を形成する反応である．カルボニル基に基づくので多くの還元糖がこの反応を示すが，糖の種類によって結晶の形や融点に差があるので，糖の識別に役立つ．

26 Experiment

フェニルヒドラジン反応

試薬 フェニルヒドラジン酢酸液：フェニルヒドラジン，氷酢酸，水を 1：1：5 の割合で混合する．

操作 糖液 5 m*l* を試験管にとり，フェニルヒドラジン酢酸液 10 滴を加えてよく混ぜ，アルミホイルで蓋をして沸騰浴中で 30 分程度加熱したのち，徐々に冷却すると，オサゾンの黄色結晶が析出してくる．この反応液の一滴をスライドグラスにとり，顕微鏡で結晶形を観察する．また，一般に単糖のオサゾンは熱水に溶けにくいが，二糖のオサゾンは容易に溶けるという違いがある．したがって，単糖の場合は加温中にすでに結晶が観察できる．各種の糖のオサゾン結晶の観察例を ❺ に示す．

❺糖のオサゾン結晶

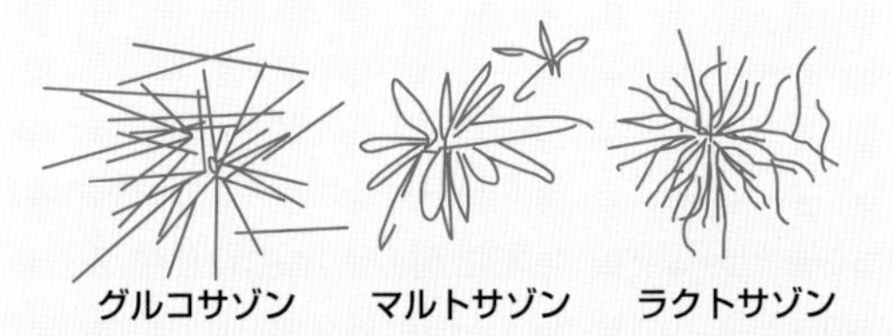

7）ヨウ素-デンプン反応

デンプンは，多数の α-グルコースが 1,4-グリコシド結合により直線上につながったアミロース成分と，1,4 グリコシド結合以外に分岐部分で 1, 6 結合をもつ枝分かれした構造のアミロペクチン成分からなる．ヨウ素-デンプン反応は，これらのデンプン成分が，グルコース 6 分子で一回転するらせん状の構造のなかにヨウ素分子を巻き込んだ複合体を形成して濃青色を呈する反応で，グルコース鎖長の長短によって色調が変化する．

一般に，平均鎖長の長いアミロースは藍色〜青色を示すのに対し，分岐状の構造のアミロペクチンの平均鎖長は短めで，赤紫色〜赤色を呈する．デンプンの加水分解が進み，鎖長が短くなってヨウ素と複合体を形成できなくなるにつれ，特有の呈色反応はなくなり，無色（試薬だけの淡黄色）となる．

27 Experiment ヨウ素-デンプン反応

試料 ①1%可溶性デンプン溶液

②1%デキストリン溶液

③1%マルトース溶液

④市販米デンプンおよびばれいしょデンプンの糊化液：各デンプン1 gを水100 m*l*に懸濁し，撹拌しながら加熱して1分間沸騰状態を保ち，糊化させる．

試薬 0.2%ヨウ素ヨウ化カリウム溶液：ヨウ化カリウム1 gを約10 m*l*の水に溶かし，さらにヨウ素0.2 gを加えてよく撹拌して完全に溶解後，水で100 m*l*とする．

操作 試料2 m*l*を試験管にとり，ヨウ素ヨウ化カリウム溶液数滴を加えてよく振り混ぜる．鎖長の長いデンプンは青色，デキストリンは紫〜赤色，マルトースは無色を呈する．また，いも類のデンプンはアミロース含量が高いので青紫色を示すが，穀類のデンプンはアミロペクチンの割合が高くなるので赤紫色を呈する．

3—ビタミン類の定性

ビタミンは，脂溶性のビタミンA・D・E・Kと，水溶性のビタミンB群（B_1，B_2，B_6，ナイアシンなど）およびビタミンCに大別される．一般に，ビタミンは空気（酸素），光，熱，金属，酵素などに弱く，分解を受けやすい．したがって，実験対象のビタミンの特性をよく把握して，試料の処理，調整にあたる必要がある．ここでは，定量実験と異なり，ビタミンの検出や特性の証明などを目的とする定性反応を確実にするため，目的とするビタミンの含量が高く，かつ取り扱いの簡便な試料を用いた反応を例示する．

1）脂溶性ビタミンの定性反応

28 Experiment　ビタミンAの定性反応
——カール・プライス反応

ビタミンAが三塩化アンチモンと反応して青色を呈する反応で，ビタミンAの定量実験にも利用される．この呈色反応は，ビタミンAおよびカロテノイド色素（プロビタミンA）のなかにある多数の共役二重結合によって起こる．試料中のビタミンAは空気による酸化を受けやすく，呈色は不安定である．

試料　肝油

試薬　①クロロホルム

②20%三塩化アンチモン（$SbCl_3$）-クロロホルム溶液：この反応は微量の水分が混じっていても阻害されるので，試薬類が吸湿しないよう，取り扱いや保存に注意する．

操作　試料数滴をクロロホルム1 m*l*に溶かし，これに$SbCl_3$溶液を加えてよく混合すると青色を呈する．

29 Experiment　ビタミンDの定性反応

ビタミンA同様，ビタミンDおよびプロビタミンDに含まれるステロイド骨格中の共役二重結合に基づく反応で，この反応では橙黄色を呈する．

試料　ビタミンDを有機溶媒に溶解したもの〔例：ビタミンD_2（カルシフェロール）2 mgをクロロホルム1 m*l*に溶解〕

試薬　20%三塩化アンチモン-クロロホルム溶液

操作　試料溶液約1 m*l*に三塩化アンチモン溶液1〜2 m*l*を加えて混合すると，黄橙色を呈する．

ただし，この呈色反応はビタミンAやビタミンEなどの共存，または水分の混入によっても阻害されることがあるので，食品の抽出物に用いるのは難しい．

30 Experiment　ビタミンEの定性反応

ビタミンE（トコフェロール）が酸化されてキノイド型になることに基づく呈色反応である．

試料　ビタミンE製剤

試薬　①メタノール

②濃硝酸

操作　少量の試料に2〜3 m*l*のメタノールを加えて溶かし，濃硝酸1〜2 m*l*を加えて温めると，赤色を呈する．

one point advice　三塩化アンチモン（$SbCl_3$）のビタミンAやDとの呈色反応は特異的なものではなく，$SbCl_3$が共役二重結合を多くもつ分子と反応する性質を利用したものである．したがって，これらの性質をもつ物質が混じっている試料では，呈色反応は不明瞭になる．

2）水溶性ビタミンの定性反応

31 Experiment ビタミン B_1 の定性反応 ――ジアゾ法

ビタミン B_1 の定性（定量）反応には，チオクロム法とジアゾ法の 2 種がある．ここでは，ジアゾ法による呈色反応について述べる．本法はパラ（p）アミノアセトフェノン法ともいい，この試薬とジアゾ化試薬がビタミン B_1 のチアゾール核（❻）と縮合して，水に不溶の赤紫色の化合物が生成されることを利用している．

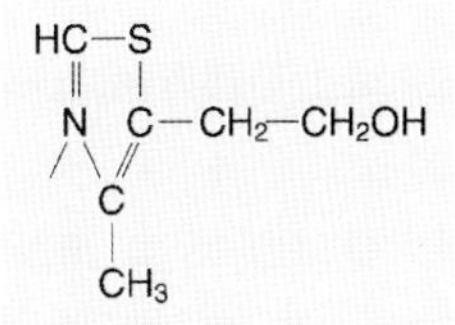

❻ビタミン B_1 のチアゾール核

試料 強化米抽出液または米ぬか抽出液

試薬 ①パラアミノアセトフェノン溶液：濃塩酸 9 ml にパラアミノアセトフェノン 0.6 g を溶かし，水で 100 ml とする．

②23%亜硝酸ナトリウム溶液

③アルカリ溶液：水酸化ナトリウム 20 g と炭酸水素ナトリウム 28 g を水に溶かして 350 ml とする．

④0.5%石炭酸-95%アルコール溶液

⑤酸性白土

⑥微酸性水：水 100 ml に 10%塩酸数滴を加え pH 4.5～5 とする．

操作 [1] 試料 10 ml を共栓遠沈管にとり，酸性白土 0.2 g を加えて 1 分間よく振って，B_1 を白土に吸着させる．

[2] 遠心分離（3,000 rpm，5 分）して，B_1 吸着白土を管底に集め，上澄液を捨てたあと，遠沈管をろ紙上に倒立して水分を除く．

[3] 微酸性水 20 ml を加えてよく振り，白土を分散させたのち，[2] の操作を繰り返す．

[4] こうして洗浄した B_1 吸着白土に，水 4 ml，石炭酸-アルコール溶液 4 ml を加え，よく振って混合する．

[5] 別に試験管を用意し，パラアミノアセトフェノン溶液 0.2 ml をとり，次いで亜硝酸ナトリウム溶液 0.2 ml，すぐに続いて水 10 ml を注加する．さらに，アルカリ溶液 6 ml を混和しないように加え，直ちに [4] の遠沈管に一気に注ぎ入れ，共栓をして 30 秒～1 分間よく振って混和する．

[6] 室温で 1 時間放置すると，存在する B_1 によって白土が赤桃色～赤褐色を呈する．

32 Experiment ビタミン B_2 の定性反応 ――ルミフラビン反応

ビタミン B_2 の定性反応には，B_2 溶液の黄色がヒドロスルファイトで消失して無色になるロイコフラビン反応と，ここで述べるルミフラビン反応がある．ビタミン B_2（リボフラビン）は，アルカリ性条件下で光照射すると，分解してルミフラビンに変化し，強い黄緑色蛍光を発する．本法は，ビタミン B_2 が酸性ではクロロホルムに溶けないが，ルミフラビンに変わると酸性でクロロホルム抽出される性質を利用した方法である．

試料 スキムミルク（10%程度の水溶液）

試薬 ①10%水酸化ナトリウム溶液

②クロロホルム

③氷酢酸（あるいは 10%硫酸など）

操作 [1] 試料 20 ml を共栓遠沈管にとり，氷酢酸を加えて酸性にし（乳たんぱく質が酸変性して

> **one point advice　試料の作製例**
>
> 強化米：タケダ新玄（ビタミン B_1 1.5 mg/g）
> 強化米 10 g を水 100 ml に浸漬し，ときどき振とう混和して，B_1 を抽出する．抽出は室温で 30 分以上でよい．
> [6]：ビタミン B_1 を含まない試料（蒸留水で可）についても並行して同様の操作を行い，対照とすると，ビタミン B_1 による白土の呈色がより明らかとなる．
> 反応液自体も赤桃色に着色しているため白土部分の呈色が見にくい場合は，遠心分離して上清部分を捨て，管底の白土だけを比較するとよい．

凝固沈殿する），クロロホルム 10 m*l* を加えてよく振り混ぜる．

2 遠心分離（3,000 rpm，5 分）すると，変性たんぱく質の固形層を間に挟んで，B_1を含む水層とクロロホルム層が上下に分かれる．

3 上層の水溶液を駒込ピペットで別の遠沈管に移す（残ったクロロホルム層には，B_2以外の物質に起因する盲蛍光が含まれる）．

4 この水溶液に水酸化ナトリウムを加えてアルカリ性にし，光分解を30分以上行う（蛍光灯管または 100 W 電球を遠沈管から 10〜20 cm 離して照射する）．

5 光分解液に氷酢酸を加えて酸性にし，クロロホルム 10 m*l* を加えてよく振り混ぜ，B_2を抽出する．

6 クロロホルム層（下層）に暗所で紫外線ランプをあてると，存在するルミフラビンによる黄緑色蛍光が観察される．

33 Experiment ビタミン C の定性反応
――インドフェノール反応

この反応は，ビタミン C のもつ強い還元力によって，有色のインドフェノールが還元されて無色のロイコインドフェノールに変化することから，この色調の変化を利用してビタミン C の存在を証明する方法である．この反応時，ビタミン C 自体は，還元型（アスコルビン酸）から酸化型（デヒドロアスコルビン酸）に変化する（❼）．

❼ビタミン C とインドフェノールとの反応

L-アスコルビン酸 （還元型）	＋	インドフェノール （紅色，酸化型）
	↓	
デヒドロアスコルビン酸 （酸化型）	＋	ロイコインドフェノール （無色，還元型）

試料 ビタミン C 飲料，レモン，みかん，だいこんなど

試薬 ①インドフェノール溶液：2,6-ジクロロフェノールインドフェノールナトリウム塩約 50 mg を温水約 200 m*l* に溶かす．使用のつど，新調する（インドフェノールは pH 5.2 以上で濃青色，pH 4.2 以下で紅色を呈する）．

②メタリン酸-酢酸溶液：メタリン酸 15 g，酢酸 40 m*l* に水を加えて溶かし 500 m*l* とする．

操作 1 飲料などの溶液試料は，メタリン酸溶液で適宜希釈する．果実や野菜の場合は約 2〜5 g を採取し，メタリン酸 20〜50 m*l* とともに乳鉢やミキサーを用いて磨砕し，ビタミン C を抽出する．

2 ろ液数 m*l* を試験管にとり，インドフェノール溶液を滴下する．滴下点に現れる紅色が，ろ液中のビタミンCの還元作用によって，振り混ぜると消失することを観察する．

3 日本食品標準成分表に基づく定量実験

1 — 日本食品標準成分表
2 — エネルギー値の算出
3 — 水分の定量
4 — たんぱく質の定量
5 — 脂質の定量
6 — 炭水化物の定量
7 — 灰分の定量
8 — 無機質の定量
9 — ビタミンの定量
10— その他の成分の定量

1―日本食品標準成分表

1）「日本食品標準成分表2020年版（八訂）」の概要

日本食品標準成分表（以下，「食品成分表」）は，1950年に初めて公表されて以降，食品成分に関する基礎データを提供する役割を果たしてきた．2000年以降は5年おきに全面改訂を重ねており，2020年12月に文部科学省から「日本食品標準成分表2020年版（八訂）」（以下，「成分表2020（八訂）」）が全2,478食品，54成分項目を収載し，公表された．

食品成分表は，2015年の「日本食品標準成分表2015年版（七訂）」（以下，「成分表2015（七訂）」）の公表後，利用者の便宜を考え食品の成分に関する情報を速やかに公開する観点から，2016年以降は次期改訂までの毎年，その時点で収載を決定した食品を成分表2015（七訂）に追加，あるいはそれを補完する食品成分表として「追補」を公表してきた．それとともに，2019年には，「2019年における日本食品標準成分表2015年版（七訂）のデータ更新」（以下，「七訂追補」）として，成分の詳細な説明を一部省略した報告が公表された．

2020年の改訂では，従来，食品のエネルギーの算出基礎としてきた，エネルギー産生成分のたんぱく質，脂質および炭水化物を，原則として，それぞれ，アミノ酸組成によるたんぱく質，脂肪酸のトリアシルグリセロール当量で表した脂質，利用可能炭水化物等の組成に基づく成分に変更された．成分表2020（八訂）（本編）の内容は，第1章 説明（収載食品，収載成分項目および成分の測定法，調理条件，調理に関する計算式等），第2章 日本食品標準成分表，第3章 資料（食品群別留意点等），で構成されている．なお，たんぱく質，脂質，炭水化物（利用可能炭水化物，糖アルコール，食物繊維，有機酸）の組成については，別冊として，成分表2020年版（八訂）アミノ酸成分表編，同脂肪酸成分表編，同炭水化物成分表編の3編が同時に公表された．

食品成分表は，学校給食，病院給食等の給食管理，食事制限，治療食等の栄養管理ではもとより，国民の健康，食への関心の高まりとともに，一般家庭の日常生活においても広く活用されている．食品成分表の各成分値は，食品全体あるいは購入形態から廃棄部位を除いた可食部100 g当たりの数値で示している．また，幅広い利用目的に対応できるよう，分析値，文献値等を基に標準的な成分値を定め，1食品1標準成分値を原則として収載している．食品の成分値は，品種，生産環境，加工方法の相違等によって変動幅があるのが一般的であるが，「標準成分値とは，国内において年間を通じて普通に摂取する場合の全国的な代表値を表す」という概念に基づき求めた値である．したがって，成分表収載値は絶対値ではないことを理解し，成分表を利用することが重要である．

① 改訂のポイント

食品成分表は，食品成分に関する唯一の公的データであり，前述の給食・調理現場等での栄養管理・指導，個人の食事管理や加工食品の表示等における参考資料として，また教育，研究，行政分野での基礎資料として幅広く活用されている．その中で，今回の改訂のポイントは次のとおりである．

炭水化物とエネルギー算出方法の変更　糖類の摂取量・摂取エネルギーを正しく把握するためには食品ごとの炭水化物の内訳を示すことが重要であるが，これまでの成分表の炭水化物は，ヒトにおける消化性が低い食物繊維や糖アルコールから，消化性の高いでん粉，単糖類，二糖類までの多様な成分を含んでいた．従来の成分表のエネルギー計算では，食品ごとに修正Atwater係数等の種々のエネルギー換算係数を乗じて算出しており，食品100 gから他の一般成分等の成分値を差し引いて計算される「炭水化物」に一律の換算係数を乗じていたため，消化性が低い食物繊維等に由来するエネルギーが過大に評価されるという問題があった．

そのため，成分表2020（八訂）では，糖質やエネルギー（カロリー）による食事管理に対応するため，従来の炭水化物を「利用可能炭水化物（でん粉と単糖・二糖類）」と「食物繊維・糖アルコール」に分けた．さらに，日本食品標準成分表2010（以下，「成分表2010」）から蓄積してきたアミノ酸，脂肪酸組成とともに，利用可能炭水化物，食物繊維等の成分値に基づき，FAO/INFOODSが推奨する組成成分を用いる計算方法を導入し，エネルギー値の科学的推計の改善が図られた❶（「2）エネルギー値の算出」p.43～を参照）．

従来法と成分表2020（八訂）成分値から換算したエネルギー値を比較すると，エネルギー算出方法の変更によって各食品のエネルギー値が変わり，従来の値より低くなる食品（例：水稲めし，精白米，うるち米…168 kcal/100 g［成分表2015］，156 kcal［成分表2020］）や，高い値となる食品（例：塩昆布…110 kcal/100 g［成分表2015］，193 kcal［成分表2020］）がある．これは，従来の一般成分と組成成分の成分値の差や，炭水化物中の食物繊維等の量が食品ごとに異なるためである．例えば，エネルギー値が増加した「塩昆布」を含む藻類は，既収載値の算出方法（成分表2015のエネルギー計算）において，Atwater係数により算出したエネルギーの0.5倍値を暫定的に用いているのに対して，成分表2020（八訂）の組成エネルギー値の算出方法では，食物繊維等に特定の換算係数を用いて計算したことが影響している．これは藻類だけでなく，きのこ類にも同様のエネルギー値の変更があり，各成分由来の産生量により近いエネルギー値となっている．

また，成分表2020（八訂）の各組成成分表の収載食品数も増加し，成分表2015（七訂）と比較すると，アミノ酸成分表は1,558食品から1,954食品（396食品増）に，脂肪酸成分表は1,782食品から1,919食品（137食品増）に，炭水化物成分表は852食品から1,075食品（223食品増）になった．これらの取り組みは，公的な参照データである成分表の科学的な確からしさの向上を目指したものである．

七訂追補（2016～2019）の検討結果を全体に反映　2016（平成28）年以降毎年，「追補」により原材料的食品等の成分値の変更を他の収載食品に反映するという追加対応が行われてきた．成分表2015（七訂）公表後，毎年の追補で成分値の改訂が行われた食品は，延べ416食品となった．また，成分表2020（八訂）では，追補等で公表した新規187食品が追加収載された❷．市販上位の商品の分析から，即席めんおよびカップ麺の調理後の成分値等も追加された．

この結果，成分表2020（八訂）における全収載食品数は2,478食品となり，成分表2015（七訂）から287食品が追加された．また，追補の検討を経た新たな成分として「ナイアシン当量」「AOAC2011.25法による食物繊維（低分子量のオリゴ糖等を含めて測定するもの）」が成分表に追加された．

❶成分表におけるエネルギー産生成分の変更

成分表2015（七訂）までのエネルギー産生成分	成分表2020（八訂）以降のエネルギー産生成分
窒素量の分析値に一定の換算係数（6.25等）を乗じて計算される「たんぱく質」	たんぱく質を構成するアミノ酸（約20種）の残基量の合計から算出される「アミノ酸組成によるたんぱく質」
有機溶媒可溶性成分の総質量である「脂質」	飽和・不飽和等の脂肪酸の分析値を換算した「脂肪酸のトリアシルグリセロール当量」
100 gから他の一般成分等の成分値を差し引いて計算される「炭水化物」	次の組成成分ごとにエネルギー換算 ・エネルギーとして利用性の高いでん粉，単糖類，二糖類からなる「利用可能炭水化物」 ・エネルギーとして利用性の低い炭水化物である「食物繊維」「糖アルコール」

❷主な素材的食品と計算食品の対応例

追補等での素材の変更	成分表 2020（八訂）での対応
鶏卵 （2019 年データ更新等で卵黄・卵白および全卵を再分析）	だし巻き卵，カステラ等 81 食品の成分値を再計算
ゆであずき，こし生あん，つぶし練りあん（追補 2018 年で再分析）	こしあん使用の和生菓子類 12 食品を再計算．新たにつぶしあん使用の場合の成分値を追加．
上白糖（追補 2017 年），こいくちしょうゆ（追補 2018 年）を再分析	複合調味料（ドレッシング類）の再計算に活用

❸調理済み流通食品類に収載した食品例

和風料理	［和え物］青菜の白和え，いんげんのごま和え，わかめとねぎの酢みそ和え
	［酢の物］紅白なます
	［汁物］豚汁
	［煮物］卯《う》の花《はな》炒《い》り，親子丼の具，牛飯の具，切り干し大根の煮物，きんぴらごぼう，ぜんまいの炒め煮，筑前煮，肉じゃが，ひじきの炒め煮
洋風料理	［カレー］チキンカレー，ビーフカレー，ポークカレー
	［コロッケ］かにクリームコロッケ，コーンクリームコロッケ，ポテトコロッケ
	［スープ］かぼちゃのクリームスープ，コーンクリームスープ
	［ハンバーグステーキ］合びきハンバーグ，チキンハンバーグ，豆腐ハンバーグ
	［フライ］いかフライ，えびフライ，メンチカツ
中国料理	［点心］ぎょうざ，しゅうまい，中華ちまき
	［菜《な》］酢豚，八宝菜，麻婆豆腐（マーボー豆腐）
韓国料理	［和え物］もやしのナムル

調理済み食品に関する情報を充実　個人の食生活や施設給食の変化から，冷凍，チルド，レトルトの状態で流通する食品は需要が増大している．成分表 2020（八訂）では，これまで一部の冷凍食品を収載していた 18 群の「調理加工食品類」の名称を「調理済み流通食品類」と改め，大手事業者の原料配合割合から算出した成分値が追加収載された❸．さらに，調理による素材からの重量や成分の変化についての情報も収載され，成分表 2020（八訂）の第 1 章の表 12～14 と，第 3 章「調理による成分変化率区分別一覧」に整理された．

② 収載成分項目

成分表 2020（八訂）では，原則として，組成成分値にエネルギー換算係数を乗じてエネルギーを算出する方法へ見直したことに伴い，成分表の表頭項目と順序が変わった❹．従来のたんぱく質とアミノ酸組成によるたんぱく質，脂質と脂肪酸のトリアシルグリセロール当量で表した脂質，炭水化物と利用可能炭水化物（単糖当量）の表頭項目の配列を見直し，エネルギー計算の基礎となる成分がより左側になるように配置された．また，従来は炭水化物に含まれていた成分のうち，成分表 2020（八訂）では，新たにエネルギー産生成分とした糖アルコール，食物繊維総量（「2）「日本食品標準成分表 2020 年版（八訂）」の分析方法」p.42～を参照），有機酸についても表頭項目として配置された．

なお，成分表 2015（七訂）において記載されていた脂肪酸のうち，飽和・不飽和脂肪酸等の成分項目に係る詳細な成分値については，脂肪酸成分表 2020 年版に記載されている．また，食物繊維の分析法別の成分値及び水溶性食物繊維，不溶性食物繊維等の成分項目については，炭水化物成分表 2020 年版に記載されている．

成分項目群の「利用可能炭水化物」について

❹成分表の表頭項目

<成分表 2015（七訂）の成分項目>

可食部 100 g 当たり																				
								脂肪酸						食物繊維					ビタミン	
廃棄率	エネルギー		水分	たんぱく質	アミノ酸組成によるたんぱく質	脂質	トリアシルグリセロール当量	飽和	一価不飽和	多価不飽和	コレステロール	炭水化物	利用可能炭水化物（単糖当量）	水溶性	不溶性	総量	灰分	～～	C	食塩相当量
%	kcal	kJ	g	g	g	g	g	g	g	g	mg	g	g	g	g	g	g		mg	g

<成分表 2020（八訂）の成分項目>

可食部 100 g 当たり																					
				たんぱく質		脂質			炭水化物										ビタミン		
									利用可能炭水化物												
廃棄率	エネルギー		水分	アミノ酸組成によるたんぱく質	たんぱく質	脂肪酸のトリアシルグリセロール当量	コレステロール	脂質	利用可能炭水化物（単糖当量）	利用可能炭水化物（質量計）	差引き法による利用可能炭水化物	食物繊維総量	糖アルコール	炭水化物	有機酸	灰分	～～	ビタミンC	アルコール	食塩相当量
%	kJ	kcal	g	g	g	g	mg	g	g	g	g	g	g	g	g	g		mg	g	g

は，成分値の確からしさを評価した結果等に基づき，エネルギーの計算には，利用可能炭水化物（単糖当量）あるいは差引き法による利用可能炭水化物のどちらかが用いられている．成分表2020（八訂）では，エネルギーの計算にどちらの成分項目を用いたかを明示するため，エネルギーの計算に利用した収載値の右に「*」が付けられている．食品によってエネルギー計算に用いる成分項目が一定していないので，留意する．

③ 日本人の食事摂取基準との関係と留意点

食事調査によってエネルギー・栄養素の摂取量を推定したり，献立からエネルギー・栄養素の給与量を推定したりする際の栄養価計算に最も広く用いられているのが食品成分表である．しかし，栄養素の定義に関して，日本人の食事摂取基準（2020年版）と食品成分表2020（八訂）とで異なる場合がある（例：ビタミンEとナイアシン）．栄養価計算においては，誤差のことを十分に理解し留意する必要があるが，食事摂取基準にもおおむね対応できることから，成分表は食生活を栄養面から検討する際の重要な資料である．

成分表2020（八訂）は，エネルギーの算出方法がこれまでと異なるため，実践現場での献立や食事内容等の評価に用いるエネルギー産生栄養素バランス（いわゆるPFC比率）の算出方法の変更や，適性範囲の再検討が必要になる等，さまざまな影響が予想される．つまり，これまでとの相違点を十分に考慮して対応する必要があり，新しい知見や情報を得ながら業務に反映させていくことが求められている．

2）「日本食品標準成分表2020年版（八訂）」の分析方法

各成分の測定は，「日本食品標準成分表2020年版（八訂）分析マニュアル」（文部科学省科学技術・学術審査会議資源調査分科会食品成分委員会資料）による方法およびこれと同等以上の性能が確認できる方法が用いられた．

成分表2020（八訂）における，一般成分（水分，たんぱく質，脂質，炭水化物，有機酸および灰分）の測定法の概要を❺に示す．

今回の改訂で新たにエネルギー産生成分として項目配置された食物繊維総量は，従来のプロスキー変法による高分子量の「水溶性食物繊維」と「不溶性食物繊維」を合計した「食物繊維総量」，プロスキー法による食物繊維総量，あるいはAOAC2011.25法による「低分子量水溶性食物繊維」と「高分子量水溶性食物繊維」および「不溶性食物繊維」を合計した食物繊維総量である．成分表には，エネルギー計算に関する成分として，食物繊維総量のみが「炭水化物」に併記されている．

❺一般成分の測定法の概要

成 分		測 定 法
水分		常圧加熱乾燥法，減圧加熱乾燥法，カールフィッシャー法または蒸留法． ただし，アルコールまたは酢酸を含む食品は，乾燥減量からアルコール分または酢酸の質量をそれぞれ差し引いて算出．
たんぱく質	アミノ酸組成によるたんぱく質	アミノ酸成分表2020年版の各アミノ酸量に基づき，アミノ酸の脱水縮合物の量（アミノ酸残基の総量）として算出．
	たんぱく質	改良ケルダール法，サリチル酸添加改良ケルダール法または燃焼法（改良デュマ法）によって定量した窒素量からカフェイン，テオブロミン及び/あるいは硝酸態窒素に由来する窒素量を差し引いた基準窒素量に，「窒素-たんぱく質換算係数」を乗じて算出． 食品とその食品において考慮した窒素含有成分：コーヒー，カフェイン；ココア及びチョコレート類，カフェイン及びテオブロミン；野菜類，硝酸態窒素；茶類，カフェイン及び硝酸態窒素．
	脂肪酸のトリアシルグリセロール当量	脂肪酸成分表2020年版の各脂肪酸量をトリアシルグリセロールに換算した量の総和として算出．
	コレステロール	けん化後，不けん化物を抽出分離後，水素炎イオン化検出-ガスクロマトグラフ法．
	脂質	溶媒抽出-重量法：ジエチルエーテルによるソックスレー抽出法，酸分解法，液-液抽出法，クロロホルム-メタノール混液抽出法，レーゼ・ゴットリーブ法，酸・アンモニア分解法，ヘキサン-イソプロパノール法又はフォルチ法．
炭水化物	利用可能炭水化物（単糖当量）	炭水化物成分表2020年版の各利用可能炭水化物量（でん粉，単糖類，二糖類，80%エタノールに可溶性のマルトデキストリン及びマルトトリオース等のオリゴ糖類）を単糖に換算した量の総和として算出． ただし，魚介類，肉類及び卵類の原材料的食品のうち，炭水化物としてアンスロン-硫酸法による全糖の値が収載されているものは，その値を推定値とする．
	利用可能炭水化物（質量計）	炭水化物成分表2020年版の各利用可能炭水化物量（でん粉，単糖類，二糖類，80%エタノールに可溶性のマルトデキストリン及びマルトトリオース等のオリゴ糖類）の総和として算出． ただし，魚介類，肉類及び卵類の原材料的食品のうち，炭水化物としてアンスロン-硫酸法による全糖の値が収載されているものは，その値に0.9を乗じた値を推定値とする．
	差引き法による利用可能炭水化物	100 gから，水分，アミノ酸組成によるたんぱく質（この収載値がない場合には，たんぱく質），脂肪酸のトリアシルグリセロール当量として表した脂質（この収載値がない場合には，脂質），食物繊維総量，有機酸，灰分，アルコール，硝酸イオン，ポリフェノール（タンニンを含む），カフェイン，テオブロミン，加熱により発生する二酸化炭素等の合計（g）を差し引いて算出．
	食物繊維総量	酵素-重量法（プロスキー変法またはプロスキー法），または，酵素-重量法・液体クロマトグラフ法（AOAC 2011.25法）．
	糖アルコール	高速液体クロマトグラフ法．
	炭水化物	差引き法．100 gから，水分，たんぱく質，脂質及び灰分の合計（g）を差し引く．硝酸イオン，アルコール，酢酸，ポリフェノール（タンニンを含む），カフェイン又はテオブロミンを多く含む食品や，加熱により二酸化炭素等が多量に発生する食品ではこれらも差し引いて算出． ただし，魚介類，肉類及び卵類の原材料的食品はアンスロン-硫酸法による全糖．
有機酸		5%過塩素酸水で抽出，高速液体クロマトグラフ法，酵素法．
灰分		直接灰化法（550℃）．

2―エネルギー値の算出

食品のエネルギー値は，原則として，FAO/INFOODSの推奨する方法に準じて，可食部100 g当たりのアミノ酸組成によるたんぱく質，脂肪酸のトリアシルグリセロール当量，利用可能炭水化物（単糖当量），糖アルコール，食物繊維総量，有機酸およびアルコールの量（g）に各成分のエネルギー換算係数を乗じて，100 gあたりのkJ（キロジュール）およびkcal（キロカロリー）を算出し，収載値としている．

推奨する分析方法による成分項目の収載値がない食品については，許容しうる分析方法による成分項目，すなわちたんぱく質，脂質および差引き法による利用可能炭水化物を利用する．

日本食品標準成分表2015まではkcal単位のエネルギーに換算係数4.184を乗じてkJ単位のエネルギーを算出していたが，FAO/INFOODSではkJ単位あるいはkcal単位それぞれに適用されるエネルギー換算係数（❻）を用いて行うことを推奨しているので，成分表2020（八訂）ではその方法を採用した．

適用したエネルギー換算係数（❻）を参考にして，食品のエネルギー値を算出してみよう．

例　精白米

適用したエネルギー換算係数（kcal/g）は，アミノ酸組成によるたんぱく質4，脂肪酸のトリアシルグリセロール当量9，利用可能炭水化物（単

❻適用したエネルギー換算係数

成分名	換算係数（kJ/g）	換算係数（kcal/g）
アミノ酸組成によるたんぱく質/たんぱく質*1	17	4
脂肪酸のトリアシルグリセロール当量/脂質*1	37	9
利用可能炭水化物（単糖当量）	16	3.75
差引き法による利用可能炭水化物*1	17	4
食物繊維総量*2	8	2
アルコール	29	7
糖アルコール*3		
ソルビトール	10.8	2.6
マンニトール	6.7	1.6
マルチトール	8.8	2.1
還元水あめ	12.6	3.0
その他の糖アルコール	10.0	2.4
有機酸*3		
酢　酸	14.6	3.5
乳　酸	15.1	3.6
クエン酸	10.3	2.5
リンゴ酸	10.0	2.4
その他の有機酸	13.0	3

*1：アミノ酸組成によるたんぱく質，脂肪酸のトリアシルグリセロール当量，利用可能炭水化物（単糖当量）の成分値がない食品では，それぞれたんぱく質，脂質，差引き法による利用可能炭水化物の成分値を用いてエネルギー計算を行う．利用可能炭水化物（単糖当量）の成分値がある食品でも，水分を除く一般成分等の合計値と100から水分を差引いた乾物値との比が一定の範囲に入らない食品の場合には，利用可能炭水化物（単糖当量）に代えて，差引き法による利用可能炭水化物を用いてエネルギー計算をする．

*2：成分値はAOAC.2011.2法，プロスキー変法またはプロスキー法による食物繊維総量を用いる．

*3：糖アルコール，有機酸のうち，収載値が1 g以上の食品がある化合物で，エネルギー換算係数を定めてある化合物については，当該化合物に適用するエネルギー換算係数を用いてエネルギー計算を行う．

（文部科学省：日本食品標準成分表2020版（八訂）第1章説明 2-2）（4）エネルギー 表2 適用したエネルギー換算係数．2020を一部改変）

糖当量）3.75，食物繊維総量 2 であるので，精白米 100 g のエネルギー値は，次のように算出される．

2.0（たんぱく質含有量）×4＋0.2（脂質含有量）×9＋38.1（炭水化物含有量）×3.75＋1.5（食物繊維総量）×2＝155.8≒156（kcal/100 g）

3—水分の定量

食品の水分定量には，常圧加熱乾燥法，蒸留法，カールフィッシャー法，電気水分計法，近赤外分光吸収法，ガスクロマトグラフ法，核磁気共鳴法など，いろいろな方法があり，正しい値を出すのが非常に難しい分析の一つである．これらの方法のうちから個々の試料について最適の方法を用いて水分定量を行うことが必要であるが，常圧加熱乾燥法は基本的な分析方法であり，広く一般に用いられている方法である．

34 Experiment 常圧加熱乾燥法

試料を一定の時間，一定の温度で乾燥し，重量の減少値を水分とみなす方法である．測定温度は105～110℃，135℃で測定するのが普通であるが，その他の温度の場合もある（3-1：❶参照）．この方法は，水が唯一の揮発成分であり，加熱中に試料成分の化学的変化がなく，加熱により試料のなかに含まれる水は完全に揮発すると考えて行われる．しかし，実際には試料成分中には加熱により揮発する成分も含まれており，また脂質が加熱中に酸化され，試料が増量すると考えられる．

器具・装置 ①秤量びん：試料を入れて乾燥するのに用いる．

②デシケータ：定温乾燥器で加熱した秤量びんを放冷するのに用いる．乾燥剤の青着色シリカゲル（135℃で数時間乾燥したもの）をデシケータ下部の1/2～1/3に入れる．

③電気定温乾燥器：器内温度60～150℃の間で所定の温度の±1℃に調整可能なもの（❼）．

操作 [1] 105℃に調節した乾燥器に，番号を控えた秤量びんの蓋をとり一緒に入れ，2時間加熱し，デシケータに移して30分間放冷した後に秤量する．

[2] 再び乾燥器に入れ1時間加熱後，30分間デシケータ中で放冷し，秤量する．以後，同様に1時間加熱，30分間放冷を繰り返し，秤量びんの恒量を求める（重量の差が0.3 mg以下となったとき）．…(W_0)

[3] 調製した試料（大豆の場合，粉砕したもの）2 gを秤量びんにとり，底に平たく広げて蓋をし，秤量する．……………………………………………(W_1)

[4] 105℃（大豆の場合，130℃）に調節した乾燥器に，秤量びんの蓋をとり一緒に入れ，2時間乾燥し，30分間放冷し秤量する．

[5] 再び乾燥器に入れ，1時間乾燥後30分間放冷し，秤量する．以後，1時間加熱，30分間放冷，秤量を恒量に達するまで繰り返す．…………………(W_2)

計算 試料の水分（g/100 g）＝

$$\frac{\text{水分重量}（W_1-W_2）}{\text{試料採取量}（W_1-W_0）}\times 100$$

W_0：秤量びんの恒量（g）
W_1：試料を採取したときの重量（g）
W_2：乾燥後の W_1 の恒量（g）

❼電気定温乾燥器

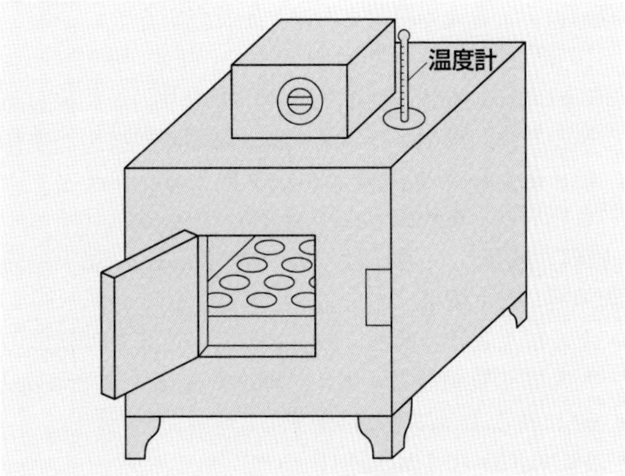

1 2 秤量びんの恒量

1〜2 時間加熱
↓
30 分間放冷
↓
秤量

恒量に達するまで繰り返す（重量の差 0.3 mg 以下）

↓

3 試料採取

（大豆の場合 2 g 秤量）
（大豆・大豆製品の成分は食品成分表を参照のこと）

↓

4 5 試料の恒量

1〜2 時間乾燥
↓
30 分間放冷
↓
秤量

恒量に達するまで繰り返す（重量の差 0.3 mg 以下）

one point advice

1 2 4 5：大気中の水分を吸収しやすいので，乾燥器からデシケータに移すときと秤量は手早く行うこと．

デシケータはすり合わせの蓋で密閉できるようになっており，シリコングリースで密着させる．空気中の湿気が入らないように，使用時には蓋の開閉をできるだけ早くする．蓋をするときは，蓋と本体が密着するように上から押さえる．蓋をとるときは，上に持ち上げず，蓋を横にずらすようにとる．また，秤量びんを出し入れするとき，デシケータに塗ってあるシリコングリースがつかないように注意する．

COLUMN

赤外線水分計とは

水分を迅速に測定する場合に，赤外線水分計を使う方法がある．赤外線ランプを熱源とし，精度のよい上皿天秤を備えて，天秤の一方の皿の上に熱源がついている装置で，水の蒸発減量を直接水分に換算して読みとる．近年，デジタル赤外線水分計も開発されている．これらは，高感度の電子天秤を内蔵しており，さらにコンピュータが水分値の変化状態を監視し，恒量点を自動的に判断して測定を終了させる全自動測定である．また，培養土，紙，セラミックス，化学繊維などの試料に近づけるだけで，数秒で水分を測定するハンディ型赤外線水分計も開発されている．

ローリー法によるたんぱく質の微量定量法

たんぱく質中のペプチド結合は，アルカリ条件下で銅塩と反応して赤紫色を呈する（ビュレット反応）．また，たんぱく質を構成するアミノ酸のうち，トリプトファン，チロシンなどはアルカリ性で，フェノール試薬と反応して青色を呈する．両方の呈色反応を併用した本法は，きわめて高感度で，微量のたんぱく質の定量に適している．

器具　・分光光度計または光電比色計
- 10 *ml* 容試験管
- 1 *ml*，5 *ml* 容メスピペット（口で吸うのが危険な試薬の場合，安全ピペッターか，試薬の吸排出が手動で正確に行える Finn ピペットや Eppendorf マイクロピペットを利用する）

試料・試薬　・たんぱく質含量 120 μg/*ml* 以下に希釈調製した水溶液．
- たんぱく質標準原液：測定試料に対応または類似のたんぱく質精製品を用い，標準たんぱく質 250 μg/*ml* になるように水に溶解する．
- 2％Na_2CO_3/0.1 *M* NaOH……ⓐ
- 0.5％$CuSO_4$・$5H_2O$/1％酒石酸ナトリウム……ⓑ：本液は結晶が析出しやすい．1％$CuSO_4$・$5H_2O$ と 2％酒石酸ナトリウムを使用直前に等量ずつ混合するのがよい．
- アルカリ性銅液：上記試薬ⓐとⓑを 50：1 に混合する．
- 希釈フェノール試薬：市販の 2 *M* のフェノール試薬を水で 2 倍に希釈する（あるいは，市販のフェノール試薬をアルカリ規定液で滴定し，酸濃度を 1 *M* にする）．使用のつど新調し，緑色がかった色調のものは使用不可．

操作　1 試料溶液 1 *ml* を試験管にとり，アルカリ性銅液を 5 *ml* 加えて（Vortex ミキサーで）よく混合する．

2 室温で 10 分以上放置する．

3 希釈フェノール試薬 0.5 *ml* を加え，ただちに混合する（試薬を入れたピペットの先端を反応液面に近づけ，すばやく吹き出して瞬時に混合させるとともに，すぐに Vortex ミキサーで混合を完全にする．混合が遅れ不均一になると，発色が低下し，一定にならないので要注意）．

4—たんぱく質の定量

たんぱく質は炭素，水素，酸素のほかに必ず窒素を含有し，たんぱく質以外の主要成分である炭水化物や脂質は窒素を含まないことから，食品中のたんぱく質の定量には窒素を定量し，一定の係数を掛けて求める方法が一般的である．

天然のたんぱく質にはいろいろの種類があるが，窒素の含量は約16％であり，たんぱく質の種類が異なってもほぼ一定である．したがって，窒素量に100/16を乗じて求めることができる．この値100/16＝6.25を窒素-たんぱく質換算係数という．しかし，窒素-たんぱく質換算係数6.25は平均値であり，たんぱく質の構成アミノ酸に塩基性アミノ酸などを多く含むと窒素含量は高くなる．したがって，食品によってたんぱく質が含有する窒素の割合は正確には異なることから，食品ごとに異なる換算係数がFAO（Food and Agriculture Organization，国際連合食糧農業機関）より提案されている（❽）．

❽窒素-たんぱく質換算係数（FAO）

食品名	換算係数
小麦粉（中間質，硬質，軟質：全粒粉，歩留り 100〜94%）	5.83
小麦粉（中間質，硬質，軟質：歩留り 93〜80%あるいはそれ以下）	5.70
米	5.95
大麦，ライ麦，えん麦	5.83
そば	6.31
うどん，マカロニ，スパゲティ	5.70
落花生	5.46
大豆，大豆製品	5.71
くり，くるみ，ごま，その他の堅果	5.30
アーモンド	5.18
ブラジルナッツ	5.46
かぼちゃ，すいか，ひまわりの種実	5.40
乳，乳製品，マーガリン	6.38

しょうゆについては大豆製品とみなし，5.71の係数を用いた．

また，食品中の窒素はすべてたんぱく質に由来するのではなく，プリン塩基，クレアチン塩など，たんぱく質でない化合物に由来するものも含まれているので，全窒素に窒素係数を乗じて得られた値は，一般に粗たんぱく質とよんでいる．

食品中のたんぱく質が可溶性である場合，そのたんぱく質含量の定量にはローリー法が適用される（下段参照）．

4 室温で30分以上放置して反応させる．

5 たんぱく質標準原液を以下に示す割合で水と混合し，異なる濃度の標準系列を作成する．各溶液を同様の条件で反応させる（1〜4）．

たんぱく質濃度（μg/ml）	0	25	50	75	100	125	150
標準液（ml）	0	0.1	0.2	0.3	0.4	0.5	0.6
水（ml）	1.0	0.9	0.8	0.7	0.6	0.5	0.4

6 0 μg/mlの反応液を対照として，試料ならびに標準系列の各液を750 nmで比色する．

7 標準系列のたんぱく質濃度を横軸に，吸光度を縦軸にした標準曲線を用いて，試料中のたんぱく質量を読みとる．

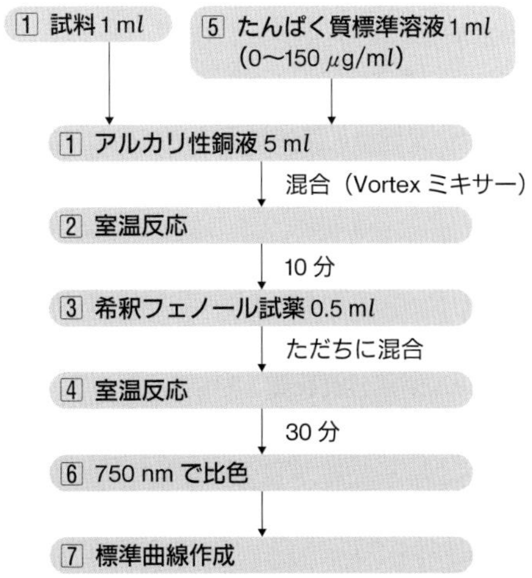

1〜3：試料および各濃度のたんぱく質溶液が入った試験管に一連の番号(No. 1〜)をふり，常に同じ順序で操作する．すなわち，アルカリ性銅液をNo. 1に加えた時点からストップウォッチかタイマーを用いて時間経過を測り，適当な間隔をあけながら順に次の番号の試験管に試薬を加えていく．10分経過後，希釈フェノール試薬を加える場合にも，No. 1から順に同じ間隔をおいて反応させる．

固体試料の場合にも，磨砕してアルカリ性銅液に溶ければ，同様に操作を行う．難溶の固体試料では，1 *M* NaOH 2.5〜5 mlを少量ずつ加え，30分以上放置して完全に溶かす．その後，250〜500 mlに定容して，その1 mlを試料とする．次に，アルカリ性銅液のかわりに〔2%Na_2CO_3溶液50 mlと試薬0.5%$CuSO_4 \cdot 5H_2O$/1%酒石酸ナトリウム1 mlの混合液〕5 mlを用いる．

35
Experiment

ケルダール法

試料に濃硫酸を加えて加熱すると，分解と酸化が同時に起こり，たんぱく質中の窒素はアンモニアに変わり，硫酸アンモニウムの形になって分解液中に捕捉される．これに過剰の水酸化ナトリウムを加えて蒸留すると，アンモニアが蒸留されてくる．このアンモニアを一定濃度の硫酸標準液に吸収させ，過剰の酸を水酸化ナトリウム標準液で標定し，窒素量を求める．

器具・装置 ①ケルダール分解フラスコ

②100 m*l* 容メスフラスコ

③分解用加熱装置：電熱式．加熱分解時に発生する有毒ガスを除去するため，ドラフト中で使用するか，アスピレータで吸引する（❾）．

④ミクロケルダール窒素蒸留装置（❿）

試薬 ①触媒：硫酸銅（$CuSO_4 \cdot 5H_2O$）と硫酸カリウムを1：9（w/w）の割合で混合し，乳鉢中でよく混和する．

②40%水酸化ナトリウム

③濃硫酸：分解用

④0.05 *M* 硫酸標準液：アンモニア捕捉用

⑤0.1 *M* 水酸化ナトリウム標準液：正確に標定し，F（ファクター）を求めておく．

⑥混合指示薬：メチルレッド 0.2 g とメチレンブルー 0.1 g を95%エタノール溶液 100 m*l* に溶かす．

操作 1 試料の適量（大豆の場合，2 g）を精秤し，分解フラスコに入れ，触媒 2〜3 g と濃硫酸 20 m*l* を加え，穏やかに振り混ぜる．

2 分解フラスコを分解装置にセットし，はじめは弱く加熱し，ふきこぼれなくなってから，強く加熱する．分解が進むと，黒褐色から透明な青緑色へと変化するが，フラスコの内容液が透明になってから，なお 30〜60 分間加熱する．

3 冷却後，蒸留水 30 m*l* を注意しながら入れて希釈し，100 m*l* のメスフラスコに移し，全量を 100 m*l* とする．これを本試験の試料溶液とする．別に試料を除いて同じようにして実験を行い，空試験とする．

4 ❿ のようなケルダール蒸留装置をセットする．

5 **a** のフラスコに水を約 2/3 入れ，沸騰石を入れて，ピンチコック **f**，**h**，**i**，**j** を閉め，ピンチコック **g** を開き，加熱沸騰させる．

6 0.05 *M* 硫酸溶液 10 m*l* をホールピペットで

---

1 試料の分解
- 試料採取
- 触媒 2〜3 g
- 濃硫酸 20 m*l*

→ 分解フラスコに入れる

↓

2 加熱 — 青緑色になってから 30〜60 分間加熱して終了

↓

3 希釈 — 試料液とする

↓

4〜12 試料液の蒸留

↓

13 滴定 — アンモニアを捕捉した 0.05 *M* 硫酸溶液の滴定

---

❾ケルダール窒素分解装置（電熱式）

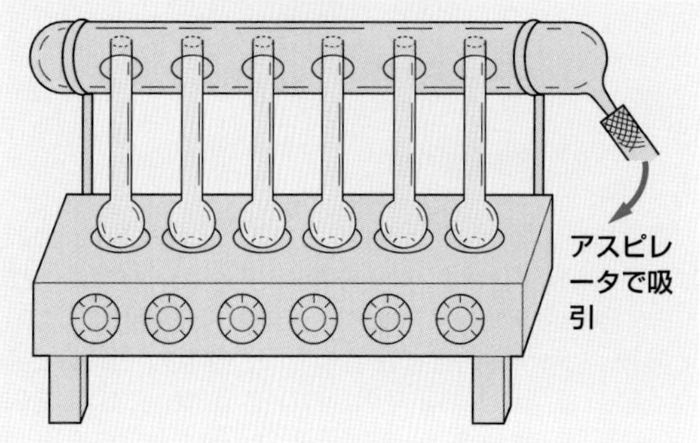

❿ミクロケルダール窒素蒸留装置

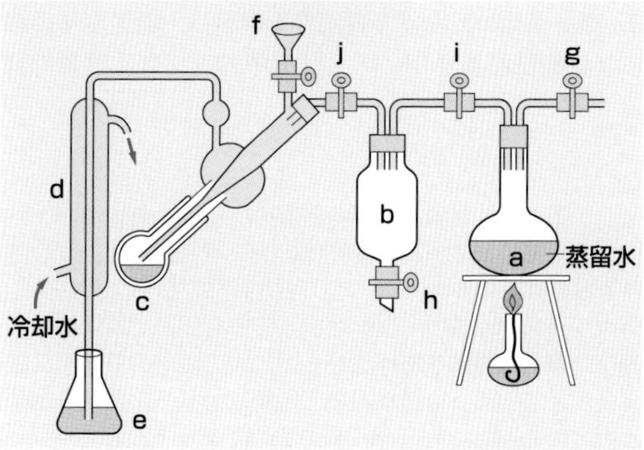

100 ml 容三角フラスコに入れ，混合指示薬を数滴入れて赤色にしたのち，図の **e** にセットする．

[7] 希釈した試料液 10 ml をホールピペットで **f** の漏斗から入れ，少量の蒸留水で洗う．

[8] 次に，40%NaOH 10 ml をメスシリンダーで同じ **f** の漏斗から入れ，少量の蒸留水で洗う．

[9] ピンチコック **f** を閉じ，すばやく **i**，**j** を開く．

[10] ピンチコック **g** を閉じる（水蒸気が **b** を通って **c** に至り，アンモニアを発生させる）．

[11] この蒸留を 10〜15 分間行い，**e** の溶液が 2 倍量になったときに冷却管の先を硫酸溶液より離し，この状態で 2 分ぐらい蒸留を続け，その後，冷却管の先を蒸留水で洗い，その洗液も三角フラスコに受けて蒸留を終了する．

[12] ピンチコック **g** を開き，ピンチコック **i** を閉じると，**c** のなかの溶液が **b** に逆流する．ピンチコック **f** を開いて水約 10 ml を入れ，**f** を閉めて **h** を開き，**b** まで逆流させて排出する．これで 1 回の蒸留操作がすべて終了する．

[13] 蒸留の終わった三角フラスコについて，0.1 *M* NaOH で滴定する．赤色から微緑色になった点を終点とする（*T* ml）．また，空試験についても滴定を行う（T_0 ml）．

計算 たんぱく質（g/100 g）＝

$$\frac{0.0014^{*}\times(T_0-T)\times F\times a\times N}{S}\times 100$$

T：本試験の滴定値（ml）
T_0：空試験の滴定値（ml）
F：0.1 *M* NaOH のファクター
N：窒素・たんぱく質換算係数
a：希釈率
S：試料採取量（g）
＊：0.1 *M* NaOH 1 ml は *N* 量 0.0014 g に相当

COLUMN

ケルダール法の原理

1. 試料の分解（濃硫酸を加え加熱）
　たんぱく質（N）＋濃 H_2SO_4→
　　$(NH_4)_2SO_4+SO_2\uparrow+CO_2\uparrow+CO\uparrow+H_2O$
2. 水蒸気蒸留によるアンモニアの遊離
　（過剰の濃アルカリを加え蒸留）
　$(NH_4)_2SO_4+2NaOH\rightarrow$
　　$2NH_3+Na_2SO_4+2H_2O$
3. アンモニアの捕捉
　（濃度既知，過剰の希硫酸溶液で）
　$2NH_3+H_2SO_4\rightarrow(NH_4)_2SO_4$
4. 中和滴定（残った希硫酸を濃度既知の希アルカリで滴定）
　H_2SO_4（残）$+2NaOH\rightarrow Na_2SO_4+2H_2O$

one point advice

[4]：a は蒸気発生装置であり，ここで生じた水蒸気が b を経て c に至る．c で発生したアンモニアが冷却管で冷やされ，100 ml 容三角フラスコに導かれて硫酸溶液と反応する．

[5]：冷却水を流すこと．

[6]：三角フラスコを傾け，先端が十分に溶液につかるようにする．

[9]：急がないと受器の硫酸溶液が逆流する．

[11]：e の三角フラスコの溶液が蒸留の途中で青緑色に変わったら，アンモニアのほうが硫酸よりも多いので，硫酸標準液を 2 倍にしてやり直す．

[12]：終点を過ぎると緑色になる．灰色に近い微緑色である．

5—脂質の定量

食品中の脂質量は，一般に有機溶剤のエーテルで抽出されるエーテル可溶性成分の総量をもって示され，多くの食品に適用されている．しかし，エーテルでは極性脂質や組織成分と強く結合した脂質の抽出率が低く，また，中性脂質以外に遊離脂肪酸，レシチン，コレステリン，ロウ，色素類（クロロフィル，カロテノイドなど）が抽出される．したがって，この方法によって定量された値は，一般に粗脂肪といわれている．

粉末や粉砕しやすい食品の脂質の定量には，エーテルを用いるソックスレー抽出法が用いられるが，液体試料については，レーゼ・ゴットリーブ法が用いられる．また，組織成分と強く結合した脂質を含む穀類などでは，酸分解法を用いる．この方法では，抽出に先だち試料に希塩酸を加え，加熱分解したのち，エーテル，石油エーテルを用いて脂質を抽出する．大豆，卵類のように極性のリン脂質を多く含む食品の脂質の定量には，これらの脂質を十分に抽出できるクロロホルム-メタノール混液による抽出法を用いる．また，近年，赤外波長分光吸収法に基づく自動測定装置も開発されている．

36 Experiment ソックスレー抽出法

器具・装置 ①ソックスレー脂肪抽出装置：⓫のように，サイフォン付の抽出管，受器のフラスコ（定量びん），冷却管からなり，それぞれすり合わせで密着する．

②円筒ろ紙：ろ紙の長さは，抽出管のサイフォンの高さより少し低くなるようにする．

⓫ソックスレー脂肪抽出装置

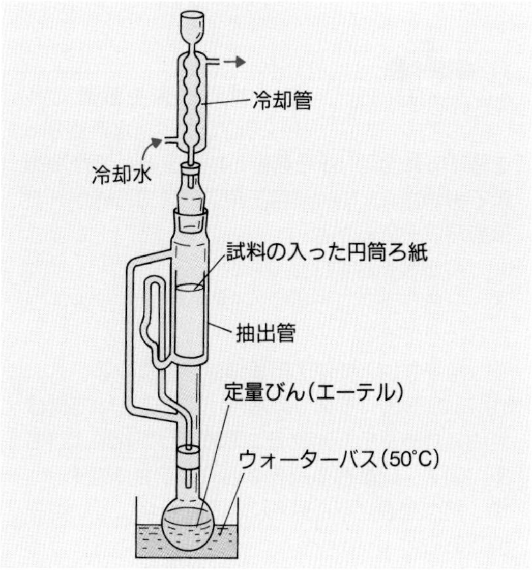

③デシケータ：“3-水分の定量”の項参照

④ウォーターバス：熱源は必ず電熱であること．

⑤電気定温乾燥器：“3-水分の定量”の項❽参照

試薬 エチルエーテル：沸点が低いため（34.5℃），揮発しやすく，引火性，爆発性に富む（エーテルを使用するときは，実験室では炎を使わないこと）．

操作 [1] 定量びんをよく洗浄後，105℃の定温乾燥器で1時間乾燥，デシケータで30分間放冷後，秤量する．1時間乾燥，30分間放冷，秤量を繰り返し，定量びんの恒量を求める（重量の差0.3 mg以下となったとき）．……………………………………(W_0)

[2] 試料2 gを秤量し（*S*），円筒ろ紙に入れる．

[3] 試料の上に脱脂綿を詰めて105℃の乾燥器に入れ，1時間乾燥する．デシケータで放冷後，抽出管に入れる．

[4] 定量びんにエーテルを約2/3入れ，抽出管と冷却管を連結し，ソックスレー抽出装置を組み立てる．

[5] 50℃に調節したウォーターバス上にソックスレー抽出器を固定し，加温抽出する．

[6] 8～16時間抽出後，エーテルが定量びんに下がったときに，すばやくピンセットで円筒ろ紙を抜きとり，再びソックスレー抽出装置を組み立て，加温を続ける．エーテルが抽出管に上がったときに定量びんを取り外し，エーテルを回収する．

[7] 定量びんをウォーターバス上で加温してエー

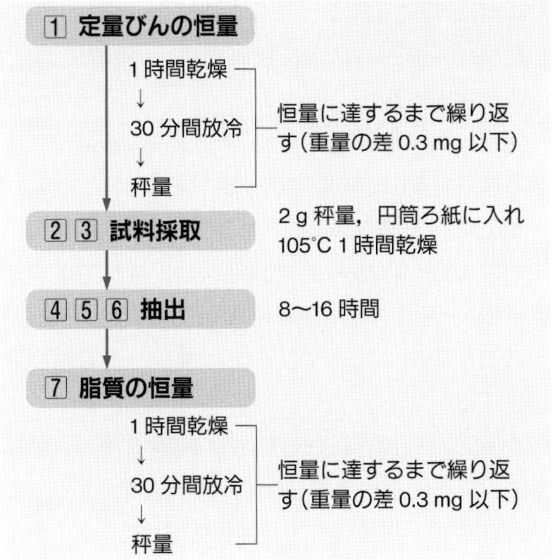

テルを完全に蒸発させ，100℃の定温乾燥器に入れて 1 時間乾燥後，デシケータ中で 30 分間放冷し，秤量する．1 時間乾燥，30 分間放冷，秤量を繰り返し，恒量を求める（重量の差 0.3 mg 以下となったとき）．……………………………………………………(W_1)

計算

$$\text{脂質 (g/100 g)} = \frac{\text{脂質重量} \ (W_1 - W_0)}{\text{試料採取量} \ (S)} \times 100$$

W_1：脂質乾燥後の重量（g）
W_0：定量びんの重量（g）
S：試料採取量（g）

one point advice

3：100 m*l* 容ビーカーに入れるとよい．
4：すり合わせが密着していないとエーテルが漏れるので，よく観察して，密着するように組み立てる．
5：抽出中はエーテルだけが側管，冷却管，サイフォンを通り循環するが，エーテルが揮発し量が減少すると，定量びんに戻らないので，そのときは，適当量のエーテルを冷却管の上から注入する．
7：エーテルが完全に蒸発していないと爆発するので注意する．加熱を繰り返すと脂質の酸化により重量が増加しはじめる．このときは最低値を恒量とする．

37 Experiment クロロホルム-メタノール混液改良抽出法

生化学分野においては，試料から脂質を抽出する溶媒として，従来からクロロホルム-メタノール混液が用いられてきた．この方法によって，エーテル抽出法では抽出の難しい，組織に結合した脂質や極性の高いリン脂質なども抽出することができる．

器具・装置 ①秤量びん
②10 m*l* 容ホールピペット
③200 m*l* 容共栓付丸底型フラスコ
④共栓付遠沈管
⑤ウォーターバス：抽出装置用およびロータリーエバポレータ用
⑥抽出装置：冷却管と 200 m*l* 容共栓付三角フラスコ（⓬）
⑦ガラスろ過器
⑧遠心分離器
⑨ロータリーエバポレータ：溶媒留去装置
⑩電気定温乾燥器：“3-水分の定量” の項 ❼ 参照

試薬 ①クロロホルム-メタノール混液：クロロホルム・特級，メタノール・特級を 2：1 vol/vol で混和
②石油エーテル（特級）
③無水硫酸ナトリウム

操作 1 秤量びんを 105℃，1 時間乾燥し，デ

⓬クロロホルム-メタノール混液抽出装置

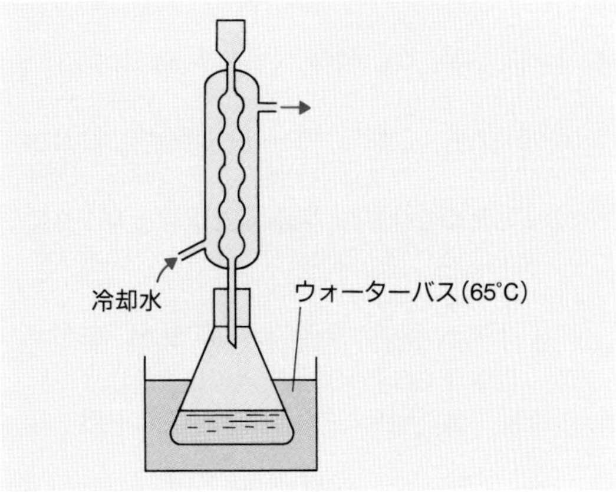

[1] 秤量びんの恒量
- 1 時間乾燥 → 30 分間放冷 → 秤量：恒量に達するまで繰り返す（重量の差 0.3 mg 以下）

↓

[2] 試料採取　（大豆の場合 2 g 秤量）

↓

[3] 抽出

↓

[4] ろ過

↓

[5] 溶媒留去

↓

[6] [7] 遠沈　3,000 rpm，5 分間

↓

[8] 秤量　100℃，30 分間乾燥後

シケータ中で 30 分間放冷後，秤量する．これを恒量に達するまで繰り返す（重量の差が 0.3 mg 以下となったとき）．……………………………………………(W_0)

[2] 試料 2 g（大豆の場合は粉砕したもの）を秤量し (S)，200 ml 容共栓付三角フラスコに入れ，クロロホルム-メタノール混液 60 ml，蒸留水 3 ml を入れる．

COLUMN

牛乳，脱脂乳，クリーム，アイスクリーム，練乳など，乳および乳製品の脂質分析には，液体の脂質定量法であり，国際的な基準分析法であるレーゼ・ゴットリーブ法を適用する．レーゼ・ゴットリーブ法は，試料に濃アンモニアを加えてよく混合し，たんぱく質と脂質の結合をゆるめる．次に，エチルアルコール，エチルエーテル，石油エーテルを加えてよく混合し，エーテル混合層に抽出される脂質をソックスレー定量びんに回収し，溶媒を除去したのち秤量し，脂質量を求める方法である．食品成分表の乳類の脂質の値は，この方法を適用している．
近年，牛乳中の脂質，たんぱく質，乳糖，全固形成分を非破壊的に測定する方法として，赤外牛乳成分分析装置が開発され，日常の検査に適用されつつある．

[3] 冷却管に三角フラスコを連結し，65℃に調節したウォーターバス上に組み立て，1 時間加温し，脂質を抽出する．

[4] 抽出後，クロロホルム-メタノール混液をガラスろ過器を用いてろ過する．

[5] 次に，三角フラスコ，ガラスろ過器を少量のクロロホルム-メタノール混液で洗い，すべてのクロロホルム-メタノール混液を 200 ml 容共栓付丸底フラスコに集め，ロータリーエバポレータで溶媒を留去する．

[6] 次に，溶媒を留去した 200 ml 容共栓付丸底フラスコに石油エーテル 25 ml，無水硫酸ナトリウム 15 g を加え，栓をして 1 分間振り混ぜる．

[7] 石油エーテル層を共栓付遠沈管に移し，遠心分離する（3,000 rpm，5 分）．

[8] 石油エーテル 10 ml をホールピペットで秤量びんに採取し，石油エーテルを蒸散させたのち，100℃の定温乾燥器で 30 分間乾燥し，デシケータで 30 分間放冷後，秤量する．……………………………(W_1)

計算

$$脂質(g/100\,g)=\frac{脂質の重量\ (W_1-W_0)\times 2.5^{*}}{試料採取量\ (S)}\times 100$$

W_1：脂質乾燥後の重量（g）
W_0：秤量びんの重量（g）
S：試料採取量（g）
＊：石油エーテル 25 ml 中の 10 ml を採取したため

one point advice
[3]：ときどき静かに振り混ぜる．
[5]：突沸しないように注意する．乾固させない．

6―炭水化物の定量

1）全糖量の定量

日本食品標準成分表において，炭水化物はいわゆる差し引きの炭水化物，すなわち，水分，たんぱく質，脂質および灰分の合計量 100 g を可食部から差し引いて求めるため，実際には定量しない．しかし，炭水化物含量が微量である動物性食品の場合，差し引きの炭水化物では他成分の分析誤差の影響で炭水化物値の精度がきわめて悪くなる．そのため，魚介類，肉類および卵類については，全糖量を直接測定して炭水化物量としている．肉類および魚介類に含まれる炭水化物は主にブドウ糖（グルコース）とグリコーゲンであり，これらはいずれも水溶性である．

38 Experiment アンスロン硫酸法

試料をトリクロロ酢酸で処理することによりたんぱく質を変性させると同時に炭水化物を抽出し，抽出液の全糖量を硫酸中でアンスロンと加熱反応させてグルコースとして定量する．この反応は緑色～青緑色を呈する反応であり，グリコシド結合をあらかじめ加水分解することなく，試料をそのまま定量に用いることができ，また，鋭敏なのでよく利用されている．

器具・装置 ①ホモジナイザー
②共栓付試験管 12 ml 以上
③遠心分離器・遠心分離管
④ウォーターバス：煮沸加熱できるもの
⑤可変式分注器（1～10 ml）
⑥可視分光光度計

試薬 ①10%（w/v）トリクロロ酢酸溶液：トリクロロ酢酸 10 g を水で 100 ml とする．
②5%（w/v）トリクロロ酢酸溶液：トリクロロ酢酸 5 g を水で 100 ml とする．
③0.2%（w/v）アンスロン溶液：アンスロン 200 mg を75%（v/v）硫酸で100 ml とする（用時調製）．
④グルコース標準溶液：グルコース（特級）100 mg を採取し，メスフラスコで 100 ml に定容する．この溶液を用いて 1 ml 中 0～0.08 mg のグルコースを含む検量線用溶液を作成する．

操作 1～4　試料5 g（W）をホモジナイザーのカップにとり，冷却した 10%（w/v）トリクロロ酢酸溶液を試料の2倍量加え，ホモジナイズ（10,000 回転/分，3分間）後に，遠心管に移す．ホモジナイザーのカップを 5%（w/v）トリクロロ酢酸溶液 20 ml で洗浄，洗液を遠心管に集める．2,000 回転/分で 5 分間遠心分離し，上澄み液を集める．試料の 4 倍量の 5%（w/v）トリクロロ酢酸でこの操作をさらに 2 回繰り返し，上澄み液を集めて 200 ml に定容（y）し，ろ過した液を全糖試験溶液とする．

5 アンスロン溶液 10 ml を共栓付試験管にとり，十分に冷却しておく．試験溶液 1.0 ml を静かに注ぎ，直ちに激しく振り混ぜる．この際，発熱するので十分に冷却しておく．

6 沸騰水浴中で10分間加熱後，冷水で冷却する．

7 可視分光光度計を用いて，波長 620 nm で吸光度を測定する．

8 同様にグルコース溶液（0.02～0.08 mg/1 ml）について行い，検量線を作成する．全糖はグルコースとして算出する．

計算 全糖含量（g/100 g）

$$= A \times y \times C \div (1\ \mathrm{m}l \times W \times 1{,}000) \times 100$$

A：検量線より求めた試験溶液中のグルコース濃度（mg/ml）
y：定容量（ml）
C：希釈倍数
W：試料採取量（g）

1 **試料採取**　ホモジナイザーのカップ，5.0 g
↓ +10%（w/v）トリクロロ酢酸溶液 10 ml
2 **ホモジナイズ**　10,000 回転/分，3 分間
↓ 5% (w/v) トリクロロ酢酸溶液 20 ml でカップおよび刃を洗いこみながら遠心管に移す
3 **遠心分離**　2,000 回転/分，5 分間
↓
上澄み液　沈殿
（沈殿）← 5%（w/v）トリクロロ酢酸溶液 20 ml
3′ **遠心分離**　2,000 回転/分，5 分間
（2 回繰り返す）
↓ 上澄み液を合わせ，水を用いて 200 ml に定容する
4 **ろ過**　（ろ紙は ADVANTEC No. 5B 相当品）
↓ ろ液（全糖試験溶液）
5 **全糖測定**　十分に冷却したアンスロン溶液 10 ml を共栓付試験管にとり，ろ液 1 ml を静かに注ぎ，直ちに激しく振り混ぜる
↓
6 **加熱**　ウォーターバス中，煮沸，10 分間
↓ 直ちに冷却する
7 **吸光度測定**　620 nm
↓
8 **計算**

one point advice

2ホモジナイザーの回転により発熱するので，ホモジナイザーのカップを氷冷しながら処理する．
5アンスロン溶液は褐変してくるため長期間の保存はできないので，用時調製する．また，溶液を試験管に入れる際，壁面につけないように正確に 10 ml 入れる．
試験溶液がアンスロン溶液と混じり合うと激しく発熱して発色反応が開始されてしまう．これは測定誤差の大きな原因となるので，試験溶液は試験管を氷水中で冷却しながら，アンスロン溶液の上に層となるように静かに注ぎ込む．

2）食物繊維の定量

食物繊維（ダイエタリーファイバー）とは“人間の消化酵素で分解されない食物中のすべての成分”と定義されている．ただし，同じ難消化成分でも低分子成分は含まない．食物繊維の定量法には，Van Soest 法，Southgate 法，Englyst 法などがあるが，ここでは「五訂増補日本食品標準成分表」の分析法（Prosky らの酵素重量法の変法）をあげる．

39 Experiment　酵素重量法

酵素重量法の原理は，食品に酵素を作用させてデンプンとたんぱく質を加水分解したのち，水溶性食物繊維（SDF）と不溶性食物繊維（IDF）に分別し，おのおの重量法で求めるものである．

器具・装置　①500 ml 容トールビーカー：酵素分解用
②アルミホイル：ビーカーの蓋
③ガラスフィルター：酵素分解残渣定量用
④ろ過装置：吸引びん，アスピレータ
⑤恒温乾燥器：水分定量，灰分定量
⑥電気炉：灰分定量

試薬　①95%（v/v）エタノール
②78%（v/v）エタノール
③アセトン
④0.08 *M* リン酸緩衝液（pH 6.0）
⑤termamyl（heat-stable α-amylase）：No. 120 L. Novo 社製（冷蔵保存）
⑥protease：No. P-5380，Sigma Chemical 社製（冷蔵保存）
⑦amyloglucosidase：No. A-9913，Sigma Chemical 社製（冷蔵保存）
⑧0.275 *M* 水酸化ナトリウム溶液：pH 調整用
⑨0.205 *M* リン酸溶液：pH 調整用
⑩セライト：C-545，Fisher Scientific 社製

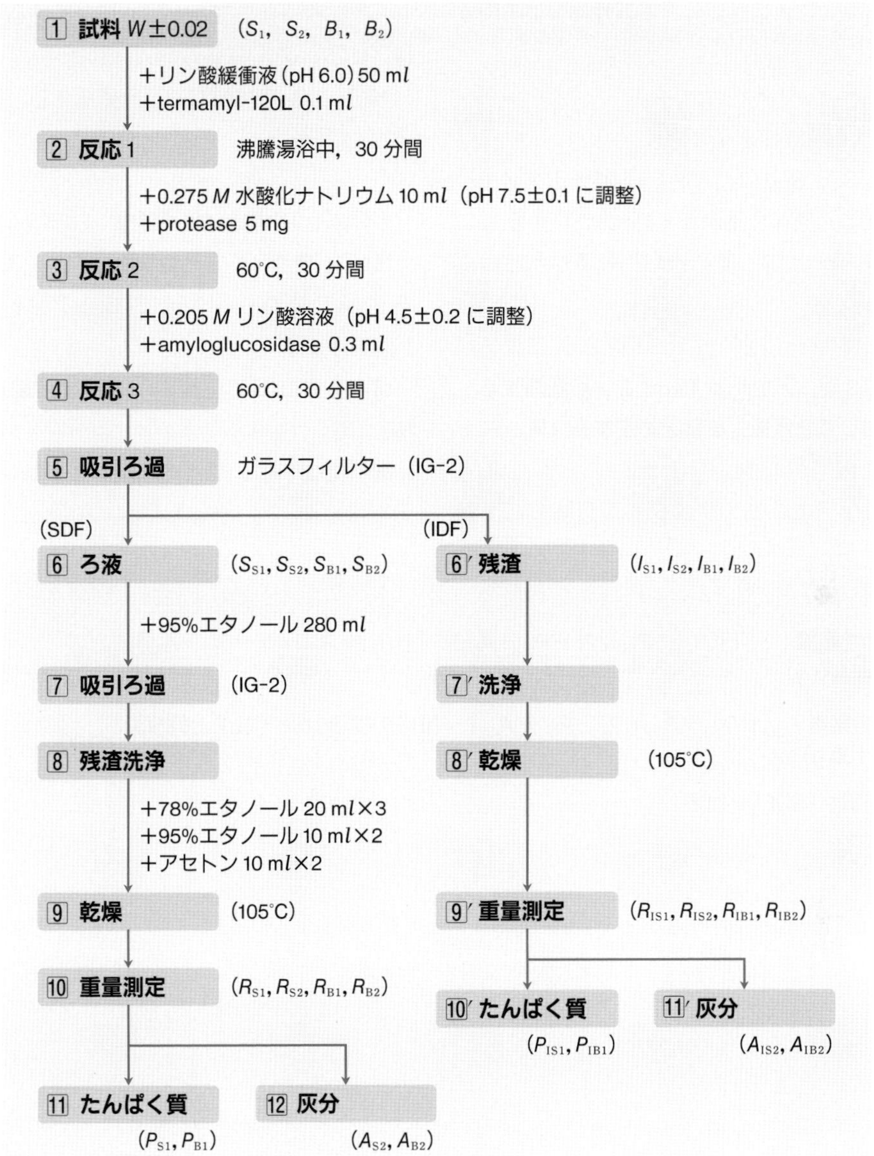

操作 1 32 メッシュ（0.50 mm）以下に粉砕した試料 1 g を 2 つ精秤し（S_1, S_2），おのおの 500 m*l* 容トールビーカーに入れる．両者の誤差は 20 mg 以内とする．試料以外にブランク（空試験）を 2 つ準備し（B_1, B_2），同様の操作を行う．

2 リン酸緩衝液（pH 6.0）50 m*l*，termamyl を 0.1 m*l* 加え，アルミホイルで蓋をしてから，沸騰水浴中で 30 分間，酵素分解反応を行う．5 分間ごとにゆるやかにビーカーを振り混ぜる．

3 放冷後，0.275 *M* 水酸化ナトリウム溶液を約 10 m*l* 加えて pH を 7.5±0.1 に調整する．protease を 5 mg 加えて蓋をして，60℃で 30 分間，撹拌しながら酵素反応を行う．protease はあらかじめ溶解したものを加えてもよい．

4 放冷後，0.205 *M* リン酸溶液を 10 m*l* 加えて pH を 4.5±0.2 に調整する．amyloglucosidase を 0.3 m*l* 加えて蓋をして，60℃で 30 分間，撹拌しながら酵素反応を行う．

---

5 デンプンとたんぱく質を加水分解したのち，ガ

ラスフィルターで水溶性部分と不溶性部分にろ別する.

（水溶性食物繊維 SDF の定量）

[6] ろ液（S_{S1}，S_{S2}，S_{B1}，S_{B2}）に 95%エタノール 280 ml（60℃）を加え室温で 60 分間放置する.

[7] ガラスフィルターでろ過した残渣が水溶性食物繊維である.

[8] 78%エタノール 20 ml で 3 回，95%エタノール 10 ml で 2 回，アセトン 10 ml で 2 回洗浄する.

[9] [10] 105℃で乾燥後，重量を測定する（R_{S1}，R_{S2}，R_{B1}，R_{B2}）.

[11] S_{S1}，B_{S1}をおのおのケルダール分解びんに移し，ケルダール法でたんぱく質を求める（換算係数は，6.25）（P_{S1}，P_{B1}）.

[12] S_{S2}，B_{S2}を 525℃で 5 時間灰化し，灰分を求める（A_{S2}，A_{B2}）.

（不溶性食物繊維 IDF の定量）

[6]′ [7]′ 残渣（不溶性食物繊維）（I_{S1}，I_{S2}，I_{B1}，I_{B2}）を 95%エタノール 10 ml で 2 回，アセトン 10 ml で 2 回洗浄する.

[8]′ [9]′ 105℃で乾燥後，重量を測定する（R_{IS1}，R_{IS2}，R_{IB1}，R_{IB2}）.

[10]′ [11]′ SDF [11]，[12]と同じ操作で，たんぱく質と灰分を求める（P_{IS1}，P_{IB1}）（A_{IS2}，A_{IB2}）.

計算

$$\frac{\text{水溶性食物繊維}}{\text{(SDF)(g/100 g)}} = \frac{[\{(R_{S1}+R_{S2})/2\}-P_{S1}-A_{S2}]-[\{(R_{B1}+R_{B2})/2\}-P_{B1}-A_{B2}]}{W}\times 100$$

$$\frac{\text{不溶性食物繊維}}{\text{(IDF)(g/100 g)}} = \frac{[\{(R_{IS1}+R_{IS2})/2\}-P_{IS1}-A_{IS2}]-[\text{IDFのブランク（SDFと同様）}]}{W}\times 100$$

食物繊維総量＝(SDF)＋(IDF)

7—灰分の定量

食品分析における灰分とは，一定の条件のもとで食品を灼熱灰化して残った灰の量をいう．しかし，無機質の一部である塩素が揮散する場合があり，また，有機質由来の炭酸塩が残る場合もある．これらのことから，灰分は食品中の無機質総量を正確に表すものではない．

⓭電気炉

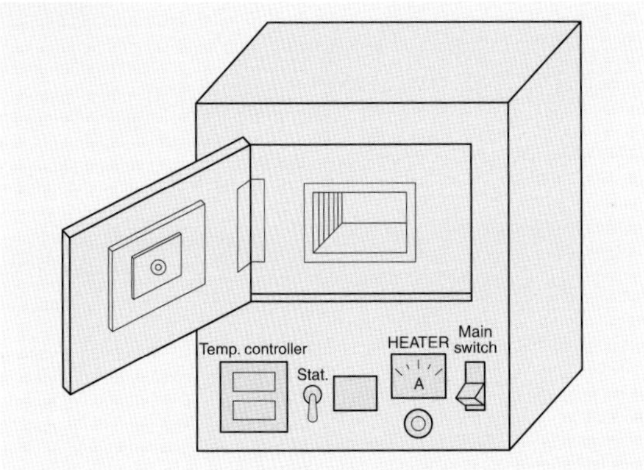

40 Experiment 直接灰化法

試料を磁製の灰化容器に採取し，燃焼して有機物を除去し，残った全無機質重量を灰分とする．

器具・装置 ①蓋付磁製るつぼ：灰化用容器

②るつぼばさみ：重量分析で目方を量る器具をはさんで取り扱うもの

③デシケータ：“3-水分の定量”の❼参照

④電気炉：温度指示計付きのものを用いる（⓭）．

操作 1 番号を控えたるつぼをよく乾燥し，550℃に調節した電気炉に入れ 2 時間強熱ののち，デシケータに移して 30 分間放冷後，秤量する．

2 再び電気炉で 1 時間加熱し，放冷，秤量する．以後，恒量に達するまで繰り返す（重量の差 0.3 mg 以下となったとき）．……………………………… (W_0)

3 試料（大豆の場合は粉砕したもの）2 g をるつぼに秤量する．……………………………………… (W_1)

4 蓋をあけて電気炉に入れ，はじめに 200℃くらいで煙が出なくなるまで焼き，その後 550℃で数時

1 2 るつぼの恒量

1～2 時間加熱，550°C
↓
30 分間放冷
↓
秤量

（上記を）恒量に達するまで繰り返す（重量の差 0.3 mg 以下）

↓

3 試料採取 （大豆の場合 2 g 秤量）

↓

4 5 試料の灰化

550°C で白色になるまで加熱
↓
電気炉中で放冷（200°C に下がるまで）
↓
デシケータ中で放冷（室温に達するまで）
↓
秤量

↓

6 灰分の恒量

2 時間加熱，550°C
↓
30 分間放冷
↓
秤量

（上記を）恒量に達するまで繰り返す（重量の差 0.3 mg 以下）

間加熱し，白色またはそれに近い色調になるまで灰化する．

[5] 灰化後，加熱を止め，200℃まで電気炉の温度が下がったら，次にデシケータに移して 30 分間放冷し，室温に達したら秤量する．

[6] 再び 550℃で 2 時間加熱し，30 分間放冷後，秤量する．以後，2 時間加熱，30 分間放冷，秤量を恒量に達するまで繰り返す（重量の差 0.3 mg 以下となったとき）．…………………………………………(W_2)

計算

$$\text{灰分（g/100 g）}=\frac{\text{試料採取量}\ (W_1-W_0)\times 100}{\text{灰分重量}\ (W_2-W_0)}$$

W_0：るつぼの恒量
W_1：試料採取後の重量
W_2：恒量に達したときの W_1の重量

one point advice

[1]：慣れない間は，るつぼばさみで容器を挟むのが難しく，るつぼを落としたり試料をこぼしたりするので注意する．るつぼは灼熱されているので，るつぼばさみを熱しておくと，るつぼが割れない．
[4]：灰の色は白色とは限らず，たとえば鉄を多く含むと褐色を帯びることがある．
[5] [6]：灰分は吸湿性が強いので，秤量はなるべく手早く行う．

COLUMN

灰分は必ずしも食品中の無機質総量を正確に表すものではないが，食品成分表において“差し引きによる炭水化物”を計算するための値として重要な意味をもっている．また，小麦粉においては，食品の品質評価項目として重要な意味をもっている．すなわち，小麦の胚乳には灰分が少なく，外側のフスマ部分に灰分が多い．そのため，小麦粉の灰分パーセントが高いことは，フスマの部分が混ざっていることを意味し，このような小麦粉で製品をつくると，色，香りなどの品質の悪いものができる．したがって，製粉工場では，分析値に精度が要求され，さらに迅速に測定が行われなければならず，灰分測定法についてさまざまな研究が行われている．

8—無機質の定量

1）無機質分析試料等の取り扱いについて

食品の無機質分析には原子吸光分析法が採用され，微量定量を可能とした．また近い将来，より高感度でかつ多元素同時分析が可能な高周波誘導結合プラズマ（inductively coupled plasma；ICP）発光分析法が，分析に採用される時代も訪れるであろう．いずれにしても両分析法はともに分析感度がよいため，試薬の選定，器具の取り扱い，試料の調製には十分注意をはらう必要がある．以下に原子吸光およびICP発光分析に関する準備事項をあげる．

（1）試薬，使用器具

① 精製水

試料調製に用いる精製水は分析感度に大きく影響するため，無機質をできるだけ除く必要がある．イオン交換樹脂だけでは灰化後の試料であっても，溶存するコロイド状物質や分子型の物質，ClやCO_2などの溶存ガス，NaやKなどのアルカリ金属も取りきれないため，イオン交換樹脂と蒸留を併用するのが通例となっている．最近では，さらに純度を上げるため，超純水製造装置（例：ミリポア社Milli-Q®）を通過させた精製水を分析に用いる場合が増えている．

② 使用器具

ガラス器具は材質によって，Na，Kなどアルカリ金属や，Ca，Mnなどアルカリ土類金属，場合によってはZn，Pbなどが溶出してくることもあり，品質の良い硬質ガラス（ホウケイ酸ガラス）を選ぶ必要がある．ガラス器具は希硝酸溶液に浸すなど十分に酸洗いを施し，最後に精製水をかけて乾燥する．プラスチック器具は素材上金属溶出の恐れが少なく，前処理では注意が必要であるが，希釈および試料保存の際には耐酸性のポリエチレンやポリプロピレンがよく使われる（⑭）．

③ 薬品・標準溶液

精密分析用試薬はJIS特級よりも不純物が少ない．原子吸光分析用試薬があればそれを使用する．標準溶液は直接分析値に影響するため，より高い品質が要求される．一般的に原子吸光分析用標準溶液が市販されているので，それを利用すると簡便である．標準溶液の残量が少なくなった場合は廃棄し，新規購入または再調製する．

（2）湿式分解法

無機質分析時の試料の前処理法として，食品分析マニュアルによればNaおよびK分析には“希酸抽出法（Na，Kの実験参照）”，Mg，Ca，Fe，Zn，Cu，Pには“白金製蒸発皿を用いた乾式灰化法”，灰が酸性を示す穀類や肉類は“直接乾式灰化法（灰分の実験参照）”，アルカリ性を示す大部分

⑭無機質定量のための試料溶液調製方法一覧

方法	乾式灰化法			湿式分解法	希酸抽出法
容器／元素	ホウケイ酸ガラス製	石英ガラス製	白金製蒸発皿	ホウケイ酸ガラス製	ポリエチレンまたはポリプロピレン製
Na	×	○*	○*	△	○
K	×	△	○	△	○
Mg	○	○	○	○	△
Ca	○	○	○	○	△
Fe	△*	△*	○	○	△
Cu	△*	△*	○	○	△
Zn	△*	△*	○	○	△
P	○	○	○	○	×

○：適用可
○*：ガラス製の器具を用いなければ可
△：試料によって適用可
△*：リン酸添加法で適用できる試料もある
×：適用不可
（文部科学省科学技術・学術審議会資源調査分科会食品成分委員会編：五訂増補日本食品標準成分表分析マニュアル）

の野菜類および果実類は“リン酸添加乾式灰化法”などが示されている．しかし，“湿式分解法”はNa，Kを除く食品全般の無機質分析に適するとされており，ここでは環境科学をはじめ他の無機質研究分野でも幅広く採用されている“湿式分解法”について紹介する．

41 Experiment 湿式分解法による試料の調製

器具・装置 ①100 ml 容コニカルビーカー（ホウケイ酸ガラス製）：試料分解用

②時計皿（ホウケイ酸ガラス製）：コニカルビーカーの蓋

③ホットプレート（家庭用調理ホットプレート）：湿式分解用

④ドラフトチャンバー（排ガス）：湿式分解用

⑤ろ過用器具一式：漏斗，漏斗台，硬質ガラス棒

⑥100 ml 容メスフラスコ（プラスティック製）：試料調製用

試料・試薬 ①濃硝酸：原子吸光または精密分析用

②60％過塩素酸：原子吸光または精密分析用

③ろ紙：Ashless タイプ

操作 1 粉砕試料を乾燥重量として 1〜2 g をコニカルビーカーに精秤（*S*）する（大豆の場合は1 g）．

2 濃硝酸 10 mlを加えなじませる．時計皿をかぶせてドラフトチャンバー内のホットプレート上で加熱分解（100℃）する．激しく泡立つ間は慎重に観察し，吹きこぼれそうならホットプレートから降ろし，冷却後に再加熱する．激しく泡立つ分解反応がおさまったら冷却する．

3 60％過塩素酸 2 ml を加え，ホットプレート上（150℃）で加熱分解する．

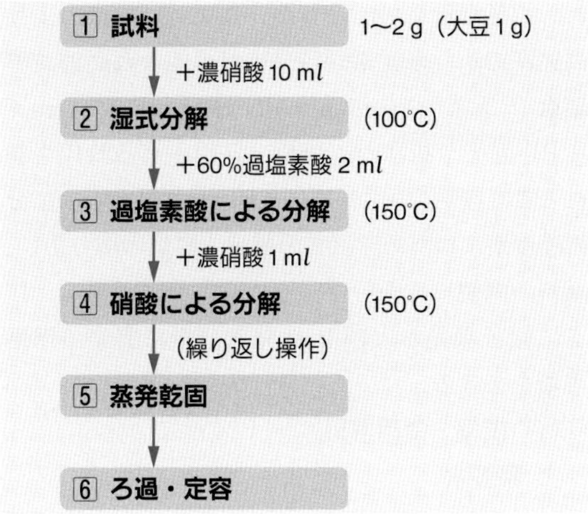

4 分解溶液の色が褐色になり始めたら，いったんホットプレートから降ろして放冷後，濃硝酸 1 mlを加えて再加熱する．この操作を分解溶液が透明または淡黄色になるまで繰り返す．

5 分解溶液が透明または淡黄色になると，プレート上で時計皿を外して乾固直前まで水分を蒸発させる．乾固させてしまうと金属塩がビーカーから飛散する．

6 残留物に 1％塩酸溶液 20 ml を加えて加温（100℃）溶解する．あらかじめ 1％塩酸で洗ったろ紙上でろ過し，ろ液を 100 ml 容メスフラスコに集める．この操作を数回繰り返して100 mlに定容（*V*）する．空試験は同様の操作・処理を行う．

2）ナトリウムの定量

ナトリウムは炭酸ナトリウムのラテン語 natron に由来し，英語名 sodium はアラビア語ソーダ suda に由来する．Na^{+}は細胞外液の主な陽イオンであり，細胞機能の維持に関与している．先進諸国の食塩摂取量は，必要量（不過失損失量）を大幅に上回っており，このことが高血圧の一因となっている．欧米諸国では高血圧の予防と治療のための指針として食塩摂取量 6 g/日以下を推奨しており，わが国では生活習慣病予防のうえから，成人で男性 8.0 g/日未満，女性 7.0 g/日未満を目標量としている．

Na はアルカリ金属類でイオン化傾向が強く，乾式灰化法では損失する可能性があるため，成分表分析マニュアルでは“希酸抽出法―原子吸光法”が採用されており，湿式分解法は用いないほうがよい．ここでは“希酸抽出法―原子吸光法”を実験する．

42 Experiment ナトリウムの定量 ―原子吸光法

器具・装置 ①200～250 ml 容プラスチックびん：希酸抽出用（ポリエチレン，ポリプロピレンが望ましい）

②100 ml 容メスフラスコ：標準溶液の調製用

③濃度希釈に必要な容器，器具類：耐酸性プラスチックがよい

④原子吸光分析装置一式（アセチレンボンベおよび空気供給のためのコンプレッサーを含む）

⑤ナトリウム分析用中空陰極ランプ

試料・試薬 ①1%塩酸溶液（希酸抽出，分析および希釈用）：原子吸光分析用または精密分析用 20%塩酸を脱イオン水で 20 倍に希釈する．

②ナトリウム標準溶液：ナトリウム標準溶液（1,000 mg/l）を 1%塩酸溶液で適宜希釈し，0.5，1.0，1.5，2.0，2.5 μg/ml（0.5～3.0 μg/ml）の一連のナトリウム濃度の溶液を調製し，検量線作成に用いる．

操作 [1] 粉砕試料を乾燥重量として 1～2 g（大豆の場合20 g）をプラスチックびんに精秤（S）する．

[2] 1%塩酸溶液（V）（ここでは 200 ml）を正確に加え，室温でときどき振り混ぜながら 30 分間抽出する．

[3] 抽出液を遠心管に適量移し，1,500 回転で 15 分間遠心分離する．上澄み液を試料原液とする．

[4] 必要に応じて試料溶液を 1.0～3.0 μg/ml になるよう 1%塩酸溶液で希釈（d）する（大豆の場合，希釈は不要）．

[5] 別途，ナトリウム標準溶液を 1%塩酸溶液で適宜希釈し，検量線溶液（0.5，1.0，1.5，2.0，2.5 μg/ml）を作成する．

[6] ナトリウム用中空陰極ランプを用いて，波長 589.0 nm で原子吸光分析装置で分析する．

[1] 試料　1～2 g（大豆 20 g）（S）
↓ +1%塩酸溶液 200 ml（V）
[2] 希酸抽出　室温，30 分間，攪拌
↓
[3] 遠心分離　1,500 rpm，15 分間
↓
[4][5] 上清希釈，検量線準備
↓
[6] 原子吸光分析　589.0 nm
↓
検量線作成，計算

計算 試料溶液中のナトリウム含量を検量線から求め，試料 100 g 中のナトリウム含量（mg）を次式から算出する．

$$\text{ナトリウム含量(mg/100 g)} = \frac{X \times V \times d}{S} \times \frac{1}{1,000} \times 100$$

X：検量線から求めた試料溶液中のナトリウム濃度（μg/ml）
V：[2] での試料溶液量（ml）（ここでは 200 ml）
d：[4] での希釈率
S：[1] での試料採取量（g）

3）カリウムの定量

カリウムは英語でpottasiumといい，potash（草木灰）＋iumの造語，つまり草木を焼いた灰を壺のなかに蓄えた中身を指した．カリウムの命名以降，金属元素の語尾に-iumがつくようになった．カリウムは細胞内液に多く含まれ，外液に多いナトリウムとの均衡で生体の重要な生理機能を果たしている．ここでは，試料から1%塩酸でカリウムを抽出する簡易迅速前処理を行い，原子吸光法で測定する．

43 Experiment
カリウムの定量
―原子吸光法

器具・装置 ①100 m*l* 容メスフラスコ：標準溶液調製および試料調製用

②100 m*l* 容ビーカー：原子吸光分析時に必要

③原子吸光分析装置一式

④カリウム分析用中空陰極ランプ

試薬 ①1%塩酸溶液：精密分析用20%塩酸（和光純薬）を脱イオン水で20倍に希釈する．

②カリウム標準溶液：金属標準液K（1,000 µg/m*l*）（和光純薬）を1%塩酸溶液で希釈し，1～10 µg/m*l* の一連の測定用標準溶液を調製する．

操作 1 食品（大豆）を粉砕し，32メッシュ通過分を試料とする．その*S* g（大豆は1 g）を100 m*l* 容メスフラスコに精秤する．

2 1%塩酸溶液を80 m*l* 程度加えて，室温でときどき振り混ぜながら15～30分間放置後，100 m*l* に混和定容し，ろ過を行い，ろ液を試料検液とする．

3 別の100 m*l* 容メスフラスコにろ液を1 m*l* 採取し，1%塩酸溶液でカリウム濃度が2～8 µg/m*l* となるよう希釈（*d*）する（大豆の場合は100倍希釈）．

4 原子吸光分析装置で分析する．

計算

試料溶液中のカリウム含量を検量線から求め，試料100 g中のカリウム含量を次式により算出する．

$$\text{カリウム含量(mg/100 g)}=\frac{X \times V \times d}{S}\times\frac{1}{1{,}000}\times 100$$

X：検量線から求めた試料溶液中のカリウム濃度（µg/m*l*）

V：1 での試料定容量（m*l*）

d：2 での希釈率

S：1 での試料採取量（g）

（試料の灰化が必要な場合はExp 46を参照）

1 **試料**　（大豆の場合1 g精秤）（32メッシュ通過分）――100 m*l*

↓ ＋1%塩酸溶液80 m*l*

2 **塩酸抽出**　室温，30分間

↓ ＋1%塩酸溶液

100 m*l* に定容

↓

ろ過

↓ ＋1%塩酸溶液

3 **ろ液を希釈**　大豆の場合100倍希釈（1 m*l*→100 m*l* 定容）――100 m*l*

↓

4 **原子吸光分析**　766.5 nm

one point advice

2：抽出を十分に行うため，1% 塩酸溶液を添加後，アスピレータで脱気するとよい．

4：原子吸光分析には光源に測定元素専用の中空陰極ランプを用いるが，その分析対象となる元素により，ランプの種類，測定波長および燃焼ガスを変える必要がある．これをまとめると次のようになる．

中空陰極ランプ*	測定元素	測定波長（nm）	燃焼ガス
K，Na用	K	766.5	AIR-C_2H_2
	Na	589.0	AIR-C_2H_2
Ca，Mg用	Ca	422.7	AIR-C_2H_2
	Mg	285.2	AIR-C_2H_2
Zn用	Zn	213.9	AIR-C_2H_2

*：島津製作所の原子吸光光度計の場合

4）カルシウムの定量

カルシウムはラテン語の石ころ・砂利を意味するcalxが転じた石灰石や石灰を示すcalcisに由来し，金属元素共通の-iumを結合した造語である．カルシウムは人間では体重の1～2％を占め，その99％は骨および歯に存在する．カルシウムの食事摂取基準（2015年版）は推奨量として男性で18～29歳800 mg/日，30～49歳650 mg/日，50歳以上700 mg/日，女性では18歳以上650 mg/日とし，耐容上限量は成人男女ともに2,500 mg/日としている．

カルシウムは難溶性の塩を形成することがあるため，希酸抽出法よりも乾式灰化法や湿式分解法が適している．また原子吸光分析を行う場合，カルシウムは干渉の多い典型的な元素であることに注意する必要がある．酢酸，リン酸，硫酸等の濃度増加により吸光度が減少する，つまりフレーム中でのカルシウムの原子化を抑制することになる．これら陰イオンによる干渉は，ストロンチウムまたはEDTAあるいはこれらの両方を共存させることにより緩和することができる．食品に含まれるリン/カルシウム比により，⑮に従い干渉抑制剤の添加量を変えることで，効果的な干渉除去が行える．ここでは“干渉抑制剤添加―原子吸光法”を中心に実験を行う．

⑮リン/カルシウム比による測定用試験溶液中の最適干渉抑制剤濃度

P/Ca比	食品例	干渉抑制剤およびその濃度	
0～10	大豆，野菜・果実・海草類	Sr	3,000（μg/m）
10～20	小麦	Sr	6,000
20～60	トウモロコシ，米，大麦	La ランタン	10,000

44 Experiment カルシウムの定量 ―原子吸光法

器具・装置 ①100 ml容メスフラスコ：標準溶液の調製および試料溶液の調製に用いる

②濃度希釈に必要な容器，器具類：耐酸性プラスチックがよい

③原子吸光分析装置一式（アセチレンボンベおよび空気供給のためのコンプレッサーを含む）

④カルシウム分析用中空陰極ランプ

試料・試薬 ①1％塩酸溶液：原子吸光分析用または精密分析用20％塩酸を脱イオン水で20倍に希釈する．

②分析対象食品に応じた干渉抑制剤を含む1％塩酸溶液（大豆分析に必要な溶液）

・3％塩化ストロンチウム溶液：大豆分析用．原子吸光分析用の塩化ストロンチウム．

・6水和物9.129 gを1％塩酸溶液で溶解し，100 mlに定容して3％ストロンチウム溶液とする．

・0.3％ストロンチウム/1％塩酸溶液：大豆分析用．標準溶液および試料溶液の希釈調製用．3％塩化ストロンチウム溶液を1％塩酸溶液で10倍に希釈する．

③カルシウム標準溶液：原子吸光分析用のカルシウム標準溶液（1,000 mg/l）を1％塩酸（大豆の場合0.5％ストロンチウム/1％塩酸溶液）で適宜希釈し，0，2.5，5.0，7.5，10.0 μg/mlの各濃度の溶液を調製して検量線作成に供する．

操作 [1] 粉砕試料（*S*）を乾式灰化または湿式分解した後，適切な量（*V*）に定容する（大豆の場合，1 gを分解して100 mlに定容する）．

[2] P/Ca比に応じて1％塩酸または干渉抑制剤入り1％塩酸を選択し，カルシウム濃度が2～10 μg/mlとなるよう希釈（*d*）する（大豆の場合は0.3％ストロンチウム/1％塩酸を加えて10倍程度に希釈）．

[3] 検量線作成用にカルシウム標準溶液を，[2]と同様に1％塩酸または干渉抑制剤入り1％塩酸で希釈し，0，2.5，5.0，7.5，10.0 μg/mlを作成する．

[4] カルシウム用中空陰極ランプを用いて，波長422.7 nmで原子吸光分析装置で分析する．

計算 試料溶液中の銅含量を，検量線から求

[1] 酸化分解した試料

↓ ＋1%塩酸または干渉抑制剤入り1%塩酸

[2] [3] 希釈および検量線溶液作成

↓

[4] 原子吸光分析 422.7 nm

↓

検量線作成，計算

め，試料100 g中のカルシウム含量を次式により算出する．

$$\text{カルシウム含量(mg/100 g)}=\frac{X\times V\times d}{S}\times\frac{1}{1{,}000}\times 100$$

X：検量線から求めた試料溶液中のカルシウム濃度（μg/ml）
V：[1] での試料定容量（ml）
d：[2] での希釈率
S：[1] での試料採取量（g）

5）マグネシウムの定量

五訂日本食品標準成分表から収載されることになったマグネシウム（magnesium；Mg）の分析は，一般にキレート滴定法や原子吸光法が用いられる．ここでは干渉抑制剤添加-原子吸光法による分析法を示す．

原子吸光分析法は，分析感度に優れ（一般には数 μg〜ng/ml の濃度の測定が可能），目的元素以外の共存元素による影響が少ないことが特徴である．しかし，マグネシウムは，カルシウム同様，リン酸などによる化学干渉を受けるので，干渉抑制剤を添加して測定用試料を用いる．通常，マグネシウムをこの分析法で分析する場合，試料を乾式灰化法で灰化後，塩酸に溶解した試料液を分析に供する．この他，希酸抽出法で抽出した試験溶液を測定に用いる．

45 Experiment マグネシウムの定量 ―原子吸光法

器具・装置 ①100 ml 容メスフラスコ：標準溶液の調製および試料溶液の調製に用いる

②原子吸光分析装置一式（アセチレンボンベおよび空気供給のためのコンプレッサーを含む）

③マグネシウム分析用中空陰極ランプ

試料・試薬 ①1%塩酸溶液：原子吸光分析用または精密分析用 20%塩酸を脱イオン水で 20 倍に希釈する．

②塩化ストロンチウム溶液：原子吸光分析用の塩化ストロンチウム・6 水和物 15.215 g を 1%塩酸溶液で溶解し，100 ml に定容して 5%ストロンチウム溶液とする．

③0.5%ストロンチウム/1%塩酸溶液：5%塩化ストロンチウム溶液を 1%塩酸溶液で 10 倍希釈する．

④マグネシウム標準溶液：原子吸光分析用のマグネシウム標準溶液（1,000 mg/l）を 0.5%ストロンチウム/1%塩酸溶液で適宜希釈し，0.5，1.0，1.5，2.0，2.5 μg/ml の一連のマグネシウム濃度の溶液を調製する．これらは検量線の作成に用いる．

操作 ① 乾式灰化試料を 1%塩酸溶液に溶解した溶液，または試料の希酸（1%塩酸）抽出液を，

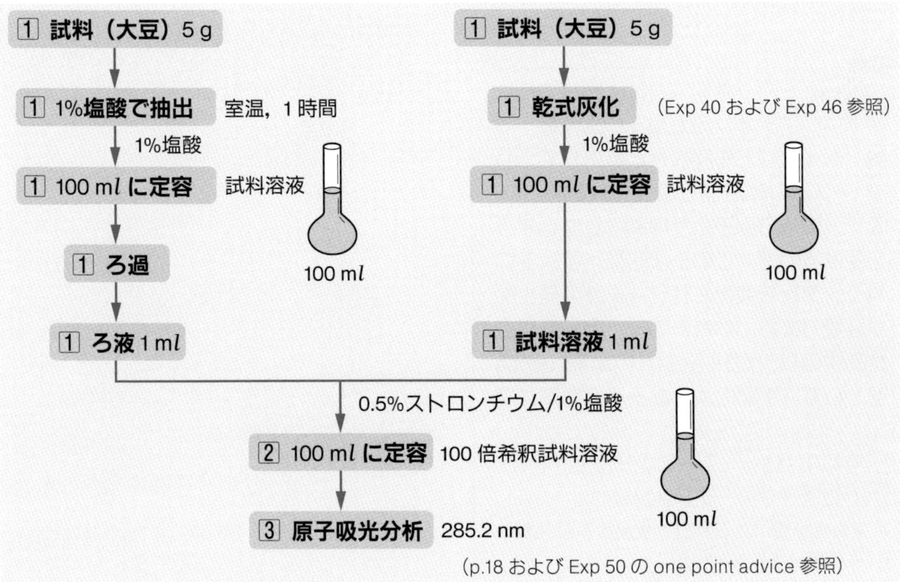

マグネシウムが 50～250 μg/ml の濃度になるように 1%塩酸を用いて調製し，試料溶液とする．

[2] 試料溶液を 1%塩酸で 100 倍希釈する．

[3] マグネシウム用中空陰極ランプを用いて，波長 285.2 nm で原子吸光分析装置で分析する．

分析例 大豆粉砕試料を試料として，希酸抽出する分析例を示す．

①試料 5 g に 1%塩酸約 80 ml を加え，室温で 1 時間振とう混和し，抽出する．

②抽出液を 100 ml 容メスフラスコに移し，1%塩酸で 100 ml に定容して試料液とする．

③試料液をろ過後，ろ液 1 ml を別の 100 ml 容メスフラスコに採取し，0.5%ストロンチウム/1%塩酸溶液で 100 ml に定容して，100 倍希釈試料液とする．

④この希釈試料液を原子吸光分析装置のアセチレン-エアフレームに導入し，波長 285.2 nm での吸光度を測定する．

⑤0.5%ストロンチウム/1%塩酸（マグネシウム 0 μg/ml）および 0.5，1.0，1.5，2.0，2.5 μg/ml の濃度のマグネシウム標準液を，④と同様に原子吸光分析装置でおのおのの吸光度を測定し，検量線を作成する．

計算 試料溶液中のマグネシウム含量を検量線から求め，試料 100 g 中のマグネシウム含量（mg）を次式により算出する．

$$\frac{\text{マグネシウム含量}}{(\text{mg}/100\ \text{g})}=\frac{X\times V\times 100}{S}\times\frac{1}{1{,}000}\times 100$$

X：検量線から求めた試料溶液中のマグネシウム濃度（μg/ml）
V：試料溶液の量（ml）
S：試料採取量（g）

one point advice マグネシウムは，同じ二価カチオンのカルシウム同様，リン酸（硫酸，ケイ酸なども同様）と反応して，リン酸マグネシウムの難溶性の塩を生成してしまい，原子吸光分析時の原子化が抑制されてしまう化学干渉を受けるので，この干渉を抑えるストロンチウムやランタンを共存させて，干渉の発生を防ぐことが必要である．参考までに，カルシウムの場合，食品中のリン/カルシウムの比率（P/Ca 比）を目安として，下記のような干渉抑制剤が用いられる．

P/Ca 比 20 以下 0.5%　ストロンチウム
P/Ca 比 20 以上 1.0%　ランタン

（出典：分析実務者が書いた五訂日本食品標準成分表分析マニュアルの解説．中央法規出版）

6）リンの定量

リンは英語で phosphorus といい，ギリシャ語 phosphros（光をもたらすもの），つまりリンが吸収したエネルギーをリン光にかえ，暗闇で光ることから由来する．リンは生体 60 kg に 600～650 g 含まれ，骨形成以外に核酸，ATP など重要な生体構成成分として機能している．リンの定量には一般的にモリブデンブルー吸光光度法やバナドモリブデン酸吸光光度法などが採用されており，ここでは試料を灰化し，塩酸溶液とした後，モリブデンブルー吸光光度法で測定する．

46 Experiment リンの定量―比色法

器具・装置 ①るつぼまたはパイレックス小容量ビーカー：灰化用

②100 ml 容メスフラスコ：ろ液の定容

③18×180 mm 試験管：比色定量用

④灰化用電気炉

⑤可視部分光光度計

試薬 ①塩酸希釈液：“塩酸：水”＝1：1 および 1：3（灰分溶解）

②モリブデン酸アンモニウム溶液：$(NH_4)_6Mo_7O_{24} \cdot 4H_2O$（モリブデン酸アンモニウム）10 g を水 120 ml に溶かす．冷水中で水 60 ml に濃硫酸 30 ml を発熱に注意しながら徐々に加えて溶解する．使用前に両者を混合する．沈殿があればろ過する．

③リン酸標準原液（0.1mgP/ml）：KH_2PO_4（リン酸二水素カリウム，特級）0.2197 g を濃硫酸を数滴加えた水に溶かし，メスフラスコで 500 ml に定容する．

④ヒドロキノン溶液：$C_6H_6O_2$（ヒドロキノン，特級）3.0 g を水 600 ml に溶かし，濃硫酸 3 滴を加えておく．

⑤10%亜硫酸ナトリウム溶液：500 ml 調製する．

操作 [1] 試料をるつぼに精秤する（大豆の場合，1 g）．

[2] 通常の灰分測定の条件で灰化する．

[3] 灰化後，塩酸：水（1：1）10 ml を加えて，蒸発乾固する．

[4] 蒸発乾固物に塩酸：水（1：3）10 ml を加えて溶解する．

[5] あらかじめ水で湿らせたろ紙でろ過を行い，ろ液をメスフラスコで 100 ml に定容する．

[6] 適宜希釈する（大豆の場合，希釈は不要である）．

[7] 試験管に検液またはリン酸標準溶液を適量採取し，モリブデン酸アンモニウム 1 ml を加えて混和後，約 10 分間放置する．

ヒドロキノン 2 ml と 10%亜硫酸ナトリウム 2 ml を加えて混和すると，還元されてモリブデンブルーが生成する．

適量の水を加えて総容量 25 ml とし，シールフィルムで試験管の口をシールし，よく混和する．

[8] 30 分間放置後，波長 650 nm で比色分析する．

計算 リン酸標準溶液から検量線を作成して，試料溶液の吸光度からリン含有量を求める（*a* mgP/25 ml）．次式に代入して試料 100 g 中のリン含量を求める．

$$\text{リン含量（mgP/100 g）} = a \times \frac{100}{1.5} \times \frac{100}{S}$$

a：検量線から求めた試料溶液のリン含量（mg）
S：試料採取量（g）

1 試料 （大豆の場合1g秤量）

↓

2 灰化

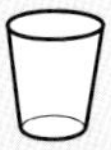

↓ ＋HCl（1：1）10 ml

3 蒸発乾固

↓ ＋HCl（1：3）10 ml

4 加温，溶解

↓ ＋H_2O

5 ろ液を定容 100 ml 容メスフラスコ

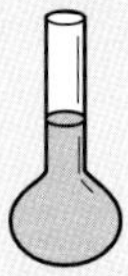

100 ml

↓

6 検液または標準溶液

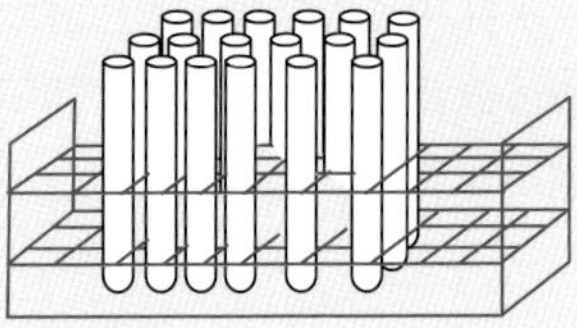

↓

7 発色操作

↓

8 比色分析 650 nm

↓

検量線作成，計算

	検 液		標準溶液（mgP/25 ml）			
	ブランク	検 液	0	0.05	0.10	0.15
検液等採取量（ml）	1.5	1.5	0	0.5	1.0	1.5
モリブデン酸アンモニウム（ml）	0	1.0	1.0	1.0	1.0	1.0
	約10分間放置					
ヒドロキノン溶液（ml）	0	2.0	2.0	2.0	2.0	2.0
亜硫酸ナトリウム溶液（ml）	0	2.0	2.0	2.0	2.0	2.0
水（ml）	23.5	18.5	20.0	19.5	19.0	18.5
（総量（ml））	(25.0)	(25.0)	(25.0)	(25.0)	(25.0)	(25.0)
	約30分間放置					

7）鉄の定量

鉄は英語で iron といい，ラテン語 aes（鉱石）からきたといわれる．元素記号の Fe はラテン語 firmus（硬い，強固）に由来する ferrum からとったとされる．生体では遷移元素である鉄の酸化還元機能を血液，筋肉中で活用している．1日の食事摂取基準（推奨量）は成人男性で7.0～7.5 mg，女性で 10.5 mg とされる．鉄の定量には，原子吸光法，オルトフェナントロリン法そして感度のよい ICP 法などが採用されているが，ここでは，オルトフェナントロリン法で測定する．Fe^{2+}をオルトフェナントロリンと反応させると，深紅色の錯体化合物 $(C_{12}H_8N_2)_3Fe^{2+}$をつくる．この方法ではこの原理に基づいて，まず試料を還元して Fe^{2+}としたのち pH を調整し，オルトフェナントロリンと反応・発色させて比色定量する．

$$Fe^{2+}+3C_{12}H_8N_2 \longrightarrow \underset{\text{深紅色}}{(C_{12}H_8N_2)_3Fe^{2+}}$$

47 Experiment 鉄の定量—比色法

器具・装置 ①るつぼまたは 30 m*l* 容ビーカー：灰化用

②100 m*l* 容メスフラスコ：ろ液定容用

③200 m*l* 容メスフラスコ：試薬調製用

④5 m*l* 容メスピペット

⑤10 m*l* 容メスピペット

⑥ディスペンサー：1 m*l* 固定型

⑦18×180 mm 試験管または 25 m*l* 容メスフラスコ：比色定量用

⑧ビュレット：クエン酸ナトリウム滴定用

⑨灰化用電気炉

⑩可視分光光度計

試薬 ①塩酸希釈液："塩酸：水" =1：1 および 1：3（灰分溶解）

②1%ヒドロキノン溶液：ヒドロキノン 2 g を水に溶かして 200 m*l* に定容する．

③0.5%オルトフェナントロリン溶液：オルトフェナントロリン塩酸塩 1 g を水に溶かして 200 m*l* に定容する．

④クエン酸ナトリウム溶液：クエン酸三ナトリウム二水和物 50 g を水に溶かして 200 m*l* に定容する．

⑤クエン酸緩衝液（pH 3.5）：0.1*M* クエン酸二ナトリウム溶液 470 m*l* に，0.1 *M* 塩酸 530 m*l* を加える．pH メーターで pH 3.5 を確認する．

⑥BPB 指示薬：BPB（ブロムフェノールブルー）0.1 g を乳鉢に入れて 1/20 *M* 水酸化ナトリウム 3 m*l* を加えてよく練り，水に溶かして 200 m*l* に定容する．

⑦鉄標準溶液（0.01 mg Fe/m*l*）：硫酸鉄（Ⅱ）アンモニウム（モール塩）$(NH_4)_2Fe(SO_4)_2 \cdot 6H_2O$（特級）0.7021 g を正確に量り，1%塩酸に溶かして 1,000 m*l* に定容する．さらに 10 倍希釈するため，その 10 m*l* を採取して水で 100 m*l* に定容する．

操作 1 試料をるつぼに精秤する（大豆の場

⑯

	ブランク	検液	鉄標準溶液（検量線作成）			
			0(μg)	50	100	150
試料（m*l*）	10.0	10.0	—	—	—	—
鉄標準溶液	—	—	—	5.0	10.0	15.0
ヒドロキノン溶液	—	1.0	1.0	1.0	1.0	1.0
オルトフェナントロリン溶液	—	1.0	1.0	1.0	1.0	1.0
クエン酸ナトリウム溶液	—	*X*	—	—	—	—
クエン酸緩衝液	8.0	8.0	8.0	8.0	8.0	8.0
水	7.0	5-*X*	15.0	10.0	5.0	—
総量（m*l*）	25.0	25.0	25.0	25.0	25.0	25.0

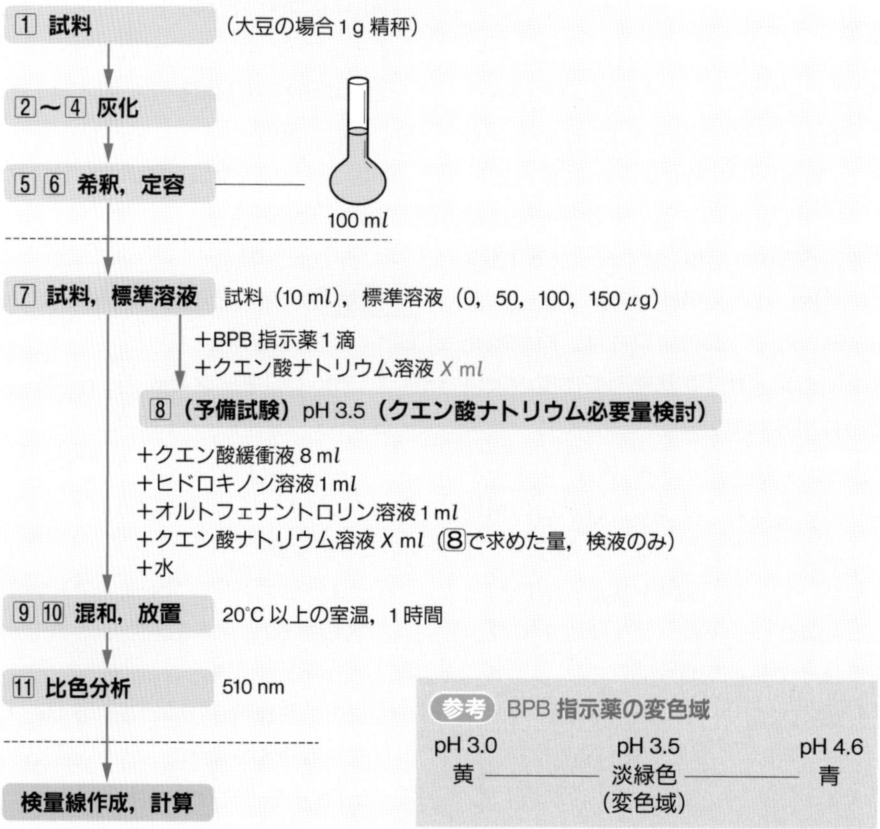

合，1 g）.

2 通常の灰分測定の条件で灰化する.

3 灰化後，塩酸：水（1：1）10 ml を加えて，蒸発乾固する.

4 蒸発乾固物に塩酸：水（1：3）10 ml を加えて溶解する.

5 ろ過を行い，ろ液をメスフラスコで 100 ml に定容する.

6 適宜希釈する．大豆の場合，希釈は不要である.

---

7 試料溶液 10 ml および鉄標準溶液 0，5，10，15 ml の 5 種類を試験管に採取する（予備試験として，試料溶液の pH を 3.5 に調整するため，別の試験管に試料を 10 ml 採取しておく）.

8 pH 調整用の試料（予備試験）に，BPB 指示薬 1 滴を加えて，ビュレットからクエン酸ナトリウム溶液を慎重に滴下して pH を 3.5 に調整し，その滴定値 X ml をメモしておく（指示薬の色が，黄色からくすんだ淡緑色に変化した点が終点）.

9 もう一方の系列について，1%ヒドロキノン溶液 1 ml，クエン酸緩衝液 8.0 ml を加え，さらに検液にはクエン酸ナトリウム溶液 Xml を加える（⑯）.

10 シールフィルムで試験管の口をシールして混和し，20℃以上の温度で 1 時間放置する.

11 分光光度計を用いて波長 510 nm での吸光度を求める.

計算 一連の鉄標準溶液から検量線を作成する．試料溶液の吸光度から 10 ml 中の含有量を求める（aμgFe/10 ml）．次式に代入して，試料 100 g 中の鉄含量を計算する.

$$鉄分（mg/100\,g）= \frac{a}{1{,}000} \times 希釈率 \times \frac{100}{S}$$

a：検量線から求めた試料溶液中の鉄含量（μg）
S：試料採取量（g）

8）亜鉛の定量

五訂日本食品標準成分表から収載されることになった亜鉛（zink；Zn）は，一般に原子吸光法を用いて分析される．

原子吸光分析法は，分析感度に優れ（一般には数 μg～ng/ml の濃度の測定が可能），目的元素以外の共存元素による影響が少ないことが特徴である．通常，この分析法の場合，試料を乾式灰化法で灰化後，塩酸に溶解して分析に供する．このほか，湿式分解後の灰分に希塩酸を加えて溶解した試料溶液や，希酸抽出法で抽出した溶液を用いることができる．

48 Experiment 亜鉛の定量—原子吸光法

器具・装置 ①100 ml 容メスフラスコ：標準溶液の調製および試料溶液の調製に用いる

②原子吸光分析装置一式（アセチレンボンベおよび空気供給のためのコンプレッサーを含む）

③亜鉛分析用中空陰極ランプ

試薬 ①1%塩酸溶液：原子吸光分析用または精密分析用 20%塩酸を脱イオン水で 20 倍に希釈する．

②亜鉛標準溶液：原子吸光分析用の亜鉛標準溶液（100 mg/l）を 1%塩酸溶液で適宜希釈し，0.5～3.0 μg/ml の一連の亜鉛濃度の溶液を調製する．これらは検量線の作成に用いる．

操作 [1] 乾式灰化試料に 1%塩酸溶液を加えて溶解し，亜鉛が 0.5～3.0 μg/ml の濃度になるように 1%塩酸を用いて調整して試料溶液とする．

[2] 亜鉛分析用中空陰極ランプを用いて波長 213.8 nm で原子吸光分析装置で分析する．

分析例 大豆粉砕試料を用いた分析例を示す．

①試料 5 g を乾式灰化し，得られた灰分に 1%塩酸を加えて溶解する．

②これを 100 ml 容メスフラスコに移し，1%塩酸で 100 ml に定容して試料液とする．

③試料液を原子吸光分析装置のアセチレン-エアフレームに導入し，波長 213.8 nm での吸光度を測定する．

④1%塩酸（亜鉛 0 μg/ml）および 0.5，1.0，1.5，2.0，2.5，3.0 μg/ml の濃度の亜鉛標準液を用いて，

[1] 試料（大豆）5 g
↓
[1] 乾式灰化　（Exp 40 および Exp 46 参照）
↓ 1%塩酸
[1] 100 ml に定容 — 100 ml
↓
[2] 原子吸光分析　213.8 nm
（p.18 および Exp 50 one point advice 参照）

COLUMN

われわれが日常的に摂取する食品中には，ミネラルの栄養有効性の観点から，これを低下させる物質と，反対に増加させる物質が含まれる．ミネラルの有効性を減少させる食品成分の代表例には，フィチン酸，食物繊維，ポリフェノール類，シュウ酸などがあげられる．これらの物質とミネラルが消化管内で結合すると，吸収性がきわめて低くなるために，体内利用が妨げられることになる．一方，ミネラルの栄養有効性を増加させる食品中の共存物質のなかで，亜鉛の有効性を高める物質としては，クエン酸，アスコルビン酸，乳酸などの有機酸，メチオニン，システイン，ヒスチジン，リジンなどのアミノ酸，パルミチン酸などの長鎖脂肪酸があげられる．

③と同様に原子吸光分析装置でおのおのの吸光度を測定し，検量線を作成する．

計算 試料溶液中の亜鉛含量を，検量線から求め，試料 100 g 中の亜鉛含量（mg）を次式により算出する．

$$\text{亜鉛含量（mg/100 g）} = \frac{X \times V}{S} \times \frac{1}{1{,}000} \times 100$$

X：検量線から求めた試料溶液中の亜鉛濃度（μg/ml）
V：試料溶液の量（ml）
S：試料採取量（g）

9）銅の定量

五訂日本食品標準成分表から収載されることになった銅（cupper；Cu）は，一般に原子吸光法を用いて分析される．

原子吸光分析法は，分析感度に優れ（一般には数μg～ng/ml の濃度の測定が可能），目的元素以外の共存元素による影響が少ないことが特徴である．通常，この分析法で銅を分析する場合，試料を乾式灰化法で灰化後，塩酸に溶解して分析に供する．このほか，湿式分解後の灰分に希塩酸を加えて溶解した試料溶液や，希酸抽出法で抽出した溶液を用いることができる．

49 Experiment 銅の定量―原子吸光法

器具・装置 ①25 ml 容メスフラスコ：標準溶液の調製および試料溶液の調製に用いる

②原子吸光分析装置一式（アセチレンボンベおよび空気供給のためのコンプレッサーを含む）

③銅分析用中空陰極ランプ

試薬 ①1%塩酸溶液：原子吸光分析用または精密分析用 20%塩酸を脱イオン水で 20 倍に希釈する．

②銅標準溶液：原子吸光分析用の銅標準溶液（100 mg/l）を 1%塩酸溶液で適宜希釈し，1.0～10 μg/ml の一連の銅濃度の溶液を調製する．これらは検量線の作成に用いる．

操作 1 乾式灰化試料に 1%塩酸溶液を加えて溶解し，銅が 1.0～10 μg/ml の濃度になるように 1%塩酸を用いて調整して試料溶液とする．

2 銅用中空陰極ランプを用いて波長 324.7 nm で原子吸光分析装置で分析する．

分析例 大豆粉砕試料を用いた分析例を示す．

①試料 5 g を乾式灰化し，得られた灰分に 1%塩酸を加えて溶解する．

②これを 25 ml 容メスフラスコに移し，1%塩酸で 25 ml に定容して試料溶液とする．

③試料溶液を原子吸光分析装置のアセチレン-エアフレームに導入し，波長 324.7 nm での吸光度を測定する．

④1%塩酸（銅 0 μg/ml）および 2.0，4.0，6.0，8.0，10.0 μg/ml の濃度の銅標準液を，③と同様に原子吸光分析装置でおのおのの吸光度を測定し，検量線を作成する．

COLUMN

われわれの日常の食生活においては，多様な食品を組み合わせた食事をとることから，特定の栄養素だけを単独で摂取することはない．そのため，摂取した栄養素の有効性は，食事中の共存する他の栄養素の影響を受けることが考えられる．たとえば，あるミネラルの栄養有効性が別のミネラルが共存することによって変化する可能性がある．
他のミネラルの相互作用としては，銅の場合，微量ミネラルであるモリブデンとの相互作用があり，①消化管内でモリブデン酸銅のような不溶性の塩を生成して消化吸収率が低下する，②生体内においても，モリブデンとの複合体を形成して，銅を構成成分とする活性物質の働きに影響を及ぼすことなどが考えられる．
栄養有効性を図るうえでの指標として，消化吸収率，体内保有率，血液，骨，臓器などの組織中濃度が利用されるが，特定のミネラル含有成分の濃度や活性を判定指標に用いることもできる．銅の場合，その有効性判定においては，セルロプラスミン濃度を指標とする．

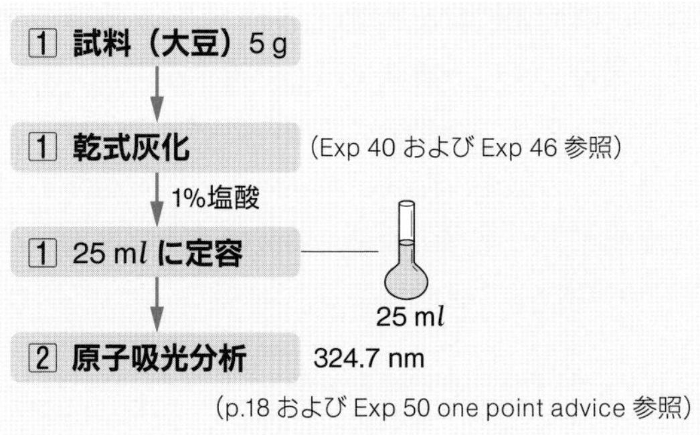

計算 試料溶液中の銅含量を，検量線から求め，試料 100 g 中の銅含量（mg）を次式により算出する．

$$銅含量\ (mg/100\ g) = \frac{X \times V}{S} \times \frac{1}{1{,}000} \times 100$$

X：検量線から求めた試料溶液中の銅濃度（μg/ml）

V：試料溶液の量（ml）

S：試料採取量（g）

one point advice 銅含量が低く，銅を濃縮する必要のある試料の場合，ピロリジンチオカルバミン酸アンモニウム（Ammonium Pyrrolidinedithiocarbamate）とジイソブチルケトン（Diisobutyl Ketone）を用いた APDC-DIBKキレート抽出ののち，原子吸光分析を行う．

10）マンガンの定量

五訂日本食品標準成分表から収載されることになったマンガン（mangan；Mn）は，一般に原子吸光法を用いて分析される．

原子吸光分析法は，分析感度に優れ（一般には数 μg～ng/ml の濃度の測定が可能），目的元素以外の共存元素による影響が少ないことが特徴である．通常，この分析法の場合，試料を乾式灰化法で灰化後，塩酸に溶解して分析に供する．このほか，湿式分解後の灰分に希塩酸を加えて溶解した試料溶液や，希酸抽出法で抽出した溶液を用いることができる．

50 マンガンの定量 ——原子吸光法

Experiment

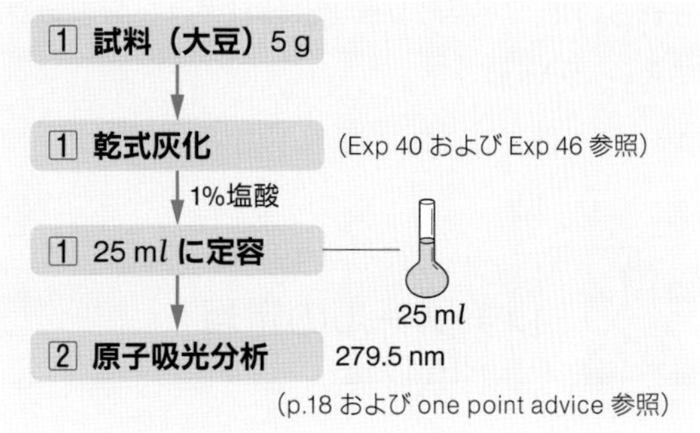

器具・装置 ①25 ml 容メスフラスコ：標準溶液の調製および試料溶液の調製に用いる

②原子吸光分析装置一式（アセチレンボンベおよび空気供給のためのコンプレッサーを含む）

③マンガン分析用中空陰極ランプ

試薬 ①1%塩酸溶液：原子吸光分析用か精密分析用 20%塩酸を脱イオン水で 20 倍に希釈する．

②マンガン標準溶液：原子吸光分析用のマンガン標準溶液（100 mg/l）を 1%塩酸溶液で適宜希釈する．1.0～10 μg/ml の一連のマンガン濃度の溶液を調製し，検量線の作成に用いる．

操作 1 乾式灰化試料に 1%塩酸溶液を加えて溶解し，マンガンが 1.0～10 μg/ml の濃度になるように 1%塩酸を用いて調製して試料溶液とする．

2 マンガン分析用中空陰極ランプを用いて波長 279.5 nm で原子吸光分析装置で分析する．

分析例 大豆粉砕試料を用いた分析例を示す．

①試料 5 g を乾式灰化し，得られた灰分に 1%塩酸を加えて溶解する．

②これを 25 ml 容メスフラスコに移し，1%塩酸で 25 ml に定容して試料液とする．

③試料液を原子吸光分析装置のアセチレン-エアフレームに導入し，波長 279.5 nm での吸光度を測定する．

④1%塩酸（マンガン 0 μg/ml）および 2.0，4.0，6.0，8.0，10.0 μg/ml の濃度のマンガン標準液を用いて，③と同様に原子吸光分析装置でおのおのの吸光度を測定し，検量線を作成する．

計算 試料溶液中のマンガン含量を，検量線から求め，試料 100 g 中のマンガン含量（mg）を次式により算出する．

$$\text{マンガン含量（mg/100 g）} = \frac{X \times V}{S} \times \frac{1}{1{,}000} \times 100$$

X：検量線から求めた試料溶液中の亜鉛濃度（μg/ml）

V：試料溶液の量（ml）

S：試料採取量（g）

one point advice マンガンならびに他の主要元素について，原子吸光分析の各種測定条件を下表に示す（島津製作所 AA-6200 形原子吸光分析装置を使用の場合）．

ミネラル	測定波長（μm）	電流（mA）	スリット幅（μm）	ガス組成	流量（l/分）	バーナータイプ
Mn	279.5	10	0.2	Air-C_2H_2	2.0	標準
Mg	285.2	8	0.7	Air-C_2H_2	1.8	標準
Cu	324.7	6	0.7	Air-C_2H_2	1.8	標準
Zn	213.9	8	0.7	Air-C_2H_2	2.0	標準
Ca	422.7	10	0.7	Air-C_2H_2	2.0	標準
Na	589.0	12	0.2	Air-C_2H_2	1.8	標準
K	766.5	10	0.7	Air-C_2H_2	2.0	標準

上表は AA-6200 形での分析の初期設定のパラメータを示しているが，個々の試料の性質の差によって最適条件は異なる．

9―ビタミンの定量

1）ビタミンAの定量

ビタミンAの分析値として，日本食品標準成分表には，レチノール，α-およびβ-カロテン，クリプトキサンチン，β-カロテン当量，レチノール当量が示されているが，レチノールとβ-カロテン当量の値から計算式によりレチノール当量が求められるので，実際の分析実験はレチノールとカロテンについて行う．

51 Experiment レチノールの定量 ―HPLC法

試料を酸化防止剤存在下のアルカリ性でけん化し，酢酸エチル-*n*-ヘキサン混液で不けん化物を抽出する．抽出液から溶媒を減圧留去し，残渣をエタノールに溶解する．妨害物があるときは，アルミナカラムを通して精製する．得られたエタノール溶液を試験溶液として，高速液体クロマトグラフ（HPLC）法で定量する．

器具・装置 ①HPLC装置：紫外部吸収検出器装備のもの

②遠心分離器

③振とう器

④ロータリーエバポレータ

⑤60 ml容共栓付褐色遠心管

⑥褐色ナス型フラスコ

⑦クロマト管：内径1 cmのものに，弱活性化したアルミナを石油エーテルに懸濁させ，7 cmの高さまで充塡しておいたもの

試薬 ①1%（w/v）塩化ナトリウム溶液

②3%（w/v）ピロガロール-エタノール溶液

③60%（w/v）水酸化カリウム溶液

④酢酸エチル-*n*-ヘキサン混液（1：9 v/v）

⑤石油エーテル

⑥ジエチルエーテル-石油エーテル混液（5：95 v/v）および（1：9 v/v）

⑦エタノール

⑧2-プロパノール

⑨活性アルミナ

⑩レチノール標準溶液：パルミチン酸レチノール（分析用）約400 mgを試料と同様にけん化・不けん化物の抽出・溶媒留去後，2-プロパノール100 mlに溶解し標準原液とする．これを2-プロパノールで希釈して325 nmの吸光度を測定することにより希釈標準溶液の濃度を求める．

$$\text{レチノール濃度（}\mu\text{g/m}l\text{）}=E\times549/100$$

E：希釈標準溶液の325 nmにおける吸光度（1 cmセル）

検量線作成用として，標準原液をエタノールで希釈し，レチノール濃度0.07および0.7 μg/mlを調製する．

HPLCの条件 ①カラム：ナカライテスクCosmosil C_{18}（内径4.6 mm，長さ15 cm）

②移動相：水-メタノール混液（8：92 v/v）

③流速：1.0 ml/分

④温度：35℃

⑤波長：325 nm

操作 [1] 試料0.5～1.5 g（*W*）を褐色遠心管に精秤し，1%塩化ナトリウム溶液0.5 ml，3%ピロガロール-エタノール溶液10 ml，60%水酸化カリウム溶液1 mlを加えた後，70℃水浴中で30分間加熱し，けん化を行う．

[2] 冷水中で室温まで冷却後，1%塩化ナトリウム溶液22.5 ml，酢酸エチル-*n*-ヘキサン混液（1：9）15 mlを加え，振とう器で5分間振とうする．

[3] 遠心分離後，上層の溶媒層を駒込ピペットでナス型フラスコに集める．水層には酢酸エチル-*n*-ヘキサン混液（1：9）15 mlを再び加えて振とう後，遠心分離を行い，上層を駒込ピペットで先のナス型フラスコに合わせる．この操作を2回行う．

[4] 抽出液をロータリーエバポレータを用いて，40℃で溶媒を減圧留去する．

[5] 石油エーテル5 mlを加えて不けん化物を溶かし，カラム試験溶液とする．

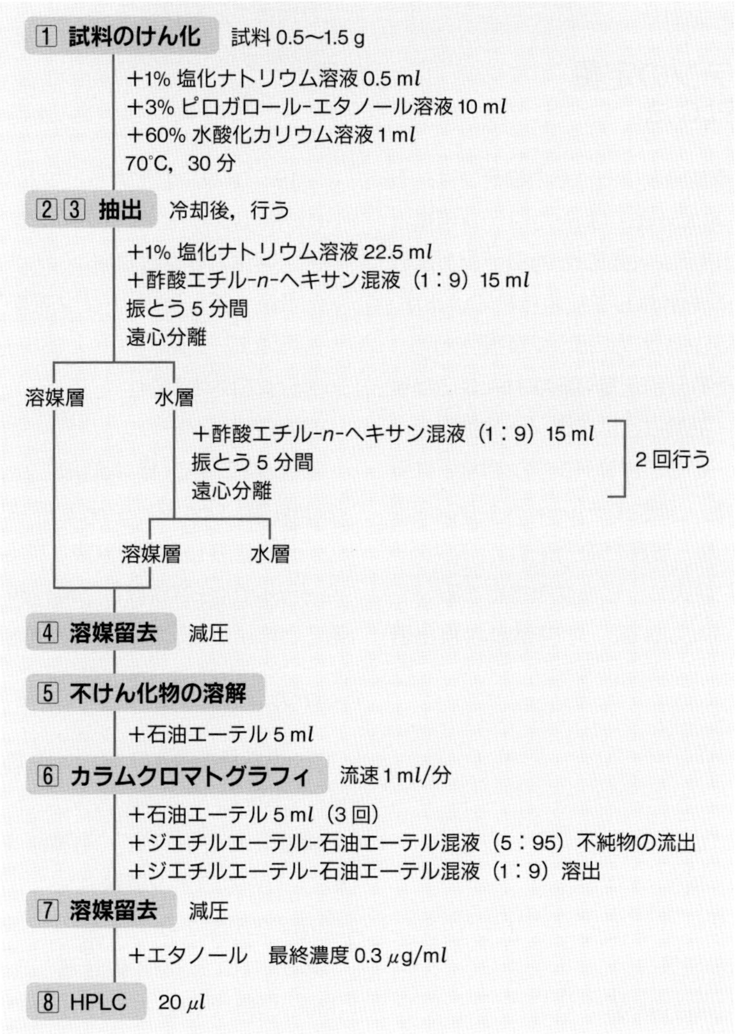

[6] クロマト管に[5]を静かに流し入れ，約 1 ml/分の速さで流出する．カラム上部の液がなくなる直前に石油エーテル 5 ml を加え，これを 3 回行う．次にジエチルエーテル-石油エーテル混液（5 : 95）で不純物を溶出させる．受器に褐色ナス型フラスコを置き，ジエチルエーテル-石油エーテル混液（1 : 9）を加え，レチノール画分を溶出する．

[7] 溶出液を 40℃で減圧留去する．残留物にエタノールを加えて溶解し，レチノール濃度約 0.3 μg/mlとなるように希釈定容し，試験溶液（*V*）とする．

[8] 試験溶液 20 μl を HPLC に注入し，レチノールのピーク面積を測定する．同時にレチノール標準溶液 20 μl を注入し，レチノールの検量線を作成する．

計算

レチノール含量（μg/100 g）＝(*A*×*V*×*N*/*W*)×100

A：検量線より求めた試験溶液中のレチノール濃度（μg/ml）
V：試験溶液量（ml）
N：希釈倍数
W：試料採取量（g）

52 Experiment カロテンの定量 ──HPLC 法

五訂日本食品標準成分表におけるカロテンは，五訂増補日本食品標準成分表では β-カロテン当量として表され，β-カロテン以外に α-カロテンおよびクリプトキサンチンも計算して加えられているが，ここでは，α-カロテンと β-カロテンの定量を行う．測定方法は，それぞれ分別定量可能な HPLC 法が便利である．種実類・豆類などはエタノール抽出後けん化を行い，穀類・いもおよびデンプン類などは直接けん化を行う（⓱）．酢酸エチル-n-ヘキサン混液で不けん化物を抽出後，溶媒を減圧留去し，エタノールに溶解，HPLC に注入し，ピークを検出する．

器具・装置 ①HPLC 装置：可視部吸収検出器装備のもの

②遠心分離器

③振とう器

④恒温水槽

⑤ロータリーエバポレータ

⑥ガラス乳鉢

⑦ガラスフィルター：G3

⑧100 ml 容メスフラスコ

⑨60 ml 容共栓付褐色遠心管

⑩褐色ナス型フラスコ

試薬 ①ピロガロール

②ケイ砂

③エタノール

④1%（w/v）塩化ナトリウム溶液

⑤3%（w/v）ピロガロール-エタノール溶液

⑥水酸化カリウム 60%（w/v）溶液および固形物

⑦酢酸エチル-n-ヘキサン混液（1：9v/v）

⑧石油エーテル

⑨シクロヘキサン

⑩2-プロパノール

⑪α-カロテン標準溶液：α-カロテン標準品（Sigma 製，Type V）5 mg を石油エーテルに溶解し，100 ml に定容し，標準原液とする．この 2 ml を石油エーテルで 25 倍希釈し，444 nm の吸光度を測定することにより希釈標準溶液の濃度を求める．

$$\alpha\text{-カロテン濃度}\ (\mu g/ml) = E \times 10{,}000/2{,}800$$

E：希釈標準溶液の 444 nm における吸光度（1 cm セル）

検量線作成用として，標準原液をエタノールで希釈し，α-カロテン濃度 0.25，0.5，1.0 および 2.0 μg/ml を調製する．

⑫β-カロテン標準溶液：β-カロテン標準品（Merck 製）20 mg をシクロヘキサンに溶解し，100

⓱カロテンの抽出方法

食　品　群	前処理および抽出方法	試料採取量
種実類，豆類，野菜類，果実類，きのこ類，藻類，し好飲料類（茶葉），調味料類，調理加工食品類	エタノール抽出後，けん化抽出（野菜，果実，豆，種実はピロガロールを加えてエタノール抽出する）	乾燥藻類，茶葉など（含量が多いもの）は 0.2～0.5 g 野菜，果実類（多水分のもの）は 5～10 g その他　含量により適宜
穀類，いもおよびデンプン類のうち乾燥品	水を試料重量の数倍加え，膨潤後にけん化抽出	とうもろこしなど　1～2 g
穀類，いもおよびデンプン類のうちデンプンの多いもの	直接けん化抽出	米など　1～2 g
穀類，いもおよびデンプン類のうち生試料	エタノール抽出後，けん化抽出	さつまいもなど　5～10 g
菓子類，油脂類，魚介類，肉類，卵類，乳類	直接けん化抽出	菓子類　0.5～2 g 油脂類　0.5～1 g 魚介類他　1～2 g
菓子類（ジャムを含むもの）	エタノール抽出後，けん化抽出	5～10 g
魚介類（野菜を含む水産練り製品）	エタノール抽出後，けん化抽出	5～10 g

（日本食品分析センター編：分析実務者が書いた五訂日本食品標準成分表分析マニュアルの解説．中央法規出版，2001）

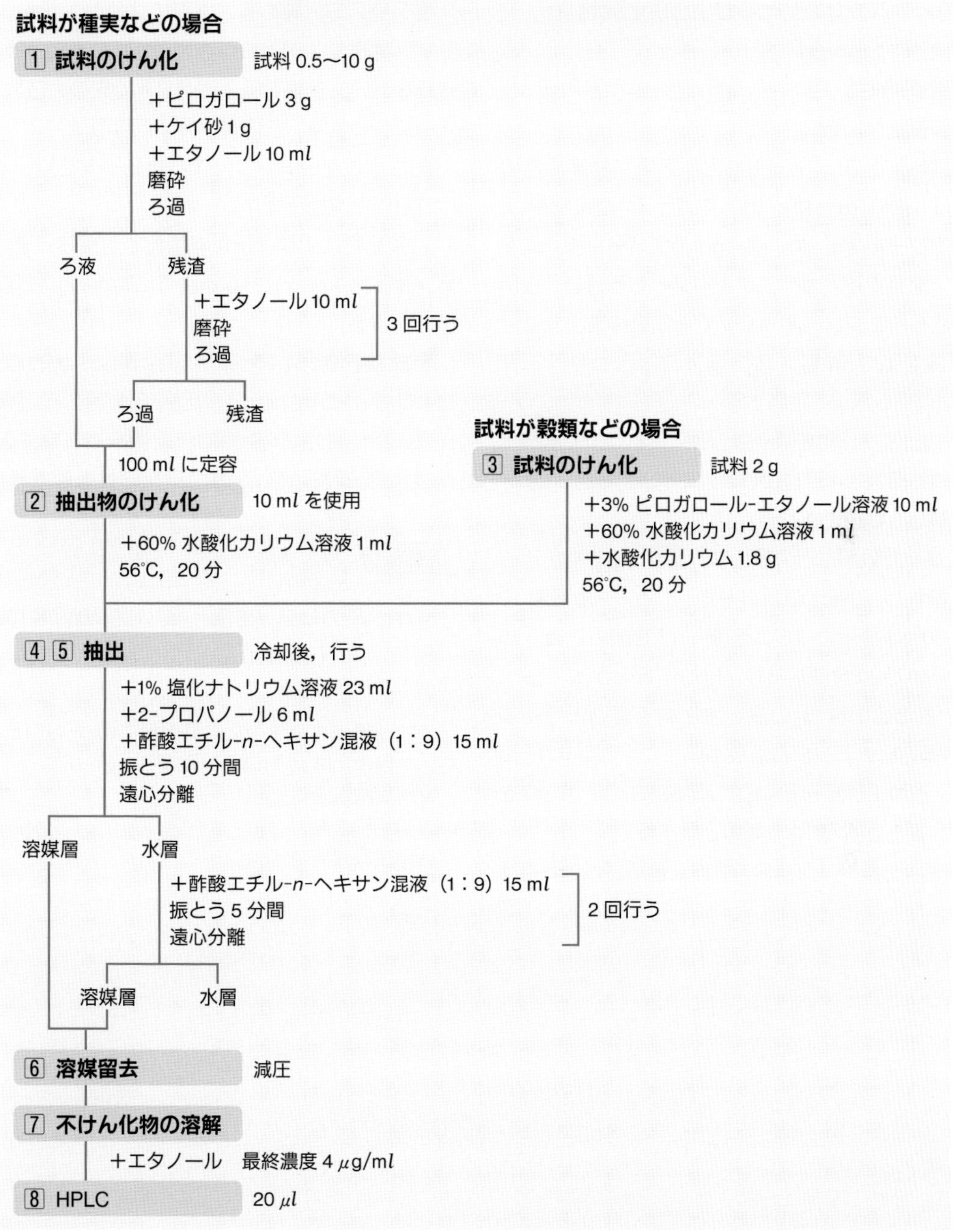

ml に定容し，標準原液とする．この 2 ml をシクロヘキサンで 50 倍希釈し，455 nm の吸光度を測定することにより希釈標準溶液の濃度を求める．

$$\beta\text{-カロテン濃度}\ (\mu g/ml) = E \times 10{,}000/2{,}450$$

E：希釈標準溶液の 455 nm における吸光度（1 cm セル）

検量線作成用として，標準原液をエタノールで希釈し，β-カロテン濃度 0.5，1.0，2.0 および 4.0 μg/ml を調製する．

HPLC の条件 ①カラム：東ソー TSKgel ODS 120 A 5 μm（内径 4.6 mm 長さ 15 cm）

②移動相：クロロホルム-メタノール溶液（4：96 v/v）

50 μg/ml のパルミチン酸アルコルビル含有

③流速：1.5 ml/分

④温度：40℃

⑤波長：455 nm

操作 [1] エタノール抽出が必要な種実などの場合は，試料0.5～10 g（*W*）をガラス乳鉢に精秤し，ピロガロール 3 g，ケイ砂 1 g，エタノール 10 ml を加え，磨砕する．ガラスフィルターでろ過し，残留物をさらにエタノール 10 ml で 3 回磨砕抽出する．抽出液を 100 ml 容メスフラスコに合わせ，エタノールで 100 ml に定容する．

[2] 抽出液 10 ml を褐色遠心管に入れ，60%水酸化カリウム溶液 1 ml を加えた後，56℃水浴中で 20 分間加熱し，けん化を行う．

[3] 試料が穀類などの場合は，試料 2 g を褐色遠心管に精秤し，3%ピロガロール-エタノール溶液 10 ml，60%水酸化カリウム溶液 1 ml を加えた後，56 ℃水浴中で 20 分間加熱し，けん化を行う．

[4] [2] あるいは [3] の液を冷水中で室温まで冷却後，1%塩化ナトリウム溶液 23 ml，2-プロパノール 6 ml，酢酸エチル-*n*-ヘキサン混液（1：9）15 ml を加え，振とう器で 10 分間振とうする．

[5] 遠心分離後，上層の溶媒層を駒込ピペットでナス型フラスコに集める．水層には酢酸エチル-*n*-ヘキサン混液（1：9）15 ml を再び加えて振とう後遠心分離を行い，上層を駒込ピペットで先のナス型フラスコに合わせる．この操作を 2 回行う．

[6] 抽出液をロータリーエバポレータを用いて 40 ℃で溶媒を減圧留去する．

[7] 残留物にエタノールを加えて溶解し，β-カロテン濃度約 4 μg/ml となるように希釈し，試験溶液（*V*）とする．

[8] 試験溶液 20 μl を HPLC に注入し，α-カロテンおよび β-カロテンのピーク面積を測定する．同時に α-カロテンおよび β-カロテン標準溶液を注入し，α-カロテンおよび β-カロテンの検量線を作成する．

計算

α，β-カロテン含量＝(*A*×*V*×*N*/*W*)×100
(μg/100 g)

A：検量線より求めた試験溶液中の α-カロテン濃度または β-カロテン濃度（μg/ml）
V：試験溶液量（ml）
N：希釈倍数
W：試料採取量（g）

2）ビタミンDの定量

共存する脂質を除くため，加水分解し，溶媒抽出を行う．食品中のビタミンD含有量は微量であり，他の成分との分離が困難であるので，分析には，2段階によるHPLC法が用いられる．

53 Experiment ビタミンDの定量 —HPLC法

器具・装置 ①HPLC装置：紫外部吸収検出器装備のもの

②遠心分離器

③振とう器

④ロータリーエバポレータ

⑤60 ml 容共栓付褐色遠心管

⑥褐色ナス型フラスコ

⑦フラクションコレクター

試薬 ①1%（w/v）塩化ナトリウム溶液

②1%（w/v）ピロガロール-エタノール溶液

③60%（w/v）水酸化カリウム溶液

④酢酸エチル-*n*-ヘキサン混液（1：9 v/v）

⑤アセトニトリル-メタノール混液（9：1 v/v）

⑥2-プロパノール-*n*-ヘキサン混液（0.5：99.5 v/v）

⑦エタノール

⑧ビタミンD標準溶液：結晶エルゴカルシフェロール（ビタミンD_2）またはコレカルシフェロール（ビタミンD_3）をエタノールに溶かす．標準品はあらかじめエタノール溶液としてA_{230}/A_{265}を測定し，0.65以下であることを確認する．標準溶液の濃度は次の式によって求める．

$$\text{ビタミンDの濃度} = (A_{265} \times M/\varepsilon_{265}) \times 1{,}000 \quad (\mu g/ml)$$

M：ビタミンD標準品の分子量（D_2 396.66，D_3 384.65）

ε_{265}：モル吸光係数（D_2 19,200，D_3 18,800）

HPLCの条件

第1段階（分取用カラム）

①カラム：Nagel社 Nucleosil 5C_{18}（内径8.0 mm，長さ30 cm）

②移動相：アセトニトリル-メタノール混液（9：1 v/v）

③流速：1.5 ml/分

④波長：265 nm

第2段階（分析用カラム）

①カラム：DuPout社 Zorbax SIL（内径4.6 mm，長さ25 cm）

②移動相：2-プロパノール-*n*-ヘキサン混液（0.5：99.5v/v）

③流速：1.5 ml/分

④波長：265 nm

操作 1 試料約2～5 g（*W*）を褐色遠心管に精秤し，1%塩化ナトリウム溶液3 ml，1%ピロガロール-エタノール溶液10 ml，60%水酸化カリウム溶液2～5 ml を加えた後，70℃水浴中で60分間加熱し，けん化を行う．

2 冷水中で室温まで冷却後，1%塩化ナトリウム溶液19 ml，酢酸エチル-*n*-ヘキサン混液（1：9）15 ml を加え，振とう器で5分間振とうする．

3 遠心分離後，上層の溶媒層を駒込ピペットでナス型フラスコに集める．水層には酢酸エチル-*n*-ヘキサン混液（1：9）15 ml を再び加えて振とう後，遠心分離を行い，上層を駒込ピペットで先のナス型フラスコに合わせる．この操作を2回行う．

4 抽出液をロータリーエバポレータを用いて40℃で溶媒を減圧留去する．

5 アセトニトリル-メタノール混液（9：1）500 μl を加えて不けん化物を溶かし，試験溶液とする．

6 試験溶液150 μl をフラクションコレクターを連結したHPLC（第1段階のHPLC）に注入し，ビタミンD画分を分取する．

7 第1段階で分取したビタミンD画分の溶媒を減圧留去し，2-プロパノール-*n*-ヘキサン混液（0.5:99.5）200 μl に溶解する．

8 この100 μl を次の第2段階のHPLCに注入し，ビタミンDのピークの高さ（*P*）を測定する．

1 試料のけん化 試料 2〜5 g

+1% 塩化ナトリウム溶液 3 ml
+1% ピロガロール-エタノール溶液 10 ml
+60% 水酸化カリウム溶液 2〜5 ml
70℃，60 分

2 3 抽出 冷却後，行う

+1% 塩化ナトリウム溶液 19 ml
+酢酸エチル-*n*-ヘキサン混液（1：9）15 ml
振とう 5 分間
遠心分離

溶媒層　水層

水層：
+酢酸エチル-*n*-ヘキサン混液（1：9）15 ml
振とう 5 分間
遠心分離
（2 回行う）

溶媒層　水層

（溶媒層を合わせる）

4 溶媒留去 減圧

5 不けん化物の溶解

+アセトニトリル-メタノール混液（1：9）500 μl

6 HPLC　第 1 段階 150 μl

7 溶媒留去（減圧）・溶解

+2-プロパノール-*n*-ヘキサン混液（0.5：99.5）200 μl

8 HPLC　第 2 段階 100 μl

9 同様の操作を標準ビタミン D 0.25 μg（S）を含むエタノール溶液について行い，ピークの高さ（P_{st}）を測定する．

計算

ビタミン D 含量（μg/100 g）$= S \times P/P_{st}) \times (100/W)$

S：標準ビタミン D の量（μg）
P：試料のビタミン D のピークの高さ（mm）
P_{st}：標準ビタミン D のピークの高さ（mm）
W：試料採取量（g）

3）ビタミンＥの定量

ビタミンＥには，α，β，γ，δ-トコフェロールの４つの異性体がある．測定は，各トコフェロールの分別定量が可能な HPLC 法を行う．検出は，トコフェロールの蛍光を利用する．

54 Experiment ビタミンＥの定量 ―HPLC 法

器具・装置 ①HPLC 装置：蛍光分光検出器装備のもの

②遠心分離器

③振とう器

④ロータリーエバポレータ

⑤60 ml 容共栓付褐色遠心管

⑥褐色ナス型フラスコ

試薬 ①1%（w/v）塩化ナトリウム溶液

②3%（w/v）ピロガロール-エタノール溶液

③60%（w/v）水酸化カリウム溶液

④酢酸エチル-*n*-ヘキサン混液（1：9 v/v）

⑤*n*-ヘキサン

⑥窒素ガス

⑦トコフェロール標準溶液：α，β，γ，δ-トコフェロールを *n*-ヘキサンで希釈して，α，γ，δ-トコフェロールは 5，20 μg/ml，β-トコフェロールは 1，4 μg/ml となるα，β，γ，δ-トコフェロールの低濃度，高濃度の混合標準液２種を調製する．

HPLC の条件 ①カラム：Finepak SIL5 μl（内径 4.6 mm，長さ 25 cm）

②移動相：酢酸-2-プロパノール-*n*-ヘキサン混液（5：6：1 v/v/v）

③流速：1.2 ml/分

④温度：40℃

1 試料のけん化 試料 0.5 g

- ＋1% 塩化ナトリウム溶液 0.5 ml
- ＋3% ピロガロール-エタノール溶液 10 ml
- ＋60% 水酸化カリウム溶液 1 ml
- 70℃，30 分

2 3 抽出 冷却後，行う

- ＋1% 塩化ナトリウム溶液 22.5 ml
- ＋酢酸エチル-*n*-ヘキサン混液（1：9）15 ml
- 振とう 5 分間
- 遠心分離

→ 溶媒層 / 水層

水層：
- ＋酢酸エチル-*n*-ヘキサン混液（1：9）15 ml
- 振とう 5 分間
- 遠心分離

（2 回行う）

→ 溶媒層 / 水層

（溶媒層を合わせる）

4 溶媒留去 減圧

- 窒素ガスで完全に除去

5 不けん化物の溶解

- ＋*n*-ヘキサン 2〜5 ml

6 HPLC 20〜80 μl

⑤波長：励起波長 298 nm，蛍光波長 325 nm

操作 [1] 試料約 0.5 g（*W*）を褐色遠心管に精秤し，1%塩化ナトリウム溶液 0.5 m*l*，3%ピロガロール-エタノール溶液 10 m*l*，60%水酸化カリウム溶液 1 m*l* を加えた後，70℃水浴中で 30 分間加熱し，けん化を行う．

[2] 冷水中で室温まで冷却後，1%塩化ナトリウム溶液 22.5 m*l*，酢酸エチル-*n*-ヘキサン混液（1：9）15 m*l* を加え，振とう器で 5 分間振とうする．

[3] 遠心分離後，上層の溶媒層を駒込ピペットでナス型フラスコに集める．水層には酢酸エチル-*n*-ヘキサン混液（1：9）15 m*l* を再び加えて振とう後，遠心分離を行い，上層を駒込ピペットで先のナス型フラスコに合わせる．この操作を 2 回行う．

[4] 抽出液をロータリーエバポレータを用いて 40℃で溶媒を減圧留去する．窒素ガスで溶媒を完全に揮散させる．

[5] *n*-ヘキサン 2～50 m*l* を加えて不けん化物を溶かし，試験溶液（*V*）とする．

[6] 試験溶液の適当量（20～80 μ*l*）を HPLC に注入する．各トコフェロールのピーク面積を求め，標準溶液のピーク面積から試料中の含量を求める．

計算

α，β，γ，δ-トコフェロール含量（mg/100 g）

$$=(A \times V/W) \times (100/1{,}000)$$

A：検量線より求めた試験溶液中の α，β，γ，δ-トコフェロール濃度（μg/m*l*）
V：試験溶液量（m*l*）
W：試料採取量（g）

4）ビタミンKの定量

ビタミンKには，K_1（フィロキノン）とK_2（メナキノン類）があり，両者の生理活性はほぼ同等である．日本食品標準成分表の値はビタミンK_1とK_2の合計で示されている．

試料より抽出，粗分離した無蛍光性のビタミンK（キノン型）をHPLC法で分離した後，電気化学的に還元して蛍光性のビタミンK（ヒドロキノン型）に変え，その蛍光を測定することにより定量する．今回はほうれんそうの分析をする（その他の食品の場合は，⓲を参照）．

⓲ビタミンKの食品別抽出精製方法

食品群	試料量 W（g）	ホモジナイズ用溶媒（ml）	n-ヘキサン-H_A（ml）	抽出液量 H_B（ml）	精製方法
米 もち米 小麦粉	4		14	10	Ⅲ
大麦粉	4		18	10	Ⅲ
そば粉	2		7	5	Ⅲ
大豆粉	0.2		7	5	Ⅲ
緑茶紅茶	0.1		6	5	Ⅰ
コーヒー	0.2		6	5	Ⅰ
じゃがいも 糸引き納豆 野菜 きのこ	1	75% 2-プロパノール　5	6	5	Ⅰ
藻類	0.2	75% 2-プロパノール　5	6	5	Ⅰ
ごま	0.1	75% 2-プロパノール　5	6	5	Ⅲ
みそ	0.5	70%エタノール　5	6	5	Ⅰ
豆乳	1	80%エタノール　5	6	5	Ⅲ
（果汁）		75%エタノール　5			
みかん りんご グレープフルーツ ぶどう プルーン	1	エタノール　2	6	5	Ⅰ
パインアップル トマト 野菜ジュース	1	エタノール　2	6	5	Ⅱ
しょうゆ 日本酒 ワイン	10	エタノール　7	15	12	Ⅲ
ソース	5	エタノール　7	15	12	Ⅲ
マーガリン 植物油	0.1	メタノール　10 メタノール層分取　6 水　1	8	5	Ⅲ
バター	0.1	メタノール　10 メタノール層分取　6 水　1	8	5	Ⅰ
チーズ	0.5	75%アセトン　7	7	5	Ⅰ
魚介類	1	80%メタノール　10	10	8	Ⅲ
肉類	1	66% 2-プロパノール　5	6	5	Ⅲ
卵類	0.2	75%エタノール　5	6	5	Ⅲ
乳および乳製品	1	80%エタノール　5	6	5	Ⅲ

精製方法　Ⅰ：Sep-pakのみ
Ⅱ：薄層クロマトグラフィのみ
Ⅲ：Sep-pak＋薄層クロマトグラフィ
H_A：抽出に使用するn-ヘキサン量（ml）
ホモジナイズ用溶媒に2-プロパノールおよびアセトンを使用した場合は，抽出後，n-ヘキサンの量が増えるため補正を行う
H_B：n-ヘキサン分取量（ml）

（日本食品分析センター編：分析実務者が書いた七訂日本食品標準成分表分析マニュアルの解説，2015）

55
Experiment

ビタミンKの定量
—HPLC法

器具・装置 ①HPLC装置：蛍光検出器およびカラムスイッチングシステム付

②遠心分離器

③振とう器

④エバポレータ

⑤バイオミキサー

⑥Sep-pakシリカカートリッジ：ウォーターズNo. 20520. あらかじめ，ジエチルエーテル-*n*-ヘキサン混液（4：96 v/v）10 m*l*，*n*-ヘキサン10 m*l*で順次洗浄しておく.

⑦10 m*l*容および50 m*l*容共栓付褐色遠心管

試薬 ①75%（v/v）2-プロパノール

②*n*-ヘキサン

③ジエチルエーテル-*n*-ヘキサン混液（4：96 v/v）

④酢酸エチル-*n*-ヘキサン混液（1：9 v/v）

⑤エタノール

⑥ビタミンK_1およびK_2標準溶液：ビタミンK_1およびK_2標準品10 mgをエタノールに溶解して100 m*l*とする. これをエタノールで希釈し，0.005，0.01 μg/m*l*に調製し標準溶液とする.

HPLCの条件 ①分離カラム：TSKgel ODS-120 T（内径4.6 mm，長さ25 cm）

②プレカラム：TSKgel ODS-120 T（内径4.6 mm，長さ5 cm）

③還元カラム：RC-10（内径4.0 mm，長さ15 mm）充塡剤；白金黒

④移動相：エタノール-メタノール混液（5：95 v/v）

⑤流速：1.0 m*l*/分

⑥温度：35℃

⑦波長：励起波長320 nm，蛍光波長430 nm

操作 1 ほうれんそう約1 g（*W*）を50 m*l*容褐色遠心管に精秤し，75% 2-プロパノール2.5 m*l*を加えて，バイオミキサーでホモジナイズする. シャフトを75% 2-プロパノール2.5 m*l*で洗浄した後，この洗液をホモジネートに合わせる.

2 得られたホモジネートに*n*-ヘキサン6 m*l*（H_A）を加えて5分間振とうした後，遠心分離する.

3 *n*-ヘキサン5 m*l*（H_B）を10 m*l*容褐色遠心管に分取し，40℃以下で*n*-ヘキサンを減圧留去する.

4 残留物に*n*-ヘキサン2 m*l*を加えて溶解する.

5 Sep-pakシリカカートリッジに通す. さらに，受器を*n*-ヘキサン1 m*l*で洗浄し，洗液をSep-pakシリカカートリッジに注ぐ. 溶出液を捨て，さらに*n*-ヘキサン10 m*l*で洗浄する. 次にジエチルエーテル-*n*-ヘキサン混液（4：96 v/v）5 m*l*で溶出する.

6 この溶出液を10 m*l*容共栓付褐色遠心に採取

1 試料のホモジナイズ ほうれんそう1 g
+75% 2-プロパノール2.5 m*l*
ホモジナイズ

ホモジネート　　シャフト洗浄
+75% 2-プロパノール2.5 m*l*
洗液

2 抽出
+*n*-ヘキサン6 m*l*
振とう5分間
遠心分離

n-ヘキサン層
5 m*l*回収

3 溶媒留去 減圧

4 残留物の溶解
+*n*-ヘキサン2 m*l*

5 Sep-pakシリカカートリッジ
+*n*-ヘキサン1 m*l*（受器の洗液）
+*n*-ヘキサン10 m*l*（洗浄）
+ジエチルエーテル-*n*-ヘキサン混液（4：96）5 m*l*（溶出）

6 溶媒留去 減圧

7 測定用試験溶液の調製
+エタノール200 μ*l*

8 HPLC 50 μ*l*

し，ジエチルエーテル-*n*-ヘキサンを留去する．

[7] 残留物にエタノール 200 μ*l* を加えて溶かし，測定用試験溶液（*M*）とする．

[8] 測定用試験溶液 50 μ*l* を HPLC に注入し，ピーク高を測定する．測定用試験溶液のビタミン K 濃度が高い場合は，必要に応じて希釈（*N*）する．

[9] ビタミン K_1 および K_2 標準溶液 50 μ*l* を同様に HPLC に注入し，検量線を作成する．

[10] HPLC の系より還元カラムを外した状態で定量用試験溶液 50 μ*l* を HPLC に注入し，ブランクの測定を行う．

計算

$$\text{ビタミン } K_1 \text{ および } K_2 \text{ 含量（}\mu g/100\,g\text{）} = C \times N \times M \times (H_A/H_B) \times (100/W)$$

C：検量線より求めた測定試験溶液中のビタミン K_1 および K_2 濃度（μg/m*l*）
N：希釈倍数
M：測定用試験溶液（m*l*）
H_A：抽出に使用した *n*-ヘキサン量（m*l*）（補正が必要，今回は 7.3）
H_B：*n*-ヘキサン量分取量（m*l*）
W：試料採取量（g）

5）ビタミン B_1の定量

ビタミン B_1はエネルギーを生み出す化学反応の補酵素として働く．欠乏すると尿酸がたまり疲れやすくなり神経障害も引き起こす．ビタミン B_1は，天然では遊離型および3種類のリン酸エステルの形で存在し，一般にビタミン B_1含量はチアミン塩酸塩として示される．

ビタミン B_1の測定には，チオクロム蛍光法やHPLCで測定する方法がある．HPLC法では，遊離型やエステル型を分別定量することもできる．

56 Experiment ビタミン B_1の定量 ―HPLC法

試料を塩酸で加熱抽出したのち，酵素分解処理によりビタミン B_1リン酸エステルのリン酸基を切断して遊離のビタミン B_1とする．陽イオン交換カラムにより精製しHPLCに注入後，分離したビタミン B_1を酸化してチオクロムに変化させ蛍光強度を測定する．ヒドロキシエチルチアミン（HET）も同時に測定し，チアミンとの合計をビタミン B_1として算出する．

器具・装置 ①高速液体クロマトグラフ（蛍光検出器付）
②ウォーターバス
③恒温器
④100 ml 容褐色抽出びん
⑤精製用褐色クロマト管（内径 7 mm）
⑥25 ml 容褐色メスフラスコ

試薬 ①塩酸
②4 *M* 酢酸ナトリウム溶液
③酢酸緩衝液（pH 4.5）
④2.5%タカジアスターゼ B 溶液
⑤陽イオン交換樹脂：パームチット
⑥25%塩化カリウム-0.1 *M* 塩酸溶液
⑦メタノール
⑧リン酸二水素ナトリウム（無水）
⑨過塩素酸ナトリウム
⑩水酸化ナトリウム
⑪フェリシアン化カリウム
⑫チアミン塩酸塩標準溶液：チアミン塩酸塩標準品を 105℃，2 時間乾燥，30 分間デシケータで放冷したもの 100 mg を 1 *M* 塩酸溶液 100 ml で溶解後，水で 1 l 容メスフラスコに定容し標準原液（100 μg/ml）とする．原液を 0.1 *M* 塩酸溶液で 1.0 μg/ml 標準溶液に希釈する．これを加熱済み 25%塩化カリウム-0.1 *M* 塩酸溶液で 0.1 および 0.02 μg/ml に希釈して HPLC 用チアミン塩酸塩標準溶液とする．
⑬ヒドロキシエチルチアミン標準品：市販品

操作

ビタミン B_1の抽出

[1] 試料 2～3 g を 100 ml 容褐色抽出びんに量りとる．

[2] 0.1 *M* 塩酸溶液 50 ml を加え，沸騰水浴中，ガラス棒でかき混ぜながら 15 分間加熱抽出する．

[3] 水冷して室温に戻す．

[4] 4 *M* 酢酸ナトリウム溶液で pH 4.5 に調整する．

[5] 2.5%タカジアスターゼ B 溶液 5 ml を加え，37～40℃の恒温器中で 16～17 時間酵素分解を行う．

[6] 水冷して室温に戻し，酢酸緩衝液で定容する．

[7] ろ過後，試験溶液とする．

カラムクロマトグラフィによる精製

[8] 精製用クロマト管の下部に脱脂綿を詰め，水洗したパームチット 1.6～1.7 g を水とともに流し込む．[7] の試験溶液 25 ml を正確に加え，1 ml/分の

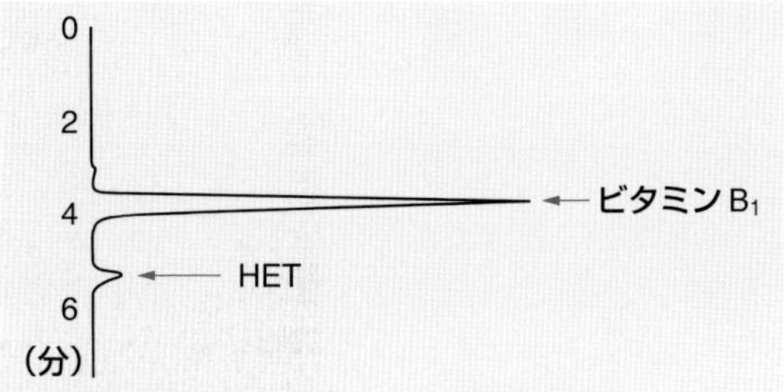

⑲高速液体クロマトグラム例：ぶたばら肉

[1] **試料採取**　2〜3 g ―― 100 ml 褐色抽出びん
　0.1 *M* 塩酸 50 ml
[2] **酸分解**　沸騰水浴中 15 分間
[3] **冷却**
　4 *M* 酢酸ナトリウム溶液
[4] **pH 4.5 に調整**
　2.5%タカジアスターゼ B 溶液 5 ml
[5] **酵素分解**　37〜40℃，16〜17 時間
[6] **定容**　酢酸緩衝液で定容 ―― 100 ml
[7] **ろ過**
　試験溶液 25 ml
[8] **カラムクロマトグラフィ**
　洗浄　水 30〜60 ml
　温め　沸騰水 90 ml
　溶出　25%塩化カリウム-0.1 *M* 塩酸溶液 2 ml/分
定容 25%塩化カリウム-0.1 *M* 塩酸溶液で定容 ―― 25 ml
[9] **高速液体クロマトグラフに注入**

速度で流し，さらに酢酸緩衝液（pH 4.5）約 5 ml を加え，クロマト管壁内を洗い流す．水 30〜60 ml でカラムを洗浄した後，沸騰水約 90 ml を注ぎ入れ，コックを全開して流出させカラムを温める．カラムが熱いうちに，沸騰直前の 25%塩化カリウム-0.1 *M* 塩酸溶液をカラムに注加して，流速約 2 ml/分で流し，ビタミン B_1を溶出させ，25 ml 褐色メスフラスコに受ける．室温にもどし，25%塩化カリウム-0.1 *M* 塩酸溶液で 25 ml とする．

[9] 測定用試験溶液はビタミン B_1として約 0.1 μg/ml となるように希釈し，30 μl を HPLC に注入し，ピーク高を測定する．同時にビタミン B_1標準溶液（0.1 μg/ml，0.02 μg/ml）をそれぞれ 30 μl 注入し，検量線を作成する．

HPLC の条件　①カラム：内径 4.6 mm，長さ 150 mm；ODS 系カラム（例：ナカライテスク Cosmosil C_{18}）

②移動相：メタノール-［0.01 *M* リン酸二水素ナトリウム-0.15 *M* 過塩素酸ナトリウム］（pH 2.2）混液（1：9 v/v）

③流速：1 ml/分

④反応液：0.01%フェリシアン化カリウム-15%水酸化ナトリウム溶液，0.4 ml/分

⑤温度：40℃

⑥波長：励起波長 375 nm，蛍光波長 440 nm

計算

$$\text{ビタミン } B_1 \text{含量 (mg/100 g)} = \frac{A \times V \times N \times 100}{W \times 1{,}000}$$

A：検量線より求めた試験溶液中のビタミン B_1濃度（μg/ml）
V：定容量（ml）
N：希釈倍数
W：試料採取量（g）

HET を含む食品の場合

HET 溶液を用いて定量を行い，モル換算係数 0.8845 を乗じてビタミン B_1相当量とする．

one point advice

[1]：試料入手後の時間経過や粉砕によりビタミン B_1は分解・損失しやすいので，試料入手後すぐに粗切りした試料に 0.1 *M* 塩酸または 20%メタリン酸を加えて粉砕する前処理を行い分析に供する．

[1]：魚介類はチアミナーゼを含むものが多いので，失活させるためには，0.1 *M* 塩酸で前処理後 20 分間沸騰加熱させ，水冷後粉砕する．

[2]：ニンニクなどビタミン B_1とアリシンが結合したアリチアミンが存在する試料の場合，酸分解後に pH 6.0 に調整し，還元剤の塩酸システイン 50 mg を加え 60℃の湯浴中で 30 分間加熱してアリチアミンを遊離のビタミン B_1とした後，pH 4.5 に調整する．

[8]：カラム充塡剤 1.6〜1.7 g が吸着できるビタミン B_1絶対量は約 10 μg である．B_1量が 2 mg/100 g を超える場合，カラム負荷量を 10 ml とする．

[8]：パームチットカラム操作は，溶出液を沸騰直前まで加熱して使用する．カラムが熱いうちに素早く行うことが大切である．加熱のしすぎも，カラムの冷えも塩が析出しカラムが詰まる可能性がある．

[9]：反応液はアルカリ性なので分析終了後は必ず経路を水洗する．

6）ビタミン B_2の定量

ビタミン B_2は生体の酸化還元酵素の補酵素として，エネルギー代謝や脂質代謝に関与している．欠乏症に口角炎，眼球炎が知られている．ビタミン B_2は，天然では遊離型のリボフラビン，誘導体型のフラビンモノヌクレオチド，フラビンアデニンジヌクレオチドの3種類の形で存在する．

ビタミン B_2の測定には，アルカリ性下で B_2の光分解生成物であるルミフラビンの蛍光を測定するルミフラビン蛍光法やHPLCで測定する方法がある．HPLC法では，上記3化合物をすべて遊離型のリボフラビンに変換し蛍光検出する．

57 Experiment ビタミン B_2の定量 ──HPLC法

試料を塩酸で加熱抽出した後，酵素分解処理によりビタミン B_2誘導体を遊離型のビタミン B_2にして蛍光強度を測定する．

器具・装置 ①高速液体クロマトグラフ（蛍光検出器付）

②ウォーターバス

③恒温器

④100 m*l* 容褐色抽出びん

試薬 ①塩酸

②4 *M* 酢酸ナトリウム溶液

③酢酸緩衝液（pH 4.5）

④2.5%タカジアスターゼB溶液

⑤リボフラビン標準溶液：リボフラビン標準品を105℃，2時間乾燥後，30分間デシケータで放冷したもの50 mgに酢酸4 m*l* を加え，さらに温水で溶解する．冷却後，水で1 *l* 容褐色メスフラスコに定容し，リボフラビン標準原液（50 μg/m*l*）とする．原液を酢酸緩衝液（pH 4.5）で1.0 μg/m*l* 標準溶液に希釈する．また，原液を酢酸緩衝液で0.1および0.02 μg/m*l* に希釈したものをHPLC用標準溶液とする．

操作

ビタミン B_2の抽出

1～7 ビタミン B_1の抽出 1～7 を参照．

8 測定時，試験溶液はビタミン B_2として約0.1 μg/m*l* となるように酢酸緩衝液（pH 4.5）で希釈する．

9 試験溶液20 μ*l* をHPLCに注入し，ピーク高を測定する．同時にビタミン B_2標準溶液（0.1 μg/m*l*，0.02 μg/m*l*）をそれぞれ20 μ*l* 注入し検量線を作成する．

HPLCの条件 ①カラム：内径4.6 mm，長さ150 mm；ODS系カラム（例：ナカライテスク Cosmosil C_{18}）

②移動相：メタノール-酢酸緩衝液（pH 4.5）（35：65 v/v）

③流速：1.0 m*l*/分

④温度：40℃

⑤波長：励起波長445 nm，蛍光波長530 nm

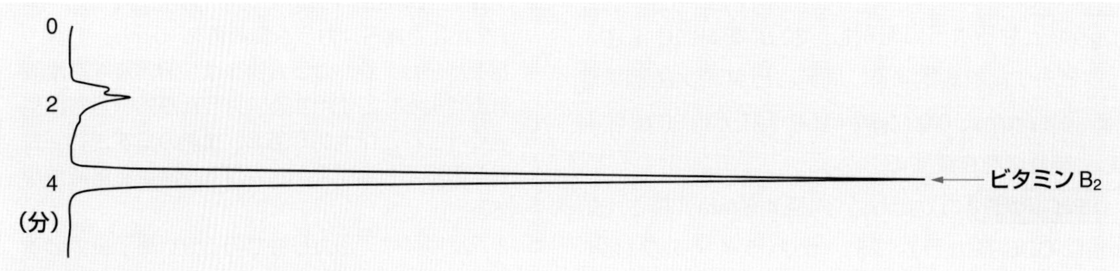

⑳高速液体クロマトグラム例：鶏肉

1 **試料採取** 2〜3 g

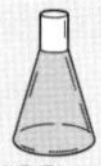

100 ml
褐色抽出びん

0.1 *M* 塩酸 50 ml

2 **酸分解** 沸騰水浴中 15 分間

3 **冷却**

4 *M* 酢酸ナトリウム溶液

4 **pH 4.5 に調整**

2.5%タカジアスターゼ B 溶液 5 ml

5 **酵素分解** 37〜40℃，16〜17 時間

6 **定容** 酢酸緩衝液で定容

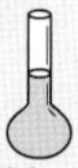

100 ml

7 **ろ過**

8 **試験溶液** ビタミン B_2 約 0.1 μg/ml に希釈

9 **高速液体クロマトグラフに注入**

計算

$$\text{ビタミン B}_2\text{含量 (mg/100 g)} = \frac{A \times V \times N \times 100}{W \times 1,000}$$

A：検量線より求めた試験溶液中のビタミン B_2濃度（μg/ml）
V：定容量（ml）
N：希釈倍数
W：試料採取量（g）

one point advice

1：ビタミン B_2は光に当たると不安定になるので器具は褐色のものを用いる.
5：タカジアスターゼ B 中にはビタミン B_2が少量含まれるので，測定値から差し引く必要がある．酵素中の B_2含量の測定は，酵素 2 g に酢酸緩衝液を加え，37〜40℃で 16〜17 時間静置したものを酢酸緩衝液で定容して試験溶液とする．加えた酵素量が試料 100 g に加算される量を換算して試料 100 g 中のビタミン B_2含量から差し引く.

7）ナイアシンの定量

ナイアシンは，ニコチン酸，ニコチン酸アミドおよびこれらのヌクレオチド類の総称で，生体内の多くの酸化還元反応に補酵素として関与する．欠乏症としてはペラグラが知られている．主にニコチン酸は植物性食品中に，ニコチン酸アミドは動物性食品中に多く含まれている．

定量法には，乳酸菌の生育度を利用する微生物定量法が用いられる．

58 Experiment ナイアシンの定量 ―微生物定量法

使用菌株の *Lactobacillus plantarum* ATCC 8014 は，ナイアシンを必須栄養素として要求する乳酸菌で，ニコチン酸，ニコチン酸アミド両者に同等の活性を示し，ある濃度レベルの範囲では，ナイアシン量に比例して生育する．そこで，この菌の生育に必要なすべての栄養素を含む合成培地からナイアシンだけを除いた定量用基礎培地に試料抽出液を添加して培養すると，試料中に存在するナイアシン量に対応して菌が生育する．その生育量を濁度として分光光度計で測定することによりナイアシン含量を求めることができる．

器具・装置 ①孵卵器

②乾熱滅菌器

③オートクレーブ

④比濁計

⑤試験管

試薬 ①定量用の基礎培地（例：日水製薬　ニコチン酸定量用基礎培地）

水 1,000 m*l* に㉑のものを加え，水浴中で加熱溶解する．pH 6.8±0.1 に調整し，必要があれば，ろ過する．

②保存用培地（例：日水製薬　一般乳酸菌保存検出用培地）

水 100 m*l* に㉒のものを加え，水浴上で 10～20 分間加熱溶解後，炭酸カルシウム 0.5 g を加え，かき混ぜながら，熱時，この溶液を約 6 m*l* ずつ試験管に分注し，121℃で 10 分間加圧滅菌し，試験管を垂直に保って放冷する．

③接種菌用培地（例：日水製薬　一般乳酸菌接種用培地）

水 100 m*l* に㉓のものを加え pH 6.8 に調整した後，水浴上で加熱溶解後，かき混ぜ，この溶液を約

㉑基礎培地組成

カザミノ酸	14 g
ブドウ糖	40 g
無水酢酸ナトリウム	20 g
L-シスチン	400 mg
硫酸アデニン	20 mg
塩酸グアニン	20 mg
ウラシル	20 mg
リボフラビン	400 μg
塩酸チアミン	200 μg
ビオチン	0.8 μg
パントテン酸カルシウム	400 μg
パラアミノ安息香酸	200 μg
塩酸ピリドキシン	800 μg
DL-トリプトファン	200 mg
リン酸二水素カリウム	1 g
リン酸一水素カリウム	1 g
硫酸マグネシウム	400 mg
硫酸第一鉄	20 mg
硫酸マンガン	20 mg

㉒保存菌株用培地組成

酵母エキス	0.55 g
ペプトン	1.25 g
ブドウ糖	1.1 g
リン酸二水素カリウム	0.025 g
リン酸一水素カリウム	0.025 g
酢酸ナトリウム	1.0 g
硫酸マグネシウム	0.01 g
硫酸マンガン	0.5 mg
硫酸第一鉄	0.5 mg
寒天	2.0 g

㉓接種菌用培地組成

酵母エキス	0.55 g
ペプトン	1.25 g
ブドウ糖	1.1 g
リン酸二水素カリウム	0.025 g
酢酸ナトリウム	1.0 g
硫酸マグネシウム	0.01 g
硫酸マンガン	0.54 mg
硫酸第一鉄	0.5 mg

4 mlずつ試験管に分注し，121℃で10分間加圧滅菌後，放冷する．

④1 M硫酸溶液

⑤ニコチン酸標準溶液：ニコチン酸標準品100 mgを25%エタノール溶液に溶かし100 mlに定容してニコチン酸標準原液（1 mg/ml）とする．原液を水で50 ng/ml標準溶液に希釈する．

操作 [1] 保存用培地に*Lactobacillus plantarum* ATCC 8014の保存菌株を穿刺して接種し，35℃で20時間培養し冷所に保存する．保存菌株は1週おきに調製する．

[2] 保存菌株を接種菌用培地に接種し，35℃で20時間培養する．これを遠心分離し，600 nmにおける透過率60～90%となるように滅菌生理食塩水で希釈したものを接種菌溶液とする．

[3]（試験溶液の調製）試料2 gに1 M硫酸溶液100 mlを加える．

[4] 121℃で30分間，加圧抽出する．

[5] 冷却する．

[6] pH 6.8に調整する．

[7] 水で200 mlに定容する．

[8] ろ過して，測定時にニコチン酸約15 ng/mlになるよう水で試験溶液を調製する．

[9] 試験管に2本ずつ試験溶液またはニコチン酸標準溶液を適量採取し，それぞれに基礎培地2.5 mlおよび水を加えて全量を5 mlとする．

[10] 121℃で5分間加圧滅菌後，冷却する．

[11] 各試験管に接種菌溶液1滴（約30 μl）ずつを無菌的に接種する．

[12] 37℃で18～20時間，孵卵器で培養する．

[13] 各試験管の600 nmにおける濁度を分光光度計で測定する．

計算

$$\text{ナイアシン含量 (mg/100 g)} = \frac{A\times N\times V\times 100}{W\times 10^6}$$

A：検量線より求めた試験溶液中のナイアシン濃度（ng/ml）
V：定容量（ml）
N：希釈倍数
W：試料採取量（g）

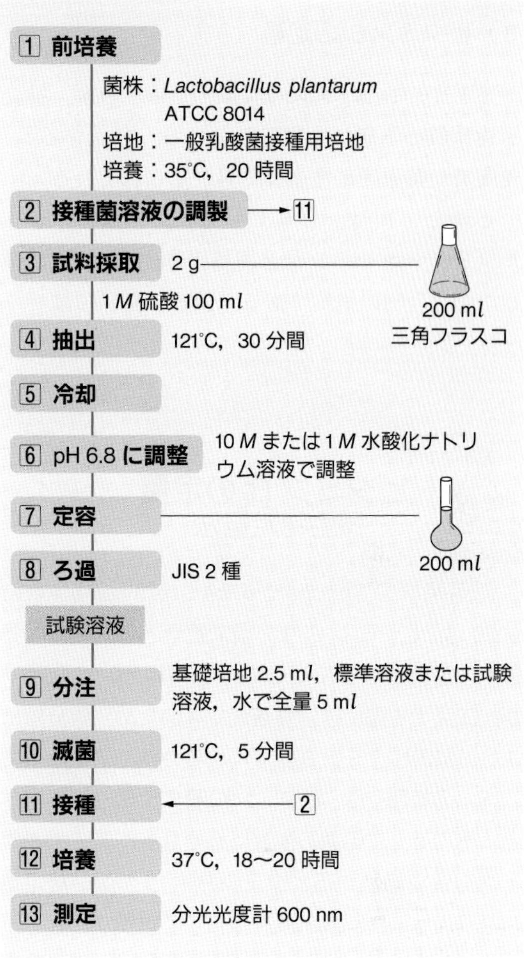

one point advice [3]：酸分解により結合型のナイアシンも遊離型となって抽出される．ニコチン酸アミドは酸化されニコチン酸になる．

8）ビタミン B_6の定量

ビタミン B_6は，たんぱく質の合成・分解，神経伝達物質の生成にも関与している．欠乏すると，皮膚炎や動脈硬化性血管障害が知られている．

ビタミン B_6は，ピリドキシン，ピリドキサール，ピリドキサミンなど同様の作用をもつ10種以上の化合物の総称である．植物性食品にはピリドキシンが多く含まれているのに対し，動物性食品にはピリドキサール5′リン酸や，ピリドキサミン5′リン酸が多く含まれている．また，野菜，穀類などには，ピリドキシン5′βグルコシドや配糖体が存在する．

定量法には，酵母の生育度を利用する微生物定量法が用いられる．

59
Experiment

ビタミン B_6の定量
―微生物定量法

使用菌株の *Saccharomyces cerevisiae* ATCC 9080は，ビタミン B_6を必須栄養素として要求する菌で，遊離型3種に対してほぼ同等の活性を示すが，エステル型には活性を示さないため，酸分解により遊離のビタミン B_6にする必要がある．ある濃度レベルの範囲では，ビタミン B_6量に比例して生育する．そこで，この菌の生育に必要なすべての栄養素を含む合成培地からビタミン B_6だけを除いた定量用基礎培地に試料抽出液を添加して培養すると，試料中に存在するビタミン B_6量に対応した菌が生育する．その生育量を濁度として分光光度計で測定する．成分値はピリドキシン量として表す．

器具・装置 ①孵卵器

②振とう培養器

③乾熱滅菌器

④オートクレーブ

⑤比濁計

⑥300 m*l* 容褐色三角フラスコ

⑦試験管

試薬 ①基礎培地（例：日水製薬　ビタミン B_6定量用基礎培地）：水1,000 m*l* に㉔のものを溶かし，pH 5.0±0.1に調整し必要があればろ過する．

㉔基礎培地組成

カザミノ酸	4 g
イノシトール	25 mg
塩酸チアミン	250 μg
ニコチン酸	2.5 mg
パントテン酸カルシウム	2.5 mg
ビオチン	8 μg
塩化カリウム	425 mg
ブドウ糖	50 g
塩化カルシウム	125 mg
硫酸マグネシウム	125 mg
硫酸マンガン	2.5 mg
リン酸二水素カリウム	550 mg
塩化第二鉄	2.5 mg
クエン酸カリウム	5 g
クエン酸	1 g

②保存用培地（例：麦芽寒天培地）：水100 m*l* に酵母エキス0.3 gを溶かし，麦芽エキス0.3 g，ペプトン0.5 g，ブドウ糖1 gを加える．pH 5.0に調整後，寒天3 gを加え，水浴上で10〜20分加熱する．熱いうちにこの液約6 m*l* ずつを試験管に分注し，121℃で15分間加圧滅菌し試験管を斜めに保って放冷する．

③0.055 *M* または0.44 *M* または0.88 *M* 塩酸溶液

④ピリドキシン標準溶液：塩酸ピリドキシン標準品を25%エタノール溶液に溶かし，ピリドキシン5 ng/m*l* になるよう水で希釈して用時調製する．

操作

試験溶液の調製

1 試料2 gを三角フラスコに量りとる．

2 動物性試料の場合，0.055 *M* 塩酸溶液180 m*l* を加え，121℃で5時間加水分解する．植物性試料の場合，穀類，豆類，野菜類は0.88 *M* 塩酸溶液160 m*l*，その他のものは，0.44 *M* 塩酸溶液160 m*l* を加え，121℃で2時間加水分解する．

3 4 冷却後，pH 5.0に調整する．

5 6 水で250 m*l* に定容後，ろ過して水でピリドキシン約1.5 ng/m*l* を含む試験溶液とする．

7 保存菌株を斜面培地に接種し，30℃で20時間培養し，冷所に保存する．

[8] 保存菌株から 1 白金耳をとり，600 nm における透過率が 60〜90%となるように滅菌生理食塩水で希釈して接種菌溶液とする．

[9] ピリドキシン標準溶液または試験溶液を試験管 2 本ずつにとり，基礎培地 2.5 ml および水を加え全量 5.0 ml とする．

[10] 100℃で 15 分間加熱滅菌する．

[11] [12] [13] 冷却後，各試験管に接種菌溶液 1 滴（30 μl）ずつを無菌的に接種し 30℃で 20 時間振とう培養する．

[14] 各試験管の濁度を 600 nm の吸光度を用いて測定する．

計算

$$ビタミン\ B_6含量（mg/100\ g）=\frac{A\times N\times V\times 100}{W\times 10^6}$$

A：検量線より求めた試験溶液中のビタミン B_6濃度（ng/ml）
V：定容量（ml）
N：希釈倍数
W：試料採取量（g）

[1] 試料採取　2 g
塩酸
（動物性試料の場合：0.055 *M* 180 ml，
植物性試料の場合：0.44 *M* 160 ml，
または 0.88 *M* 160 ml）

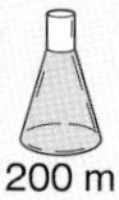

200 ml
三角
フラスコ

[2] 抽出　121°C（動物性試料：5 時間，
植物性試料：2 時間）

[3] 冷却

[4] pH 5.0 に調整　10 *M* または 1 *M* 水酸化ナトリウム溶液で調整

[5] 定容　水で定容する

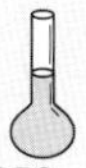

250 ml

[6] ろ過　JIS 2 種

試験溶液

[7] 前培養　菌株：*Saccharomyces cerevisiae* ATCC 9080
培地：YM 培地
培養：30°C，20 時間

[8] 接種菌溶液の調製 → [12]

[9] 分注　基礎培地 2.5 ml，標準溶液または試験溶液，水で全量 5 ml

[10] 滅菌　100°C，15 分間

[11] 冷却

[12] 接種 ← [8]

[13] 振とう培養　30°C，20 時間

[14] 測定　分光光度計 600 nm

one point advice

[2]：植物性試料は，1 *M* 硫酸で 121℃，1 時間加水分解する方法もある．
[13]：試験管のかわりに三角フラスコを用いて静置培養する場合，培養液表面を広く空気に触れるようにする．

9）ビタミン B_{12}の定量

ビタミン B_{12}は，アミノ酸，脂肪酸，核酸などの代謝に関与し，悪性貧血を防止する作用が知られている．ビタミン B_{12}には，シアノコバラミン，ヒドロキソコバラミン，メチルコバラミン，アデノシルコバラミンなどがある．

定量法には，乳酸菌の生育度を利用する微生物定量法が用いられる．

Experiment 60 ビタミン B_{12}の定量 ―微生物定量法

使用菌株 *Lactobacillus delbrueckii* subsp. lactis ATCC 7830 は，ビタミン B_{12}を必須栄養素とする乳酸菌で，ある濃度範囲では，ビタミン B_{12}量に比例して生育する．そこで，ビタミン B_{12}だけを除いた定量用基礎培地に試料抽出液を添加して培養することにより，試料中に存在するビタミン B_{12}量に対応した菌の生育がみられる．その生育度を濁度として分光光度計で測定する．この菌は，ビタミン B_{12}以外にヌクレオチドや，デオキシリボヌクレオチドにも活性を示すため，別にアルカリ耐性因子を測定し，定量値を補正する必要がある．

器具・装置 ①孵卵器
②ウォーターバス
③乾熱滅菌器
④オートクレーブ
⑤比濁計
⑥試験管
⑦ろ紙

試薬 ①0.57 *M* 酢酸緩衝液

②シアノコバラミン標準溶液：シアノコバラミン標準品を 25%エタノール溶液に溶かし，0.1 ng/m*l* になるように水で用時調製する．

③基礎培地（例：日水製薬　ビタミン B_{12}定量用基礎培地）：水 100 m*l* に㉕のものを溶かし，水浴上で加熱溶解後，pH 6.0±0.2 に調整し，ろ過する．

④保存用培地（例：日水製薬　ライヒマニ保存用培地）：水 100 m*l* に㉖のものを溶かし，水浴上で 10～20 分間加熱後，炭酸カルシウム 0.5 g を加え，熱いうちにこの液約 6 m*l* ずつを試験管に分注し，121℃で 10 分間加圧滅菌し，垂直に保って放冷する．

⑤接種菌用培地（例：日水製薬　ライヒマニ接種用培地）：水 100 m*l* に㉗のものを溶かし，水浴上で加熱溶解した後，pH 6.8 に調整する．この液約 4 m*l* ずつを試験管に分注し，121℃で 10 分間加圧滅菌した後，放冷する．

操作 1 試料 2 g に水 40 m*l*，0.57 *M* 酢酸緩衝

㉕基礎培地組成

カザミノ酸	15 g	ニコチン酸	2 mg
ブドウ糖	40 g	パラアミノ安息香酸	2 mg
アスパラギン	0.2 g	パントテン酸カルシウム	1 mg
酢酸ナトリウム	20 g	塩酸ピリドキシン	4 mg
アスコルビン酸	4 g	塩酸ピリドキサール	4 mg
L-シスチン	0.4 g	塩酸ピリドキサミン	800 μg
DL-トリプトファン	0.4 g	葉酸	200 μg
硫酸アデニン	20 mg	リン酸二水素カリウム	1 g
塩酸グアニン	20 mg	リン酸一水素カリウム	1 g
ウラシル	20 mg	硫酸マグネシウム	0.4 g
キサンチン	20 mg	塩化ナトリウム	20 mg
リボフラビン	1 mg	硫酸第一鉄	20 mg
塩酸チアミン	1 mg	硫酸マンガン	20 mg
ビオチン	10 μg	ポリソルベート	802 g

㉖保存菌株用培地組成

酵母エキス	0.85 g
ペプトン	0.85 g
ブドウ糖	1.1 g
寒天	1.5 g
トマトジュース末	0.37 g
ポリソルベート	0.1 g
リン酸二水素カリウム	0.2 g

㉗接種菌用培地組成

酵母エキス	0.85 g
ペプトン	0.85 g
ブドウ糖	1.1 g
リン酸二水素カリウム	0.2 g
トマトジュース末	0.37 g
ポリソルベート	0.1 g

1 試料採取 2 g ―― 100 ml 三角フラスコ

水 40 ml
0.57 *M* 酢酸緩衝液（pH 4.5）10 ml
0.05%シアン化カリウム溶液 0.4 ml

2 抽出 沸騰水浴中，30 分間

3 冷却

10%メタリン酸溶液 0.6 ml

4 定容 ―― 100 ml

5 ろ過 JIS 2 種

6 ろ液

7 ビタミン B_{12} 測定用

8 pH 6.0 に調整

9 定容 ―― 50 ml

10 ろ過 JIS 2 種

試験溶液 A

7′ アルカリ耐性因子測定用

8′ pH 11〜12 に調整（1 *M* 水酸化ナトリウム溶液で調整）

抽出 121°C，30 分間

pH 6.0 に調整（1 *M* 塩酸溶液で調整）

9′ 定容 ―― 50 ml

10′ ろ過　JIS 2 種

試験溶液 B

11 前培養 菌株：*Lactobacillus delbrueckii* subsp. ATCC 7830
培地：ライヒマニ接種用培地
培養：37°C，20 時間

12 接種菌溶液の調製 → 16

13 分注 基礎培地 2.5 ml
標準溶液または試験溶液，水で全量 5 ml

14 滅菌 121°C，5 分間

15 冷却

16 接種 ← 12

17 培養 37°C，21 時間

18 測定 分光光度計 600 nm

液 10 ml，0.05%シアン化カリウム溶液 0.4 ml を加える．

2 100℃で 30 分間，煮沸抽出する．

3 冷却後，10%メタリン酸溶液 0.6 ml を加える．

4 5 水で 100 ml に定容し，ろ過する．

7 ビタミン B_{12}測定用：試験溶液 A の調製

8 6 のろ液 25 ml を pH 6.0 に調整する．

9 水で 50 ml に定容する．

10 ろ過する．測定時，約 0.03 ng/ml シアノコバラミンになるように水で希釈して試験溶液 A とする．

7′ アルカリ耐性因子測定用：試験溶液 B の調製

8′ 6 のろ液 25 ml を pH 11〜12 に調整し，121℃で 30 分間加熱後，pH 6.0 に調整する．

9′ 冷却後，水で 50 ml に定容する．

10′ ろ過して，水で適宜希釈して試験溶液 B とする．

11 *Lactobacillus delbrueckii* subsp. ATCC 7830 の保存菌株を保存用培地に穿刺して接種し，37℃で 20 時間培養し冷所に保存する．

12 11 を遠心分離し，滅菌生理食塩水で 2 回洗浄後，600 nm における透過率 80〜90%となるように希釈する．

13 検量線作成用に，シアノコバラミン標準溶液を試験管 2 本ずつにとり，本試験用に，試験溶液 A および試験溶液 B の 0.5，1.0，2.0 ml を試験管 2 本ずつにとり，基礎培地 2.5 ml および水を加えて全量を 5 ml とする．

14 121℃で 5 分間加熱滅菌する．

15 冷却する．

16 各試験管に接種菌溶液 1 滴（30 μl）ずつを無菌的に接種する．

17 37℃で 21 時間培養する．

18 各試験管の濁度を 600 nm の吸光度で測定する．

計算

$$\frac{\text{ビタミン } B_{12}}{(\mu g/100\ g)} = \frac{A \times Na \times V \times 50/25 \times 100}{W \times 1000}$$

$$\frac{\text{アルカリ耐性因子含量}}{(\mu g/100\ g)} = \frac{B \times Nb \times V \times 50/25 \times 100}{W \times 1000}$$

$$\frac{\text{ビタミン } B_{12}\text{含量}}{(\mu g/100\ g)} = \text{ビタミン } B_{12}\text{量} - \text{アルカリ耐性因子量}$$

A：検量線より求めた試験溶液 A のビタミン B_{12} 濃度（ng/ml）
B：検量線より求めた試験溶液 B のアルカリ耐性因子濃度（ng/ml）
V：定容量（ml）
Na：試験溶液 A 調製時の希釈倍数
Nb：試験溶液 B 調製時の希釈倍数
W：試料採取量（g）

one point advice

1：シアン化カリウムは，毒物に指定されており，取り扱いには注意が必要である．推定されるビタミン B_{12}含量の 1,000 倍以上必要である．
7′：即席めん，納豆，酵母，ビールなどを分析するとき，この処理を適用する．

10）葉酸の定量

葉酸は，正常な造血作用の維持に必要であり，核酸の合成にも関与している．欠乏すると貧血や舌炎を起こす．葉酸摂取は，妊娠可能な年齢の女性で先天異常の二分脊椎などの神経管閉鎖障害のリスクを低減させることが知られている．葉酸は，プテロイルグルタミン酸を基本に誘導体など多くの形で存在している．

定量には，乳酸菌の生育度を利用する微生物定量法が用いられ，濁度は再現性がよく，ばらつきの少ない滴定法で測定する．

61 Experiment 葉酸の定量 ―微生物定量法

使用菌株の *Lactobacillus rhamnosus* ATCC 7469は，葉酸を必須栄養素とする乳酸菌であるが，葉酸化合物の大部分を占めるポリ-γ-グルタミン酸誘導体には活性を示さないため，酵素で前処理して，プテロイルモノグルタミン酸およびプテロイルジグルタミン酸にする．葉酸だけを除いた定量用基礎培地に試料抽出液を添加して培養することにより，試料中の葉酸量に対応した菌の生育がみられる．菌が生成する乳酸量を滴定法により測定する．

器具・装置 ①孵卵器
②オートクレーブ
③遠心分離器
④ビュレット

試薬 ①葉酸標準溶液：葉酸標準品100 mgを20%エタノール含有0.01 *M* 水酸化ナトリウム溶液に溶解後，0.1 *M* 塩酸溶液でpH 7.0に調整しイオン交換水で希釈して100 m*l* に定容（1,000 μg/m*l*）したものを原液とする．原液を0.1 *M* リン酸緩衝液（pH 6.1）で希釈し2 ng/m*l* に調製したものを標準溶液とする．

②イオン交換樹脂（Dowex 1×8）：樹脂を10倍量の1 *M* 塩酸溶液で10分間かき混ぜ，水で洗った後，10倍量の1 *M* 水酸化ナトリウム溶液で，再度10分間かき混ぜる．さらに1 *M* 塩酸溶液で洗った後，イオン交換水で中性を示すまで洗う．

③プロテアーゼ溶液：0.01%溶液（例：科研製薬アクチナーゼE）

④コンジュガーゼ溶液：細片した新鮮なブタ腎臓に，3倍量の0.02 *M* システイン塩酸塩溶液（pH 5.4）を加えてブレンダーで磨砕する．37℃で2時間保温後，冷却遠心分離し，上澄み液にDowex 1×8（10 g/100 m*l*）を加え，30分間かき混ぜ遠心分離後，上澄み液を酵素溶液とする．

⑤リン酸緩衝液（pH 6.1）

⑥0.1 *M* 水酸化ナトリウム溶液

⑦基礎培地（例：BD社 DIFCO Folic Acid Casei Medium）：水1,000 m*l* に㉘のものと，Tween80を0.4 m*l* 加え水浴中で加熱溶解する．

⑧保存用培地（一般乳酸菌保存検出用培地）

⑨接種用培地（一般乳酸菌接種用培地）

操作 [1] [2] 試料2～4 gを量りとり，0.1 *M* リン酸緩衝液を10 m*l* 加え，ホモジナイズする．

[3] [4] 0.1 *M* リン酸緩衝液（pH 6.1）15 m*l* で洗いながら耐熱性ねじ口びんに移し，密栓して，121℃で15分間，オートクレーブにかけ，加熱抽出する．

[5] 冷却後，プロテアーゼ溶液10 m*l* を加える．

㉘基礎培地組成

グルコース	40.0 g	ウラシル	0.02 g	リボフラビン	0.002 g
カゼイン酸分解物	12.0 g	キサンチン	0.01 g	チアミン塩酸塩	0.002 g
DL-アラニン	0.4 g	パラアミノ安息香酸	200 μg	リン酸水素二カリウム	1.0 g
L-アスパラギン	0.2 g	酢酸ナトリウム（無水）	20.0 g	硫酸第一鉄	0.02 g
L-シスチン	0.2 g	ビオチン	0.8 μg	リン酸二水素カリウム	1.0 g
DL-トリプトファン	0.2 g	パントテン酸カルシウム	400 μg	硫酸マグネシウム	0.4 g
アデニン	0.02 g	ニコチン酸	0.002 g	硫酸マンガン	0.02 g
グアニン	0.02 g	ピリドキシン塩酸塩	0.004 g	塩化ナトリウム	0.02 g

6 37℃で2～3時間保温する．

7 沸騰水浴中で10分間加熱する．

8 冷却後，コンジュガーゼ溶液5 m*l*，システイン塩酸塩25 mg，トルエン2～3滴を加える．

9 37℃で15～20時間反応させる．

10 沸騰水浴中で10分間加熱後，冷却する．

11 12,000回転/分，10分間，冷却遠心分離する．

12 上澄み液を分取し，リン酸緩衝液で100 m*l*に定容する．葉酸0.8 ng/m*l*になるように希釈して試験溶液とする．

13 *Lactobacillus rhamnosus* ATCC 7469の保存菌株から1白金耳の菌体を接種用培地に移植し，37℃で7～12時間増殖させる．

14 乾熱滅菌した試験管に無菌的に移し，3,000回転/分，5分間，遠心分離する．上澄み液を静かに傾斜して除き，滅菌生理食塩水を加え，菌体を懸濁させ遠心分離して洗浄する．これを2～3回繰り返した後，600 nmにおける透過率80～90%になるよう希釈したものを接種菌溶液とする．

15 葉酸標準溶液を試験管2本ずつにとり，別に，1試験溶液につき，0.5，1.0，1.5，2.0 m*l*の4段階の希釈液を3本ずつ準備する．これに，基礎培地2.5 m*l*，0.1 *M*リン酸緩衝液を加え，全量5.0 m*l*とする．

16 17 121℃で5分間加圧滅菌後，冷却する．

18 19 試験管に接種菌溶液1滴（20～30 μ*l*）ずつ無菌的に加え，37℃で72時間培養する．

20 各試験管中の菌の増殖を0.1 *M*水酸化ナトリウム溶液で滴定する．

計算

$$\text{葉酸含量}\ (\mu g/100\ g) = \frac{A \times N \times V \times 100}{W \times 1{,}000}$$

A：検量線より求めた試験溶液中の葉酸濃度（ng/m*l*）
V：定容量（m*l*）
N：希釈倍数
W：試料採取量（g）

1 **試料採取** 2～4 g
0.1 *M* リン酸緩衝液（pH 6.1）10 m*l*

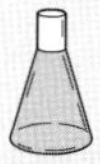
100 m*l* 三角フラスコ

2 **ホモジナイズ**
0.1 *M* リン酸緩衝液（pH 6.1）10 m*l*

3 **耐熱性ねじ口びんに移す**

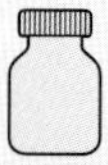
耐熱性ねじ口びん

4 **加圧抽出** 121°C，15分間

5 **冷却**
プロテアーゼ溶液10 m*l*

6 **保温** 37°C，2～3時間

7 **加熱** 沸騰水浴中，10分間

8 **冷却**
コンジュガーゼ溶液5 m*l*
システイン25 mg
トルエン2～3滴

9 **保温** 37°C，15～20時間

10 **加熱** 沸騰水浴中，10分間

11 **冷却遠心分離**

12 **定容** リン酸緩衝液で定容

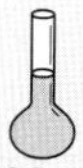
100 m*l*

試験溶液

13 **前培養** 菌株：*Lactobacillus rhamnosus* ATCC 7469
培地：一般乳酸菌接種用培地
培養：37°C，7～12時間

14 **接種菌溶液の調製** → 18

15 **分注** 基礎培地2.5 m*l*，標準溶液または試験溶液，水で全量5 m*l*

16 **滅菌** 121°C，5分間

17 **冷却**

18 **接種** ← 14

19 **培養** 37°C，72時間

20 **測定** 0.1 *M* 水酸化ナトリウム溶液で中和滴定

one point advice

1：葉酸は光や酸素に不安定なので，粉砕は手早く行う．

8：コンジュガーゼには，葉酸が含まれているため，前もってイオン交換樹脂（Dowex 1X8）で酵素中の葉酸を除いておく．

20：比濁法（600 nmでの吸光度）でも測定できる．この場合，19の培養時間を18～20時間に短縮できる．

11）パントテン酸の定量

パントテン酸は，コエンザイムAおよびアシルキャリアーたんぱく質の構成成分である．欠乏症として成長阻害，皮膚炎，免疫障害が知られている．食品中には，結合型のほか遊離型のパントテン酸が存在し，生体組織中では，結合型が多い．

定量には，乳酸菌の生育度を利用する微生物定量法が用いられる．

62 Experiment

パントテン酸の定量 ―微生物定量法

使用菌株の *Lactobacillus plantarum* ATCC 8014は，パントテン酸を必須栄養素とする乳酸菌で，遊離型のパントテン酸に活性を示す．CoAなどの結合型には活性を示さないため，酵素処理により遊離型のパントテン酸にする必要がある．パントテン酸だけを除いた定量用基礎培地に試料抽出液を添加して培養することにより，試料中に存在するパントテン酸量に対応した菌の生育がみられる．その生育を濁度として分光光度計で測定する．

器具・装置 ①試験管 1.8×18 cm
②100 ml 容耐熱性ねじ口びん
③ウォーターバス
④乾熱滅菌器
⑤オートクレーブ
⑥遠心分離器
⑦分光光度計
⑧pH メーター

試薬 ①基礎培地（例：日水製薬　パントテン酸定量用基礎培地）
②保存用培地（一般乳酸菌保存検出用培地）
③接種菌用培地（一般乳酸菌接種用培地）
④パントテン酸標準溶液：パントテン酸カルシウム 109.18 mg を 25%エタノール溶液に溶かし 100 ml に定容して標準原液（1 mg/ml）とする．原液を水で希釈し，0.1 μg/ml 標準溶液に用時調製する．
⑤ハト肝臓アミダーゼ溶液：ハト肝臓アセトンパウダー 10 g に，氷冷した 0.02 *M* 炭酸水素カリウム溶液 50 ml を加え，氷冷しながら乳鉢でつぶし懸濁液をつくる．これを 50 ml の氷冷した 0.02 *M* 炭酸水素カリウム溶液で遠心管に移し，3,000 回転/分，10 分間，冷却遠心分離する．上澄み液に活性化したイオン交換樹脂 5 g を加え，1 時間氷冷しながらかき混ぜる操作を 3 回行い，遠心分離後の上澄み液を用いる．
⑥2%アルカリホスファターゼ溶液
⑦イオン交換樹脂（Dowex 1×8）
⑧トリス塩酸緩衝液（pH 8.3）
⑨炭酸水素ナトリウム溶液

操作 1 試料 5 g をホモジナイザーカップに量りとる．
2 トリス塩酸緩衝液 10 ml を加え，磨砕する．
3 100 ml 容耐熱性ねじ口びんに水 20 ml を使って移す．
4 121℃で 15 分間加圧抽出する．
5 冷却する．
6 水で 50 ml に定容する．
7 試験管に 5 ml 分取し，炭酸水素ナトリウム溶液 0.1 ml，2%アルカリホスファターゼ溶液 0.4 ml，

㉙基礎培地組成

カザミノ酸	14 g	リボフラビン	400 μg	リン酸一水素カリウム	1 g
L-シスチン	400 mg	パラアミノ安息香酸	200 μg	硫酸マグネシウム	400 mg
DL-トリプトファン	200 mg	ビオチン	0.8 μg	硫酸第一鉄	20 mg
硫酸アデニン	20 mg	ニコチン酸	1 mg	硫酸マンガン	20 mg
塩酸グアニン	20 mg	塩酸ピリドキシン	800 μg	酢酸ナトリウム（無水）	20 g
ウラシル	20 mg	リン酸二水素カリウム	1 g	グルコース	40 g
塩酸チアミン	200 μg				

ハト肝臓アミダーゼ溶液 0.2 ml を添加し，静かに混合する．その後，トルエン 0.1 ml を加える．

[8] 37℃で 15 時間保温する．

[9] 沸騰水浴中で 10 分間加熱する．

[10] 冷却する．

[11] 水 2 ml を使って 20 ml 容ビーカーに移す．

[12] pH 4.5 に調整し，水で 14 ml にする．

[13] 12,000 回転/分，10 分間，遠心分離する．

[14] 上澄み液 7 ml を分取し，pH 6.8 に調整する．

[15] 水で 25 ml に定容し，パントテン酸量が 0.04 μg/ml になるよう希釈して試験溶液とする．

[16] *Lactobacillus plantarum* ATCC 8014 の保存菌株から 1 白金耳の菌体を接種用培地に移し，7〜12 時間増殖させる．

[17] 乾熱滅菌した遠心管に無菌的に移し，3,000 回転/分，5 分間遠心分離して菌体を集める．上澄み液を除き，滅菌生理食塩水で菌体を懸濁させ，遠心分離して洗浄する．これを 2〜3 回繰り返す．600 nm における透過率 80〜90%となるように希釈して接種菌溶液とする．

[18] 検量線作成用にパントテン酸標準溶液を試験管 2 本ずつにとり，別に，1 試験溶液につき，0.5，1.0，1.5，2.0 ml の 4 段階の希釈液を 3 本ずつ準備する．これに，基礎培地 2.5 ml および水で全量 5.0 ml にする．

[19] [20] 121℃で 5 分間，加圧滅菌後，冷却する．

[21] 試験管に接種菌溶液 1 滴（20〜30 μl）ずつ無菌的に加える．

[22] 37℃で 16〜18 時間培養する．

[23] 各試験管中の菌の増殖を 600 nm の吸光度で測定する．

計算

$$\underset{\text{(mg/100 g)}}{\text{パントテン酸含量}} = \frac{A \times V \times N \times b \times d \times 100}{a \times c \times W \times 1{,}000}$$

A：検量線より求めた試験溶液 1 ml 中のパントテン酸濃度（μg/ml）
V：定容量（ml）
N：希釈倍数
W：試料採取量（g）
a，*b*，*c*，*d*：分取量（ml）または定容量（ml）

1 **試料採取** 5 g —— ホモジナイザーカップ

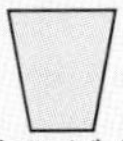

トリス塩酸緩衝液 10 ml

2 **磨砕**

水 20 ml

3 **耐熱性ねじ口びんに移す**

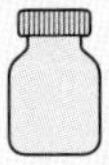

4 **抽出** 121℃，15 分間

5 **冷却**

6 **定容** 水で定容 —— 50 ml

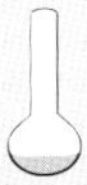

7 **分取** 5 ml —— 試験管

炭酸水素ナトリウム溶液 0.1 ml
2%アルカリホスファターゼ溶液 0.4 ml
ハト肝臓アミダーゼ溶液 0.2 ml
トルエン 0.1 ml

8 **保温** 37℃，15 時間

9 **加熱** 沸騰水浴中，10 分間

10 **冷却**

水 2 ml

11 20 ml 容ビーカーに移す

12 pH 4.5 **に調整** 1 *M* 塩酸溶液で調整

水で 14 ml

13 **遠心分離** 12,000 回転/分，10 分間

14 pH 6.8 **に調整** 1 *M* 水酸化ナトリウム溶液で調整

15 **定容** 水で定容 —— 25 ml

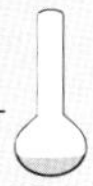

試験溶液

16 **前培養** 菌株：*Lactobacillus plantarum* ATCC 8014
培地：一般乳酸菌接種用培地
培養：37℃，7〜12 時間

17 **接種菌溶液の調製** → 21

18 **分注** 基礎培地 2.5 ml，標準溶液または試験溶液，水で全量 5 ml

19 **滅菌** 121℃，5 分間

20 **冷却**

21 **接種** ← 17

22 **培養** 37℃，16〜18 時間

23 **測定** 分光光度計 600 nm

one point advice

7：ハト肝臓アミダーゼは，酵素中にパントテン酸化合物が混在するため，イオン交換樹脂による除去が必要となる．

12）ビタミンCの定量

ビタミンCは，酸化還元反応に関与し，コラーゲンの生成にも必要で，欠乏すると皮下出血しやすくなり，重い場合は壊血病になる．ストレスが加わると消費される副腎皮質ホルモンの生成にも必要とされる．

食品中のビタミンCには，アスコルビン酸（還元型）とデヒドロアスコルビン酸（酸化型）の2つが存在し，合わせてビタミンCとしている．

定量法は，還元型を測定するインドフェノール法，比色法のヒドラジン法，酸化型または還元型にしてからHPLCで測定する方法がある．

63 Experiment ビタミンCの定量 ―HPLC法

試料をメタリン酸溶液で抽出した試料溶液に，インドフェノール溶液を加えて還元型を酸化型に換え，ヒドラジン法により生成したオサゾンを酢酸エチル層に転溶させ，HPLCで測定する．

器具・装置 ①高速液体クロマトグラフ（可視部吸光検出器付）

②振とう器

③ウォーターバス

④遠心分離器

⑤乳鉢，乳棒

⑥共栓付試験管

⑦遠心管

試薬 ①メタリン酸

②酢酸エチル

③酢酸

④*n*-ヘキサン

⑤2%チオ尿素-メタリン酸溶液

⑥2%2,4-ジニトロフェニルヒドラジン-9 *M* 塩酸溶液

⑦アスコルビン酸標準溶液：アスコルビン酸標準品100 mgを100 m*l* 容メスフラスコにとり，5%メタリン酸溶液で定容し原液（1 mg/m*l*）とする．原液を5%メタリン酸で用時調製して100 μg/m*l* 標準溶液にする．HPLC用には，標準溶液を5%メタリン酸溶液で10および2 μg/m*l* に調製したものにオサゾンを生成させ，酢酸エチルに転溶してから分析に供する．

⑧インドフェノール色素溶液：2,6-ジクロロフェノールインドフェノールナトリウム二水和物0.2 gを100 m*l* に溶解し，必要があればろ過する．

操作 1 試料3～5 gを乳鉢に量りとり，5%メタリン酸溶液とケイ砂を加え磨砕抽出する．

2 50 m*l* 容遠心管に5%メタリン酸溶液で洗い込み，50 m*l* 容メスフラスコで定容する．

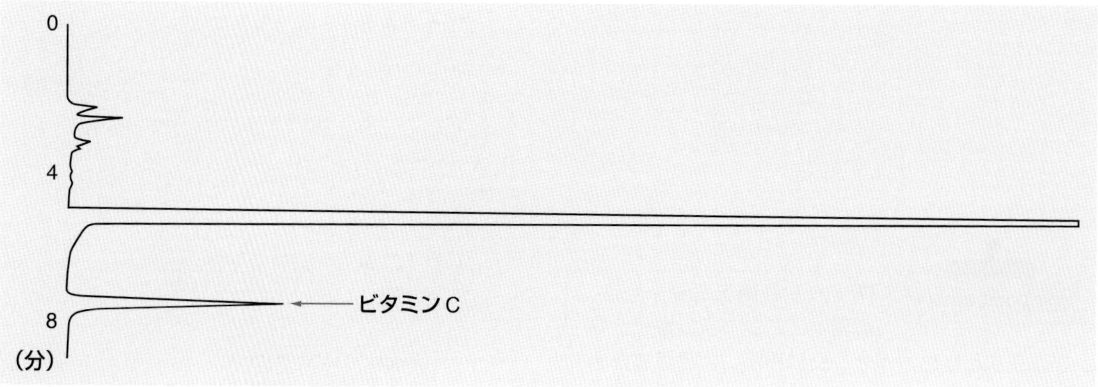

㉚高速液体クロマトグラム例：ブロッコリー

[3] 3,000 回転/分，10 分間で遠心分離する．

[4] ろ過して，ビタミン C として 10 µg/ml になるよう適宜希釈する．液体試料の場合は，試料 5～10 g を 50 ml 容メスフラスコで定容する．

[5] 試験溶液 1 ml を共栓付小試験管に分注し，5%メタリン酸溶液 1 ml を加える．インドフェノール溶液を 30 秒間経過しても色が消えなくなるまで滴下し，2%チオ尿素-メタリン酸溶液 2 ml を加え，最後に 2%2,4-ジニトロフェニルヒドラジン-9 *M* 硫酸溶液 0.5 ml を加え，よく振り混ぜる．

[6] 試験管に栓をし，50℃の湯浴中で 1.5 時間加温し，オサゾンを生成した後，水冷し室温に戻す．

[7] 酢酸エチル 2 ml を加えて 1 時間振とうし，生成したオサゾンを酢酸エチル層に転溶する．

[8] 静置後，下層を除き，無水硫酸ナトリウムで酢酸エチル層を脱水し，試験溶液とする．

[9] 試験溶液 20 µl を HPLC に注入しピーク高を測定する．同時にアスコルビン酸標準溶液（10 µg/ml，2 µg/ml）をそれぞれ 20 µl 注入し検量線を作成する．

HPLC の条件 ①カラム：内径 6 mm，長さ 150 mm，シリカゲル，順相系（例：センシュウ科学，Silica-2150-N〈100〉）

②移動相：酢酸-*n*-ヘキサン-酢酸エチル混液（1：4：5）

③流速：1.5 ml/分

④温度：40℃

⑤波長：495 nm

計算

$$\text{ビタミンC含量 (mg/100 g)} = \frac{A \times V \times N \times 100}{W \times 1{,}000}$$

A：検量線より求めた試験溶液中のビタミン C 濃度（µg/ml）
V：定容量（ml）
N：希釈倍数
W：試料採取量（g）

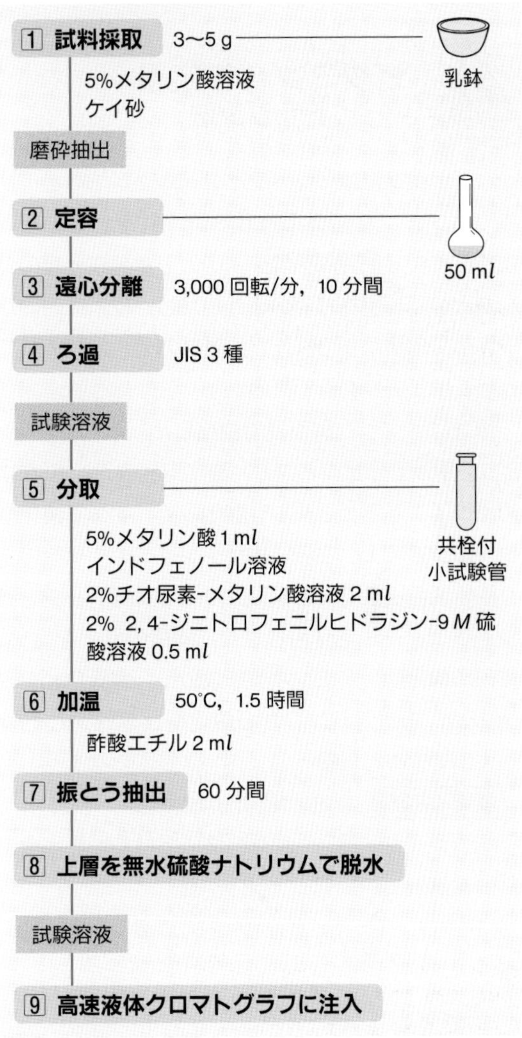

one point advice

[1]：ビタミン C は酸化されやすいため，試料は粗切りに止め素早く秤量を行う．
[5]：0.005%インドフェノール溶液 2 ml は，1 mg/100 ml のアスコルビン酸標準溶液約 4 ml で色が消失する．
[5]：30 秒経ってもインドフェノールの青色が消失しなくなるまで滴下する．通常 2～3 滴．
[9]：食品中にアスコルビン酸の分解物であるジケトグロン酸が含まれる場合，オサゾンが生成するためビタミンCが高値を示すことがある．生鮮食料品では無視できる量である．
[9]：食肉加工品には酸化防止剤としてエリソルビン酸を使用する場合がある．エリソルビン酸は，オサゾンが生成するため，移動相：酢酸エチル-*n*-プロパノール-酢酸エチル-*n*-ヘキサン混液で分離定量できる．

64 ビタミンCの定量 —ヒドラジン法

Experiment

ヒドラジン法はインドフェノール滴定法などに比べてビタミンC以外の還元物質が共存しても影響されにくく，比較的感度がよいので食品成分表の分析法として採用されている．しかし，反応に時間がかかり，硫酸添加の操作が煩雑なので，学生実験で行うには工夫が必要である．

原理はメタリン酸溶液で抽出した試料について，2つの手順で総ビタミンC，酸化型ビタミンCを求める．インドフェノールで酸化して，すべて酸化型ビタミンCとし，さらにオサゾン生成後，硫酸により脱水発色させて総ビタミンCを求める．一方，インドフェノールを作用させずに同様の反応を行い，本来の酸化型ビタミンC量を求める．還元型ビタミンCは，総ビタミンCから酸化型ビタミンCを差し引いて求める（㉛）．

器具・装置 ①18×180 mm 試験管

②ウォーターバス：加温方法に応じて恒温水槽または煮沸鍋

㉛

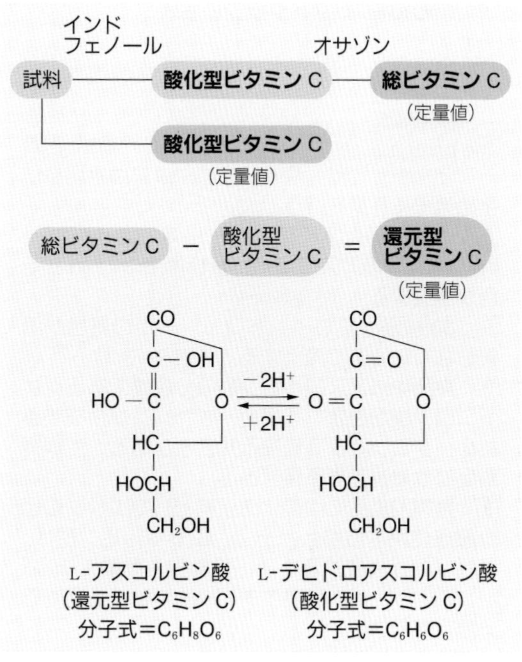

③ビー玉：試験管の本数

④可変式分注器（0〜5 ml）

⑤ピペットまたはディスペンサー：0.5 mlおよび1 mlを採取できるもの

⑥氷冷用バット

⑦ディスポーザブルキュベット：試験管の本数

⑧可視部分光光度計

試薬 ①5%メタリン酸溶液（w/v）：メタリン酸（HPO_3）50 gを水950 mlに溶かす．

②2%チオ尿素-メタリン酸溶液：チオ尿素4 gを5%メタリン酸溶液200 mlに溶かす．

③0.03%DCP溶液：インドフェノール（2,6-ジクロロフェニルインドフェノールナトリウム）30 mgを100 mlの温水に溶かし，ろ過する．冷蔵保存する．

④2%DNP溶液：2,4-ジニトロフェニルヒドラジン2 gを9 *M*硫酸100 mlに溶かす．冷蔵保存する．

⑤85%硫酸（v/v）：水100 mlを氷冷し，濃硫酸900 mlを徐々に加えて溶解する．

⑥アスコルビン酸標準溶液：アスコルビン酸（特級）100 mgを正確に量り，5%メタリン酸溶液に溶かし，100 mlに定容する（1 mg/ml）．この溶液を2 ml採取し，5%メタリン酸溶液で希釈しながら100 mlに定容して標準溶液（20 μg/ml）とする．

⑦氷：氷冷用

操作 1 試料溶液を希釈調製する（オロナミンCの場合は1 gを精秤し，5%メタリン酸溶液で100 mlに定容する．ポカリスエットは4 gを精秤し，100 mlに定容する）．

2 試料溶液および標準溶液を1 mlずつピペットまたはディスペンサーで採取し，㉜に従ってそれぞれ，ⓐ総ビタミンC空試験用，ⓑ総ビタミンC定量用，ⓒDAA（酸化型ビタミンC）空試験用，ⓓDAA（酸化型ビタミンC）定量用，ⓔ標準溶液ビタミンC空試験用，ⓕ標準溶液ビタミンC定量用とする．

3 ㉜にしたがって，メタリン酸溶液，DCP溶液，チオ尿素-メタリン酸溶液，DNP溶液を順次加えて，よく混和する．

4 ビー玉で試験管に蓋をして，ウォーターバス中で37℃，3時間または100℃，15分間，加熱反応を

㉜試薬等添加量一覧

	ⓐ 総 VtC 空	ⓑ 総 VtC	ⓒ DAA 空	ⓓ DAA	ⓔ 標準 空	ⓕ 標準
試料溶液（m*l*）	1.0	1.0	1.0	1.0	—	—
標準溶液（20 μg/m*l*）	—	—	—	—	1.0	1.0
メタリン酸溶液（m*l*）	—	—	0.5	0.5	—	—
DCP 溶液（m*l*）	0.5	0.5	—	—	0.5	0.5
チオ尿素-メタリン酸溶液（m*l*）	1.0	1.0	1.0	1.0	1.0	1.0
DNP 溶液（m*l*）	—	0.5	—	0.5	—	0.5
以上，よく混和する（加熱反応：37℃，3 時間または 100℃，15 分間）						
以下の操作は氷水中で行う						
85%硫酸（m*l*）	2.5	2.5	2.5	2.5	2.5	2.5
DNP 溶液（m*l*）	0.5	—	0.5	—	0.5	—
測定値	E_O	E	E_{bO}	E_b	E_{SO}	E_S

1 試料または標準溶液 1 m*l*

+メタリン酸溶液（一部）
+DCP 溶液 0.5 m*l*
+チオ尿素-メタリン酸 1 m*l*
+DNP 溶液（一部）

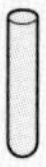

2 3 反応液調製

4 反応　37℃，3 時間または 100℃，15 分間

氷　冷

+85%硫酸 2.5 m*l*
+DNP 溶液 0.5 m*l*
(空試験のみ)

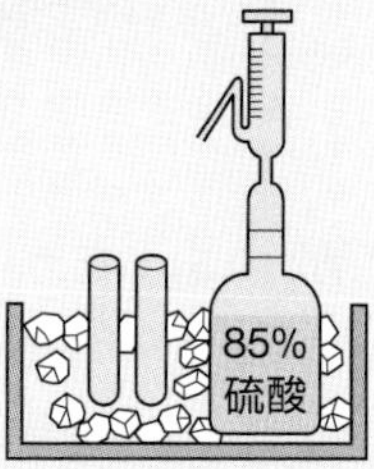

5 発色

6 比色分析　520 nm

計　算

行う．

5 反応終了後，氷水中で十分冷却し，さらに冷却状態で 85%硫酸 2.5 m*l* をディスペンサー（ガラス製分注器）で徐々に加えて，よく混和する．さらに空試験の場合は，氷水中で DNP 溶液 0.5 m*l* を加えて，よく混和する．

6 室温で 30 分間放置後，分光光度計で波長 520 nm の吸光度を測定する．

計算 アスコルビン酸の mg 数を示す *F* 値を次式より算出する．

$$F=\frac{2^{*}}{E_S-E_{S0}}$$

E_O-E_S：㉜最終行を参照

＊：測定用標準溶液の 2 mg/100 m*l* を示す．

試料 100 g 中のビタミン C（mg/100 g）は，以下のように計算する．

$$総ビタミン C（mg/100 g）=\frac{a}{S}\times F\ (E-E_0)$$

酸化型ビタミン C（DAAmg/100 g）

$$=\frac{a}{S}\times F\ (E_b-E_{b0})$$

還元型ビタミン C（mg/100 g）

=総ビタミン C−酸化型ビタミン C

a：試料の希釈量（m*l*）
S：試料採取量（g）（オロナミン C，ポカリスエットの場合は，それぞれ精秤した値）

one point advice

1：試料の希釈は必ず 5%メタリン酸溶液で行う．
2：ヒドラジン法はデータがばらつきやすいため，各検体について 2 本または 3 本実験するのが望ましい．
4：37℃，3 時間反応を行うのが最も望ましいが，経験的に 100℃，15 分間の加熱反応でも 37℃，3 時間反応と同様の結果を得ている．
5：85%硫酸を加えると発熱する．よく混和すること．
6：比色溶液は濃い硫酸であり，取り扱いに注意を要する．分光光度計による測定の待ち時間短縮や機器を腐食させないために，ディスポーザブルのキュベットを試験管本数分だけ準備し，そのなかへ検液を入れて室温で 30 分間放置するとよい．

10—その他の成分の定量

1）アルコール分の定量

アルコール飲料類は醸造酒類（清酒，ビール，ワインなど），蒸留酒類（焼酎，ウィスキーなど），混成酒類（みりん，梅酒など）に分類される．アルコール飲料類では，水分，エネルギーを算出する際にアルコールの寄与分を考慮する必要がある．体内で代謝されたときのアルコール分のエネルギーは1 gあたり7.1 kcalである．

アルコール飲料中のアルコール分の主な分析法は「国税庁所定分析法注解」に定められており，蒸留による方法（浮ひょう法，酸化滴定法）と直接エチルアルコールを測定するガスクロマトグラフ法がある．「国税庁所定分析法注解」によると，アルコール分とは15℃におけるエチルアルコールの容量%，すなわち酒精度（酒精と水の混合液中の酒精の体積百分率）を指している．

ここではガスクロマトグラフ法を用いて清酒中のアルコール分を測定する．

65 Experiment 清酒中のアルコール分の定量―ガスクロマトグラフ法

器具・装置 ①ガスクロマトグラフ（GC）：水素炎イオン化検出器装備のもの

②10 μl容マイクロシリンジ

③10 ml，100 ml容メスフラスコ

④15 ml容共栓付試験管

⑤ホールピペット

試薬 ①20%（v/v）エタノール標準溶液：特級試薬2 mlに水を加えて10 mlとする．

②1%（v/v）アセトン溶液：特級試薬1 mlを採取し，水を加えて100 mlとする．

GCの条件 ①カラム：ポーラスポリマー系（内径3 mm，長さ2 m）

②カラム温度：125℃

③注入口温度：250℃

④検出器温度：250℃

⑤キャリアガス流量（圧力）：ヘリウム100 kPa

⑥検出器ガス流量（圧力）：水素60 kPa；空気50 kPa

1 試料　清酒0.5 ml採取
↓ +1%アセトン溶液10 ml
2 GC分析　試料溶液2 μl注入
↓
3 クロマトグラムの解析

操作 1 15℃に保ったエタノール標準液および清酒0.5 mlをそれぞれ共栓付試験管にとり，アセトン溶液10 mlを正確に加えてよく混合する．

2 GCに試験液2 μlをマイクロシリンジで正確に注入し，それぞれのクロマトグラムを得る．

3 得られたクロマトグラムから，エタノールとアセトンのピーク面積を求める．

one point advice

1：本法により定量できる試料のアルコール分の範囲は40%（容量%）である．したがって，測定範囲を超えた場合は試料を水で希釈して測定し，希釈倍率をかけてアルコール分を算出する．また，エキス分が20%（容量%）以上の試料についても，粘性による分析誤差が生じるため，あらかじめ水で希釈して試料とする．

計算：食品100 g中のアルコール量（g）を求める際は，次の計算式を使用する．

アルコール量（g/100 g）
＝（0.794/食品の比重）×アルコール分（容量%）

計算 エタノール標準溶液のクロマトグラムからエタノールとアセトンのピーク面積を求め，補正係数（F）を算出する．

$$F=\frac{\text{アセトンのピーク面積}}{\text{エタノールのピーク面積}}$$

アルコール分（容量%）

$$=F\times\left(\frac{\text{試料中のエタノールのピーク面積}}{\text{アセトンのピーク面積}}\right)\times 20$$

COLUMN

浮ひょう法

食品成分表記載のアルコール分の分析は，比較的アルコール度数の高いアルコール飲料を対象としているので，主として浮ひょう法が用いられている．浮ひょう法では，まず15℃で正確に100 mlに定容したアルコール飲料を水蒸気蒸留することによりアルコール分を留出させる．この操作により，アルコール飲料中の糖類などの非揮発成分は留出されないのでアルコール分と分別できる．15℃で留出液に水を加えて採取した試料容量と同量の100 mlに定容し試験液とする．酒精度浮ひょうを用いて試験液の示度を読み，アルコール分の度数（酒精度）とする．

本法は簡便であるが，多量の試料を必要とするのが難点である．また，アルコール含量が少ない試料やリキュールなど精油を多く含む試料の場合は，直接エタノール量を測定するGC法が有効である．

2）酢酸の定量

酢酸は食酢，マヨネーズ・ドレッシング類，トマト加工食品，ソース類などの調味料に含まれている主な有機酸である．食品に酸味と特有の匂いを賦与する働きのほか，殺菌力をもつので食品の防腐に役立つ．体内で代謝されたときのエネルギーは酢酸1 gあたり3.5 kcalである．酢酸を多く含む食品については，水分，炭水化物，エネルギーを算出する際に酢酸の寄与分を考慮しなければならない．

㉝酢酸

分子式CH_3COOH，分子量60，比重1.049，引火点40℃
沸点118℃，融点16.7℃（16.7℃以下で固化するので氷酢酸ともよばれる）
水，エタノール，エーテルなどに可溶，腐食性あり

66 Experiment 食酢中の酢酸の定量 ——直接滴定法

食酢中の酢酸の定量に用いられる方法である．

器具 ①100 ml容コニカルビーカーまたは三角フラスコ

②25 ml容ビュレット

試薬 ①0.5 M水酸化ナトリウム溶液

②1%フェノールフタレイン指示薬

（試薬の調製および標定方法は，Exp 1を参照）

操作 [1] 100 ml容コニカルビーカーに試料（食酢）約10 gを精秤し，約20 mlの水を加えて希釈する．

[2] フェノールフタレイン指示薬を2～3滴加え，撹拌しながら0.5 M水酸化ナトリウム溶液で微赤色になるまで滴定する．30秒微赤色が持続する点が終

one point advice

[2]：試験溶液に色のついているものは，マグネティックスターラーで撹拌しながらpHを測定し，pH8.2となった時点を終点とする．

点の目安となる．

計算

酢酸含量（g/100 g）＝$0.03^{*}\times V\times F\times(100/W)$

＊：0.5 M 水酸化ナトリウムの溶液 1 ml に相当する酢酸の g 数
V：0.5 M 水酸化ナトリウムの溶液の滴定量（ml）
F：0.5 M 水酸化ナトリウムの溶液のファクター
W：試料採取量（g）

67 Experiment トマトケチャップ中の酢酸の定量―水蒸気蒸留-滴定法

ドレッシング類，トマト加工品，ソース類など分離液状あるいはコロイド状の食品中に含まれる酢酸の定量に用いられる方法である．

器具 ①水蒸気蒸留装置
②200 ml 容丸底フラスコ
③100 ml 容メスフラスコ
④20 ml 容ホールピペット
⑤100 ml 容コニカルビーカーまたは三角フラスコ
⑥25 ml 容ビュレット：0.05 M 水酸化ナトリウム溶液標定用
⑦10 ml 容ビュレット：酢酸滴定用

試薬 ①塩化ナトリウム
②0.05 M 水酸化ナトリウム溶液
③1%フェノールフタレイン指示薬
（試薬の調製および標定方法は，Exp 1 を参照）

操作

1 試料（トマトケチャップ）約 2 g を 200 ml 容丸底フラスコに精秤し，塩化ナトリウム 40 g および水約 50 ml を加えて水蒸気蒸留装置にセットする．

2 100 ml 容メスフラスコを受器とし，留液が約 80 ml になるまで蒸留する．

3 ロートに付着した留液を洗い込みながらメスフラスコの標線まで水を加えて正確に 100 ml とし，よく混合する．ホールピペットで 20 ml をコニカルビーカーに採取する．フェノールフタレイン指示薬を 2〜3 滴加え，攪拌しながら 10 ml 容ビュレットを使用して 0.05 M 水酸化ナトリウム溶液で微赤色になるまで滴定する．30 秒微赤色が持続する点が終点の目安となる．

COLUMN

日本農林規格（JAS）による食酢の分類と規格値

分類				定義	酸度	無塩可溶性固形分
食酢	醸造酢	穀物酢		穀物の使用量が 1 l 中 40 g 以上のもの	4.2%以上	1.3〜8.0%
			米酢	穀物酢であって，米の使用量が 1 l 中 40 g 以上のもの		1.5〜8.0%（1.5〜9.8%）*1
			米黒酢	穀物酢であって，精白していない米またはこれに小麦もしくは大麦を加えたもののみを使用したもので，米の使用量が 1 l 中 180 g 以上のもの*2		—
		果実酢		果実の搾汁の使用量が 1 l 中 300 g 以上のもの	4.5%以上	1.2〜5.0%
			りんご酢	果実酢であって，りんごの搾汁の使用量が 1 l 中 300 g 以上のもの		1.5〜5.0%
		醸造酢	醸造酢	穀物酢・果実酢以外の醸造酢	4.0%以上	1.2〜4.0%
	合成酢			醸造酢の使用割合が 60%以上であること（業務用は 40%以上）	4.0%以上	1.2〜2.5%

*1：砂糖類・アミノ酸および添加物を使用していない米酢に適用．
*2：米黒酢では，全窒素分が 0.12%以上，着色度 0.03 以上であること．

1 試料　トマトケチャップ　約 2 g 精秤

↓ ＋塩化ナトリウム 40 g
＋水　約 50 ml

2 水蒸気蒸留　留液が約 80 ml になるまで採取

↓ 水で定容（100 ml）
検液採取（ホールピペットで 20 ml）
＋フェノールフタレイン指示薬 2〜3 滴

3 滴定　留液中の酢酸を 0.05 *M* 水酸化ナトリウム溶液で滴定

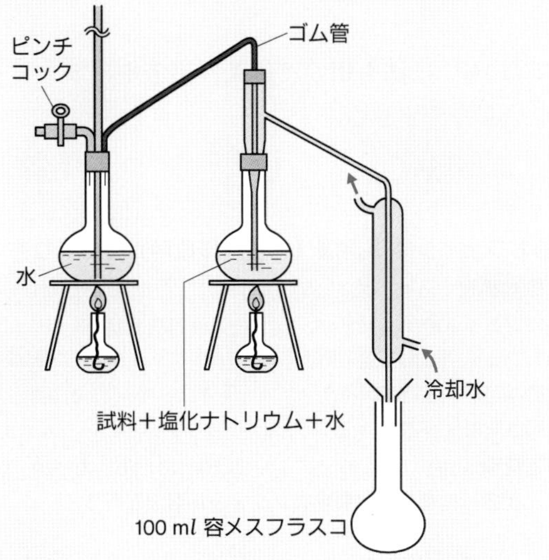

計算

酢酸含量（g/100 g）

$$=0.003^{*}\times V\times F\times D\times(100/W)$$

＊：0.05 M 水酸化ナトリウムの溶液 1 ml に相当する酢酸の g 数
V：0.05 *M* 水酸化ナトリウムの溶液の滴定量（ml）
F：0.05 *M* 水酸化ナトリウムの溶液のファクター
D：分取率（本実験では 100 ml/20 ml＝5）
W：試料採取量（g）

one point advice

1：分離液状ドレッシングなど均質化が難しい食品を試料にするときは，乳化剤（ポリソルベート 80 など）を用いて均一化したものを試料とする．その際，加えた乳化剤の量を精秤し，試料採取量を補正する必要がある．

3）カフェインの定量

カフェインはアルカロイドの一種（キサンチン誘導体）で，カカオ豆に含まれるテオブロミンがメチル化された構造をもっている．カフェインを多く含むチョコレート類，茶類，コーヒー・ココア類などの食品では，全窒素量からカフェイン由来の窒素含量を差し引いてたんぱく質性窒素量を算出する．また，炭水化物量を算出する際にもカフェインの重量を差し引く必要がある．

カフェインの定量法には紫外部吸光光度法と高速液体クロマトグラフ（HPLC）法がある．ここではHPLC法を用いて緑茶浸出液中のカフェイン含量を測定する．

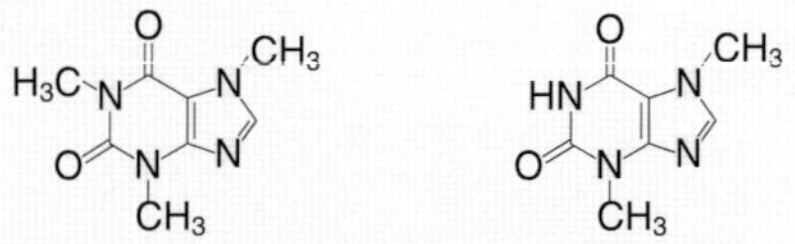

カフェイン　　テオブロミン

分子式$C_8H_{10}N_4O_2$，分子量194，融点238°Cの結晶である
熱水，クロロホルムに可溶，冷水，アルコール，アセトンにわずかに溶ける．苦味を呈する
中枢興奮作用，利尿作用，鎮痛作用がある

㉞カフェインの構造と性質

68
Experiment

緑茶浸出液中のカフェインの定量——HPLC法

緑茶，紅茶，ウーロン茶，コーヒーの浸出液中のカフェインの定量に用いられる方法である．

器具・装置 ①高速液体クロマトグラフ（HPLC）：紫外部検出器装備のもの

②25 μl容マイクロシリンジ

③10 ml，25 ml容メスフラスコ

④15 ml容共栓付試験管

試薬 ①4.00 mg/ml内部標準物質含有メタノール溶液：β-フェネチルアルコール800 mgを高速液体クロマトグラフ用メタノール200 mlに溶解する．

②カフェイン標準原液：105℃，1時間乾燥させたカフェイン25 mgを精秤し，内部標準物質含有メタノール溶液に溶かして25 mlに定容する．この溶液を㉟のように希釈して標準溶液をつくる．

HPLCの条件

①カラム：Nucleosil C_{18}（4.6 i. d.×250 mm）

②移動相①：水/メタノール/1 *M*過塩素酸（80：14：5，v/v/v）；移動相②：0.1 *M*リン酸水素ナトリウム緩衝液（pH 5.8）/アセトニトリル（85：50，v/v）

③カラム温度：50℃

㉟カフェイン標準溶液（検量線作成用）のつくり方

標準溶液	①	②	③	④	⑤	⑥
カフェイン濃度（μg/ml）	500	250	100	50	10	5
カフェイン標準原液採取量（ml）	5.0	2.5	1.0	—	—	—
標準溶液①採取量（ml）	—	—	—	1.0	0.4	—
標準溶液④採取量（ml）	—	—	—	—	—	0.4
定容量（ml）*	10	10	10	10	10	10

*：定容は内部標準物質含有メタノール溶液で行う．

④流速：移動相① 1.5 ml/分；移動相② 2.0 ml/分

⑤検出：254 nm

操作 1 試料（緑茶浸出液）約0.5 gを共栓付試験管に精秤し，内部標準物質含有メタノール溶液10 mlを加え，栓をして10分間激しく振り混ぜ静置する．

2 移動相①，流速1.5 ml/分に設定したHPLCに各カフェイン標準液15 μlおよび試料上澄み液15 μlをマイクロシリンジで正確に注入し，それぞれのクロマトグラムを得る．

3 得られた試料クロマトグラムの保持時間からカフェインを同定し，内部標準物質であるβ-フェネチルアルコールとのピーク高の比を求める．

4 移動相②，流速2.0 ml/分に設定したHPLCに各カフェイン標準液15 μlおよび試料上澄み液15 μlをマイクロシリンジで正確に注入し，それぞれのクロマトグラムを得る．

5 得られた試料クロマトグラムの保持時間から

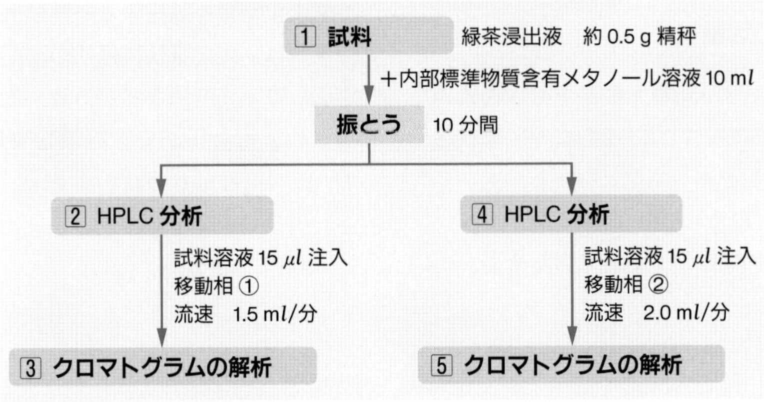

カフェインを同定し，内部標準物質である β-フェネチルアルコールとのピーク高の比を求める．

計算

一連のカフェイン標準溶液のクロマトグラムからカフェインと内部標準物質のピーク高の比を求め，検量線を作成する．検量線をもとにして，得られた試料中のカフェインと内部標準物質のピーク高の比からカフェイン濃度（*A*）を求める．

one point advice

1：試料溶液中のカフェインの濃度が検量線の範囲におさまるように試料浸出液の採取量および加える内部標準物質含有メタノール溶液量を調整する必要がある．

2～5：注入する試験溶液と標準溶液の量は必ず同量にする．

HPLC のクロマトグラム上カフェインおよび内部標準物質のピーク位置に妨害ピークがあると測定に誤差が生じる．これを避けるため，異なる 2 種の HPLC 条件で測定を行う．カフェインおよび内部標準物質のピークの半値幅が試験溶液と標準溶液で等しいこと，測定値に差のないことを確かめる．

カフェイン含量 $= A \times (V/1000) \times (100/W)$
（mg/100 g）

A：検量線から求めたカフェイン濃度（μg/ml）
V：試験溶液量（ml）（加えた内部標準物質含有メタノール溶液量，本実験では 10 ml）
W：試料採取量（g）

COLUMN

緑茶，紅茶，発酵茶の茶葉やコーヒー豆，インスタントコーヒー中のカフェイン含量を求めるときは，カフェインを溶媒抽出してから HPLC で分析する．カフェインは熱水およびクロロホルムに最もよく溶けるが，熱水は濃縮操作の困難性，クロロホルムは毒性の面から望ましい溶媒といえない．これらの溶媒とほとんど抽出効率が同じ代替溶媒として *n*-ヘキサン-酢酸エチル（2：8，v/v）が採用されている．カフェインを食品から抽出する際の操作による損失を検定するために，既知濃度のカフェイン類縁化合物（たとえばベンゾトリアゾール）の 1%（w/v）水酸化ナトリウム溶液を一定量加え回収率を調べる．アルカリ性溶液として添加する理由は，酸性あるいは中性溶液として添加する場合に比べ，HPLC の分析時にカフェイン，内部標準物質およびベンゾトリアゾールのいずれのピーク位置にも定量の妨害となるピークが認められないからである．*n*-ヘキサン-酢酸エチル（2：8，v/v）抽出溶液は減圧濃縮して完全に溶媒を除去した後，内部標準物質含有メタノールに溶解して HPLC 分析に供する．

4）タンニンの定量

2個以上のフェノール性水酸基をもつ物質の総称をポリフェノールといい，そのなかで植物起源のポリフェノールをタンニンと称する．タンニンを多く含むチョコレート類，茶類，コーヒー・ココア類などの食品では，タンニン含量を差し引いて炭水化物量を算出する必要がある．

タンニンの定量法には沈殿法，比濁法，酸化滴定法，吸光光度法などがある．ここでは緑茶タンニンの公定分析法である酒石酸鉄吸光光度法とAOAC Internationalの公定法であるフォーリン・デニス法を示す．

69 Experiment 緑茶中のタンニンの定量 ―酒石酸鉄吸光光度法

タンニンと鉄イオンの反応によって生成する錯化合物を比色定量する．酒石酸イオンの共存は，錯化合物の安定性を向上させる．

器具 ①分光光度計
②ウォーターバス
③200 ml 容三角フラスコ
④100 ml 容メスフラスコ
⑤ろ過装置
⑥試験管
⑦ホールピペット
⑧可変式分注器（1～10 ml）

試薬 ①酒石酸鉄試薬：硫酸第一鉄 100 mg と酒石酸カリウムナトリウム 500 mg を水に溶かして 100 ml に定容する（測定日に調製する）．

②リン酸緩衝液（pH 7.5）：1/15 *M* リン酸水素二ナトリウム溶液と 1/15 *M* リン酸二水素カリウム溶液を 84：16 の割合で混合し，pH メーターで pH 7.5 に微調整する．

③没食子酸エチル標準原液：没食子酸エチル 25 mg を精秤し，水に溶かして 100 ml に定容する．この溶液を㊱のように希釈して標準溶液とする．

㊱没食子酸エチル標準溶液（検量線作成用）のつくり方

没食子酸エチル濃度(mg/100 ml)	0	5	10	15	20	25
没食子酸エチル標準原液採取量(ml)	0	2	4	6	8	10
加水量（ml）	10	8	6	4	2	0
各 2 ml を操作 2 で使用						

1 **試料**　緑茶　約 0.1 g を精秤
↓ ＋熱水 50～60 ml
抽出　30 分間，80℃以上
↓ 水で定容（100 ml）
2 **ろ過**　ろ紙 5 種 A を使用
↓ 最初の約 20 ml を捨てる
3 **ろ液採取**　ホールピペットで 2 ml
↓ ＋酒石酸鉄試薬 2 ml
＋リン酸緩衝液 6 ml
4 **比色分析**　540 nm

操作 1 試料（緑茶）約 0.1 g を 200 ml 容三角フラスコに精秤し，熱水 50～60 ml を加えて 80℃以上のウォーターバス中で 30 分間加熱し，試料中のタンニンを抽出する．室温に冷却後，100 ml 容メスフラスコに移し水を加えて定容する．

2 定性用ろ紙（5 種 A）を折ってひだ付きろ紙をつくり，定容した抽出液をろ過する．最初のろ液約 20 ml を捨て，そのあとのろ液を受器に集める．

3 ろ液 2 ml を試験管にホールピペットで採取する．検量線作成用の標準溶液もおのおの 2 ml を採取する．酒石酸鉄試薬 2 ml およびリン酸緩衝液 6 ml を加える．

4 可視分光光度計を用いて，波長 540 nm の吸光度を測定する．

one point advice
1：試料が茶浸出液の場合は 5～10 ml を採取し，水を加えて 100 ml に定容して試料液とする．

計算 一連の標準溶液の吸光度から検量線を作成する．試料の吸光度から没食子酸エチル相当量（*A*）を求める．

タンニン含量＝1.5*×*A*×（*V*/*B*）×（100/*W*）（mg/100 g）

＊：没食子酸エチル 1 mg に相当する吸光度を示すのに必要な茶タンニンの mg 数
A：検量線から求めた没食子酸エチル量（mg）
V：定容量（m*l*）（本実験では 100 m*l*）
B：分取量（m*l*）（本実験では 2 m*l*）
W：試料採取量（g）

COLUMN
緑茶に含まれるタンニン

カテキン類

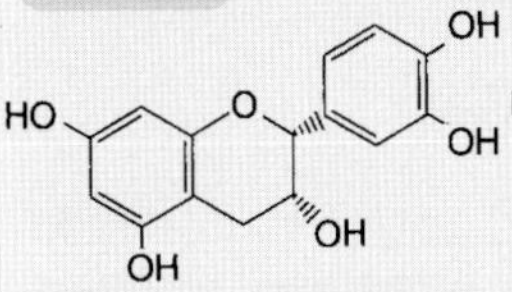

(−)-エピカテキン

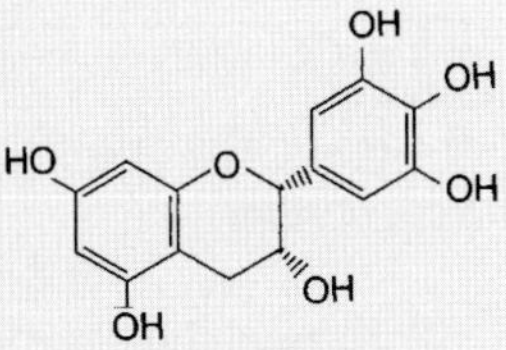

(−)-エピガロカテキン

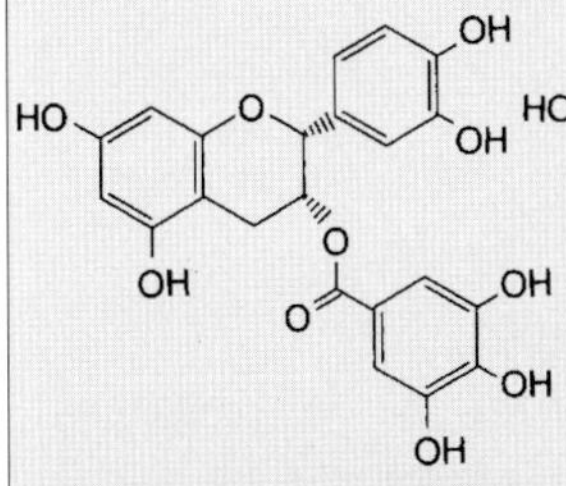

(−)-エピカテキンガレート

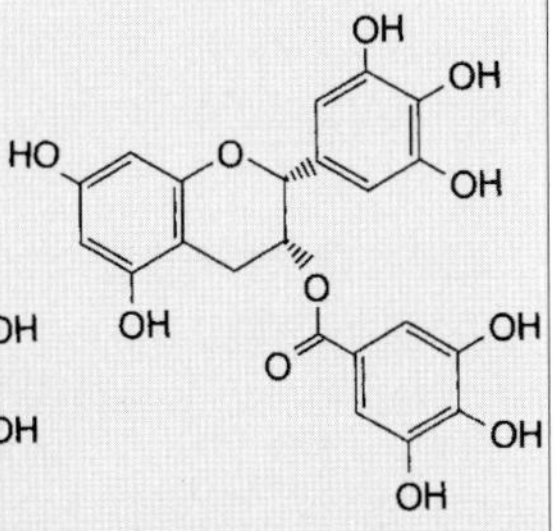

(−)-エピガロカテキンガレート

緑茶タンニンの機能性
抗酸化性：食品の酸化防止・生体内抗酸化
抗菌性：虫歯菌・歯周病菌・インフルエンザウイルス・ピロリ菌・食中毒菌（ウェルシュ菌，腸管出血性大腸菌 O-157）
その他：口臭除去，鼻炎アレルギー改善，血清コレステロール低下，血圧上昇抑制，血小板凝集抑制，大腸がん抑制

Experiment 70 コーヒー豆中のタンニンの定量─フォーリン・デニス法

リンモリブデン酸とリンタングステン酸の混合物がタンニンによって還元されて生成するリンモリブデン・ブルーを比色定量する．

器具 ①分光光度計
②遠心分離器
③ブレンダー
④ウォーターバス
⑤200 m*l* 容三角フラスコ
⑥100 m*l* 容メスフラスコ
⑦25 m*l* 容共栓付遠心管
⑧可変式分注器（2～20 m*l*）

試薬 ①フォーリン試薬：タングステン酸ナトリウム 5 g，リンモリブデン酸 1 g，リン酸 2.5 m*l* に水 36 m*l* を加えて 2 時間煮沸還流し，室温に冷却して水で 200 m*l* に定容する．

②10％炭酸ナトリウム溶液：20 g の炭酸ナトリウムを水 180 m*l* に溶解する．

③タンニン酸標準原液：タンニン酸*2.0 mg を精秤し，水に溶かして 100 m*l* に定容する．この溶液を㊲のように希釈して標準溶液とする．

＊：タンニン酸は分子中に結晶水を含むため，あらかじめカールフィッシャー法でタンニン酸の水分を測定し，採取量を補正すること．

㊲タンニン酸標準溶液（検量線作成用）のつくり方

タンニン酸濃度（mg/100 m*l*）	0	0.5	1.0	1.5	2.0
タンニン酸標準原液採取量（m*l*）	0	5	10	15	20
加水量（m*l*）	20	15	10	5	0
各 5 m*l* を操作 [3] で使用					

操作 [1] 試料のコーヒー豆をブレンダーで粉砕し，約 1 g を三角フラスコに精秤する．熱水 50～60 m*l* を加えて 80℃のウォーターバス中で 50～60 分間加熱し，試料中のタンニンを抽出する．室温に冷却後，100 m*l* 容メスフラスコに移し水を加えて定容する．

[2] 定性用ろ紙（5 種 A）を折ってひだ付きろ紙をつくり，定容した抽出液をろ過する．最初のろ液約 20

ml を捨て，そのあとのろ液を受器に集める．

3 ろ液 5 ml をホールピペットで遠心管に採取する．検量線作成用の標準溶液もおのおの 5 ml 採取する．フォーリン試薬 5 ml を加えて 3 分間放置する．さらに 10%炭酸ナトリウム溶液 5 ml を加えて 60 分間放置し，遠心分離する（3,000 回転/分，5 分間）．

4 可視分光光度計を用いて，上澄み液の吸光度を波長 700 nm で測定する．

計算 一連の標準溶液の吸光度から検量線を作成する．試料の吸光度からタンニン酸相当量（A）を求める．

$$\text{タンニン含量（タンニン酸として mg/100 g）} = A\times(V/B)\times(100/W)$$

A：検量線から求めたタンニン酸量（mg）
V：定容量（ml）（本実験では 100 ml）
B：分取量（ml）（本実験では 5 ml）
W：試料採取量（g）

1 試料　コーヒー豆粉砕物　約 1 g を精秤
↓ ＋熱水 50〜60 ml
抽出　50〜60 分間，80℃ 以上
↓ 水で定容（100 ml）
2 ろ過　ろ紙 5 種 A を使用
↓ 最初の約 20 ml を捨てる
3 ろ液採取　ホールピペットで 5 ml
↓ ＋フォーリン試薬 5 ml
放置　3 分間
↓ ＋10%炭酸ナトリウム溶液 5 ml
放置　60 分間
↓
遠心分離　3,000 回転/分，5 分間
↓
4 比色分析　上澄み液の吸光度を 700 nm で測定

one point advice

1：試料採取量は検体のタンニン含量により，0.1〜5 g の間で調整する．試料が浸出液の場合は 5〜10 ml を採取し，水を加えて 100 ml に定容して試料液とする．

3：本法はタンニン酸の量として 1〜1.5 mg/100 ml 程度が精度よく測定できるので，検液の濃度がこの範囲より高い場合は適宜希釈し，低い場合は試料採取量を増やす必要がある．

COLUMN

コーヒーに含まれるタンニン

クロロゲン酸類

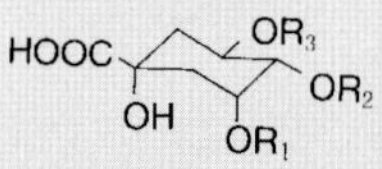

機能性：抗酸化性（活性酸素消去），抗変異原性，亜硝酸分解能

R_1＝カフェオイル，R_2＝R_3＝H
R_2＝カフェオイル，R_1＝R_3＝H
R_3＝カフェオイル，R_1＝R_2＝H

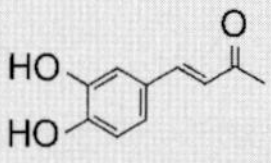

カフェオイル

紅茶に含まれるタンニン

テアフラビン類

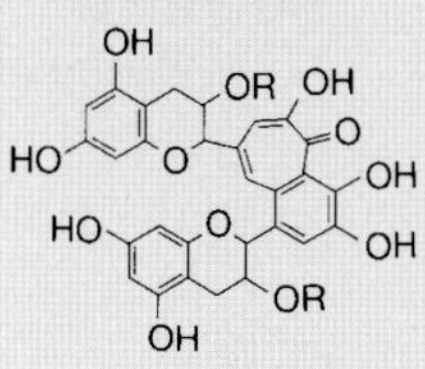

R＝H or ガロイル

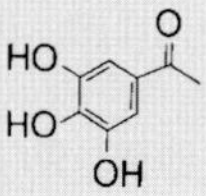

ガロイル

機能性
・抗酸化性：食品の酸化防止・活性酸素消去
・抗菌性：虫歯菌・インフルエンザウイルス・腸管出血性大腸菌 O-157
・血清コレステロール上昇抑制
・血糖値上昇抑制
・抗変異原性
・発がん抑制：大腸・食道・肺・肝臓・皮膚・乳腺

4 食品の応用実験

1 — 食品成分の分離
2 — 食品の色
3 — 食品の味
4 — 食品の香り
5 — 食品の物性
6 — 食品成分の変化
7 — 飲料水の検査

1—食品成分の分離

71 Experiment 牛乳からカゼインの分離

たんぱく質は，＋荷電と－荷電をあわせもつ両性電解質である．たんぱく質を構成するアミノ酸の側鎖の電離状態は，溶液の pH によって変化する．ある pH においては，＋と－の電荷がちょうど等しくなり，たんぱく質全体の実効電荷は，0 となる．このときの pH を等電点といい，それぞれのたんぱく質に固有の値を示す．等電点におけるたんぱく質の溶解度は，最小となる．

そこで，スキムミルク（牛乳から脂肪を取り除いた脱脂乳）から，乳たんぱく質の約 80%を占める“カゼイン”を等電点沈殿を利用して分離する．

次いで，たんぱく質に特有の反応であるビュレット反応と，カゼインがカルシウムやリン酸と複合体をつくり，カゼインミセル（❶）として乳中に存在することから，リンの反応を利用して確認試験を行う．

器具・装置 ①ビーカー

②加熱装置：バーナー，三脚，金網

③pH メーター，pH 試験紙，漏斗，漏斗台，ろ紙，50 ml 容遠沈管

④遠心分離機，試験管，試験管ばさみ

試薬 ①10%酢酸溶液（約 30 ml/分析）

②モリブデン酸アンモニウム溶液：モリブデン酸アンモニウム 25 g を水 300 ml に溶解する．別に，濃硝酸 75 ml を水 150 ml に溶かして放冷したものを，先の溶液に加えて調製する（約 10 ml/分析）．

③10%および 30%水酸化ナトリウム溶液：調製時，発熱に注意する（各 3 ml/分析）．

④1%硫酸銅溶液（約 10 ml/分析）

操作 1 試料（スキムミルクの粉末 4 g）を秤取し，水 50 ml に溶解する．これを 40～50℃の温水 150 ml と混合する．

2 10%酢酸溶液を加えて，pH 試験紙および pH メーターで pH 4.5～4.6 に調整すると，カゼインが沈殿してくる．

3 ろ過または遠心分離して，薄黄色の上清を取り除き，沈殿が酸性を示さなくなるまで水洗する（リトマス紙や pH 試験紙で確認すればよい）．水洗後，遠心分離（3,000 rpm，10 分間）して水を除き，沈殿を分取する．さらに，沈殿をメタノールとエーテルで 2 回ずつ洗い，不純物を除く．ろ過した沈殿を風乾または凍結乾燥すれば，カゼインの粉末が得られる．分離したカゼインを秤量すれば収量が求められる．

4 得られた沈殿がカゼインであることを確認するため，以下の確認試験を行う．

A．ビュレット反応

①沈殿物の一部を試験管にとり，10%水酸化ナトリウム溶液を約 3 ml 加え，沈殿物を溶解する．

②1%硫酸銅溶液を加え，色の変化を観察する．

ビュレット反応の紫色が認められるか？

❶カゼインミセル

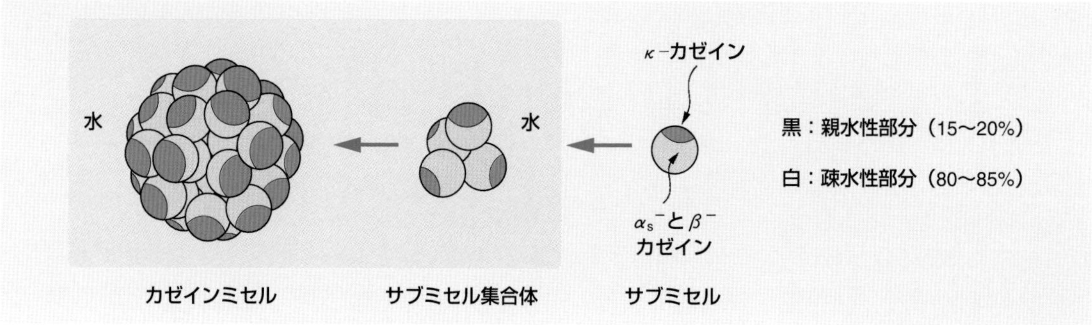

（足立　達：牛乳．柴田書店）

1 **試料**　スキムミルク 4 g 秤取 ―― 300 ml
↓ ＋水 50 ml
＋温水（40～50℃）150 ml
2 **等電点沈殿**　pH 4.5～4.6 に調整
↓ ＋10%酢酸溶液
3 **ろ過または遠心分離による沈殿を分取**
↓ 水洗
4 **確認試験**
A．ビュレット反応
B．リンの反応

B．リンの反応

①沈殿物の一部を試験管にとり，30%水酸化ナトリウム溶液を約 3 ml 加え沈殿物を溶解する．

②試験管ばさみを用いて，約 1 分間，加熱し，冷却後，モリブデン酸アンモニウム溶液約 3 ml を加え，色の変化を観察する．

モリブデンブルーの生じる反応が認められるか？

one point advice　2：pH メーターの指針によく注意して，酢酸溶液は少しずつ加え，入れすぎないように気をつける．
4：リンの反応が観察しにくいときは，試験管に分取するカゼインの量と NaOH 量を増やしてみる．

72 Experiment 小麦粉からデンプンとグルテンの分離

小麦粉に水を加えて練った“ドウ(dough)”から水中で揉み出した“デンプン”と，残った粘弾性のある塊“グルテン”を分離し，定性反応を利用して，これを確認する．

器具・装置　①ビーカー
②ガーゼあるいはサラシ
③冷却管
④ウォーターバス

試薬　①ヨウ素-デンプン反応用試薬
②ビュレット反応用試薬
③ニンヒドリン反応用試薬
④エタノール（30 ml/分析）
⑤0.2 *M* 水酸化ナトリウム溶液（50 ml/分析）
⑥10%塩酸溶液：中和用

操作　1 小麦粉 50 g に水 30 ml を加え，よく練り，ドウをつくる．

2 約 30 分間放置後，ガーゼで包んで，多量の水を入れたビーカーのなかで，デンプンを完全に揉み出す．

揉み出したデンプンは沈降させ，上清を除き，新しい水を加えて繰り返し混合攪拌して沈降させ，不純物を除く．

3 ヨウ素-デンプン反応（“Exp27” 参照）の呈色試験や，加温して糊化試験（“Exp84” 参照）を行い，デンプンの分離を確認する．

4 ガーゼのなかにグルテンが残る．十分に水切りしたのち秤量して，その値を 2 倍したもの（供試料に対するパーセントで表したもの）を湿麩量とする．次に，これを 105℃で 5 時間，または，120℃で 2.5 時間乾燥して乾麩量とする．

5 ビュレット反応（“Exp7” 参照）やニンヒドリン反応（“Exp8” 参照）を行い，グルテンの分離を確認する．

6 グルテンは，さらに，アルコールへの溶解性により，グリアジンとグルテニンに分離できる（❷）．三角フラスコにグルテン，エタノール 30 ml，水 20

❷ドウ（パン生地）

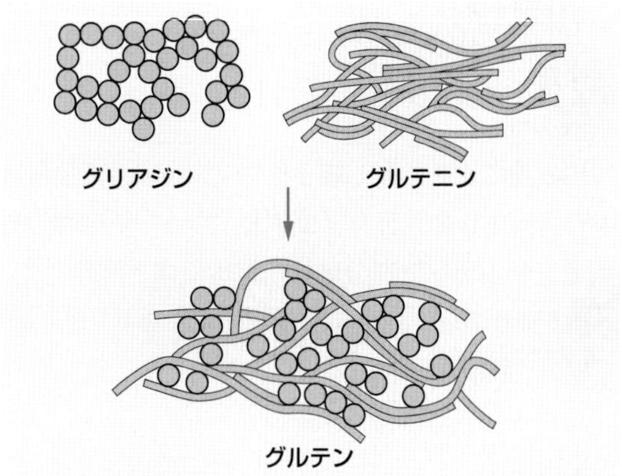

小麦のおもなたんぱく質は，グリアジン（プロラミン）が約40～50%とグルテニン（グルテリン）が約30～40%含まれ，両者の複合体をグルテンという
（今村経明ほか：図説 食品学総論．ムイスリ出版）

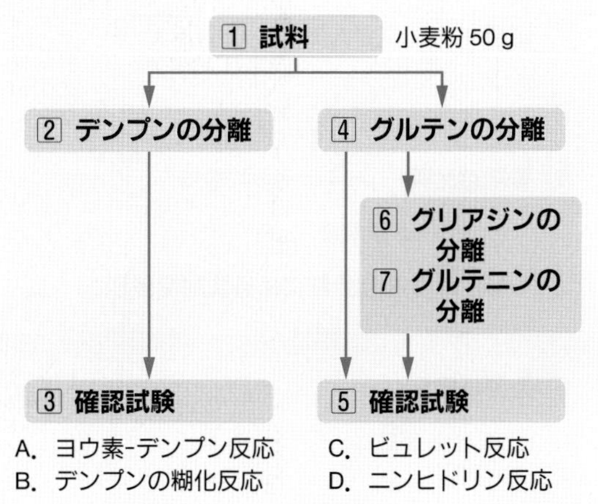

mlを入れて混合後，冷却管をつけてときどき振り混ぜながら40～50℃の湯浴で1時間加温する．エタノール抽出液をろ過して，ろ液を蒸発乾固すると，粗製のグリアジンが得られる．

7 エタノール不溶性の残渣は三角フラスコに入れ，0.2 *M* 水酸化ナトリウム溶液50 mlを加えて一晩放置後，ろ過する．ろ液に10%塩酸溶液を加えて中和すると，グルテニンが析出する．これをろ過して，よく水洗後，乾燥させると，粗製のグルテニンが得られる．

COLUMN

グリアジンとグルテニン

単純たんぱく質の分類によれば，グルテンはグリアジン（プロラミン）とグルテニン（グルテリン）から構成される．各溶媒に対する溶解性は下表のようになる．そのため両者のアルコールに対する溶解性の異なることを利用して，グルテンを分離することができる．

分類	小麦の場合	溶解性				
		水	中性塩	希酸	希アルカリ	70～90%アルコール
プロラミン	グリアジン	×	×	○	○	○
グルテリン	グルテニン	×	×	○	○	×

COLUMN

小麦粉のグルテン含量と用途

粉の名称	湿麩量	乾麩量	用　途
強力粉	35%以上	13%以上	パン，麩，グルタミン酸ナトリウム
中力粉	25～35%	10～13%	パン，めん，その他
薄力粉	25%以下	10%以下	菓子，料理，のり，その他

（杉田浩一：調理の科学．医歯薬出版）

2—食品の色

1）天然色素

73 Experiment クロロフィルの同定

クロロフィルは，光合成細胞がもつ葉緑体中に，カロテノイドとともに，たんぱく質やリポたんぱく質に結合して存在する緑色色素である．ほうれんそうなどの高等植物の緑葉は，クロロフィル a と b を約 3：1 の割合で含み，緑葉の乾燥重量の約 1%を占める（❸）．

器具・装置 ①乳鉢，乳棒
②三角フラスコ
③ガラスフィルター（3G3）
④分液漏斗
⑤薄層クロマトプレート（シリカゲル H，メルク社）
⑥展開槽
⑦キャピラリー（ガラス毛細管）
⑧分光光度計

❸クロロフィル a の構造

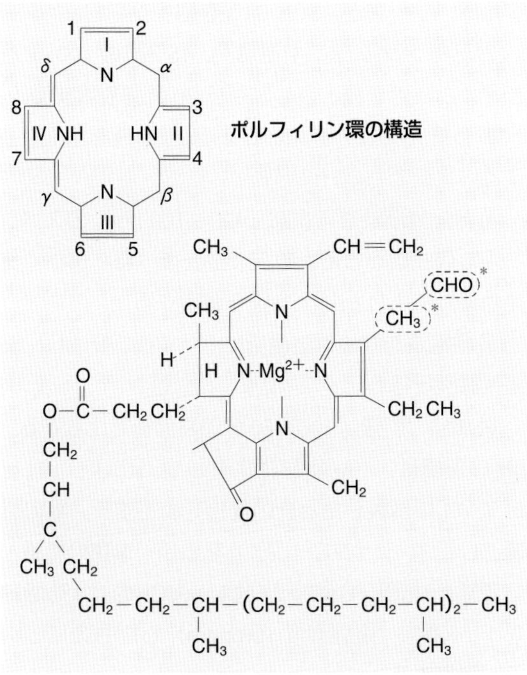

*b は 3 位に—CH_3基のかわりに—CHO が入る（点線内）．
（長谷川忠男：食品学教程．三共出版）

試薬 ①海砂：磨砕用
②溶剤：“石油ベンジン：ベンゼン：メタノール=45：5：15”（65 ml/分析）
③10%塩化ナトリウム溶液：メタノール除去用
④無水硫酸ナトリウム：水分除去用
⑤クロロフィル a，b 標準品
⑥展開溶剤：“ベンゼン：アセトン=7：1 または 10：1 の混液”（約 150 ml/分析）
⑦エーテル（約 10 ml/分析）

操作 [1] 緑葉（ほうれんそうの葉の場合，5～10 g）を細切りして海砂とメタノールを少量加え，乳鉢で磨砕する．

[2] 三角フラスコに [1] を移し，溶剤 65 ml を加え，よく攪拌して，ときどき振とうしながら暗所に 30 分間放置して色素を抽出する．

[3] ガラスフィルターを用いて吸引ろ過し，ろ液を試料とする．残渣は，さらに溶剤で抽出し，あわせて分液漏斗に入れる．10%塩化ナトリウム溶液を加え，静かに振り回し，メタノールを下層の塩化ナトリウム液に移行させたのち，下層の水層を捨てる．メタノールを完全に除去するため，数回この操作を繰り返す．

分液漏斗中の石油ベンジン-ベンゼン溶液は褐色びんに移し，無水硫酸ナトリウム数グラムを加え，残存する水分を除き，冷暗所に一晩放置後，ガラスフィルターでろ過して試料液とする．

[4] 薄層クロマトプレートに原線を引き，試料溶液およびクロロフィル a，b の標準品をキャピラリーを用いてスポット（原点）する．

[5] 展開槽に展開溶剤を入れ，槽に蓋をして溶剤の蒸気を飽和させたのち，プレートの下端を浸し，静かに展開する．

溶剤前線が原点から 10 cm の高さに上昇したら，すばやく取り出し，溶剤の前線に印をつけ，風乾する．

[6] 各クロロフィルの部分をスパーテルで削りとり，エーテルに溶出させ，可視部（400～700 nm）の

❹クロロフィル a，b の吸収スペクトル

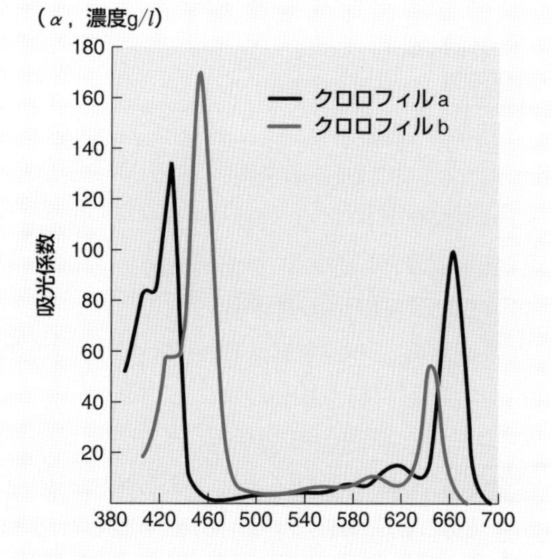

（長谷川忠男：食品学教程．三共出版）

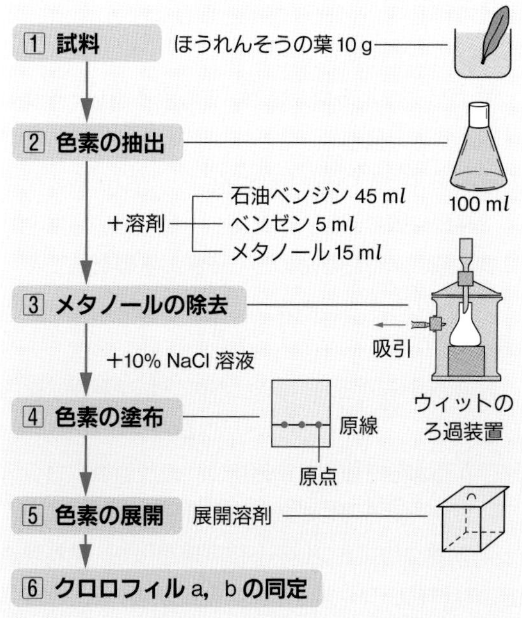

スペクトル吸収曲線から，クロロフィル a および b を同定する（❹）．

one point advice

1：なるべく日光を当てないよう，手早く磨砕する．

4：スポットは，広がらないように，少量ずつ，乾いたら重ねて，その上へ塗布する．

74 Experiment アントシアニンの抽出と安定性試験

アントシアニンは多くの植物性食品に含まれる色素で，橙黄色から，赤色，紫色，青色までの幅広い色調をもつ．構造のなかに糖を含む配糖体であるアントシアニンと，糖を含まないアントシアニジンとして存在している．

器具・装置 ①三角フラスコ

②漏斗，漏斗台

③共栓付試験管

④分光光度計

⑤測色色差計

試薬 ①15%酢酸

②1 *M* 水酸化ナトリウム

③シュクロース

④0.1% NaCl 溶液

⑤0.1% $CaCl_2$溶液

⑥0.1% $FeCl_2$溶液

⑦0.1% $AlCl_3$溶液

操作 1 試料（ナスの皮，赤キャベツ，しそ，ブルーベリーなど）20～30 g を細かく刻む．

2 三角フラスコに 1 を移し，15%酢酸 100 m*l* を加え，ときどき振とうしながら 30 分間放置する．

3 ろ紙（No. 2）を用いてろ過し，ろ液を色素液とする（最低でも 80 m*l* 必要）．

4 分光光度計で可視部（400～700 nm）のスペクトル吸収曲線から最大吸収波長を調べる．また，測色色差計により *L*，*a*，*b* 値を測定する．

5 色素液を共栓付試験管に 10 m*l* ずつ分注し，安定性試験を行う．

6 加熱の影響は 100℃30 分加熱前後で比較する．pH の影響は，1 *M* 水酸化ナトリウムにより pH を 3，7，11 に調製したときの変化を測定する．糖の影響としては，シュクロース 1 g を添加，塩類の影響としては，NaCl，$CaCl_2$，$FeCl_2$，$AlCl_3$の 0.1%溶液を 1 m*l* 添加（最終濃度 100 ppm）したものについて，測定する．

7 それぞれの溶液について，最大吸収波長におけ

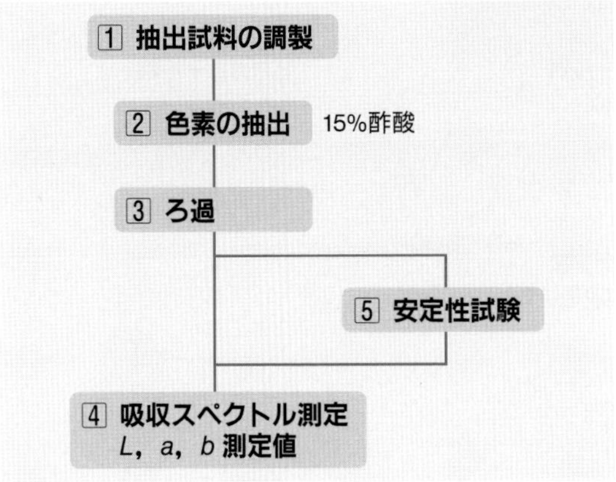

る吸光値および *L*，*a*，*b* 値を測定する．

***L*，*a*，*b* 値について**

あるものの色を，肉眼的，機械的に測定した結果を表現する場合，単に赤，黄，青のような言葉の表現は，客観性，再現性，精密性を欠くため，数値を用いて色の性質と量的評価を表すために表色体系というものが用いられる．*L*，*a*，*b* 値はこのなかの一つであり，*L* 値は明度，*a*，*b* 値は色相，彩度を表す．*L* 値が 100 は白，0 は黒を示している．また，*a* 値が＋では赤，0 では灰色，－では緑を，*b* 値が＋では黄，0 では灰色，－では青を示しており，*a*，*b* 両値の比でその混合された色相が示される．

アントシアニジン色素の分類

①ペラルゴニジン系：カリステフィン（イチゴ）
②シアニジン系：シソニン（シソ）
③ベオニジン系
④デルフィニジン系：デルフェニジン（ブドウ），ナスニン（ナス）
⑤ペツニジン系：ペツニン（ブルーベリー）
⑥マルビジン系

2）褐変

食品の“褐変”（browning）とは，調理，加工，貯蔵などにより，食品が褐色に着色することをいう．褐変反応には，酵素の関与する“酵素的褐変反応”と，酵素の関与しない“非酵素的褐変反応”がある．

75 Experiment 酵素的褐変

リンゴを切っておくと褐変するが，これは，リンゴ中のポリフェノール類（クロロゲン酸，カテキンなど）が，リンゴ中の酵素（ポリフェノールオキシダーゼ）により酸化され，キノン類に変化し，さらに酸化重合して，メラニンという褐色色素を生じることによる（❺❻）．したがって，酵素的褐変反応を防止するには，反応に関与するフェノール類，酵素，酸素，中間生成物としてのキノン類のどれかを除去すればよい．

器具・装置 ①100 m*l* 容ビーカー 9 個
②おろし金
③加熱装置：バーナー，三脚，金網

試薬 ①5%塩化ナトリウム溶液（20 m*l*/分析）
②5%酢酸溶液（20 m*l*/分析）
③5%炭酸水素ナトリウム溶液（20 m*l*/分析）
④5%アスコルビン酸溶液（40 m*l*/分析）

操作 1 試料（リンゴの場合，約 1/2 個）の果皮を除き，おろし金ですりおろして，100 m*l* 容ビーカー 9 個に等分する．

2 直ちに，各ビーカーにそれぞれ反応液を浸る程度に加えて処理する．

3 No. 1 のビーカー内の色と比較して着色状態を観察する．

❺ポリフェノール類から褐色物質の生成

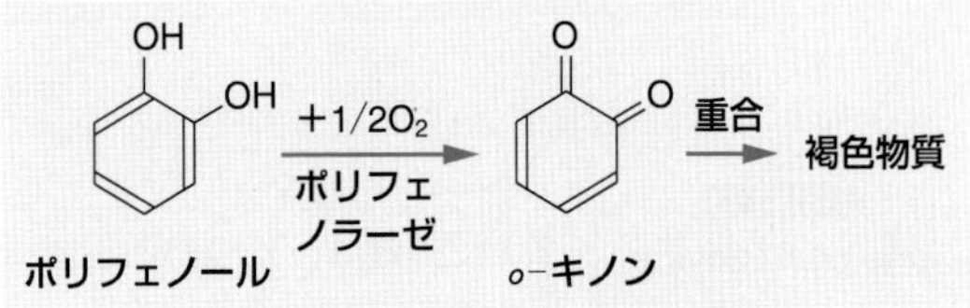

（知地英征ほか：最新食品学総論．三共出版）

❻酵素的褐変反応における基質

フェノール類

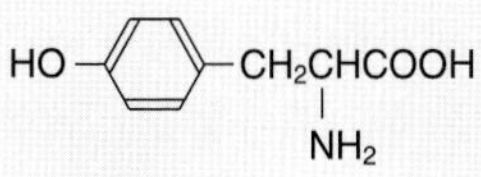

チロシン
（じゃがいも）

カテコール類

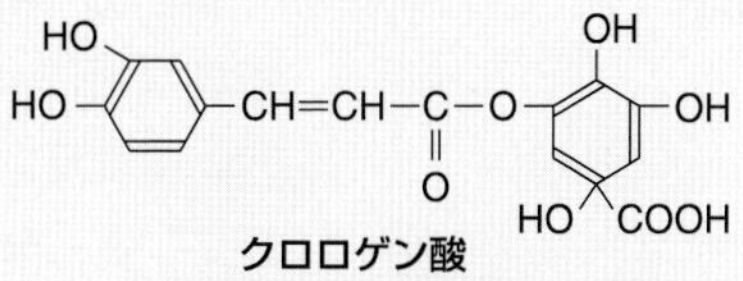

クロロゲン酸
（リンゴ，さつまいも）

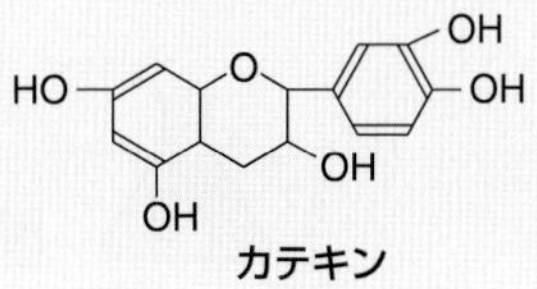

カテキン
（茶）

ピロガロール類

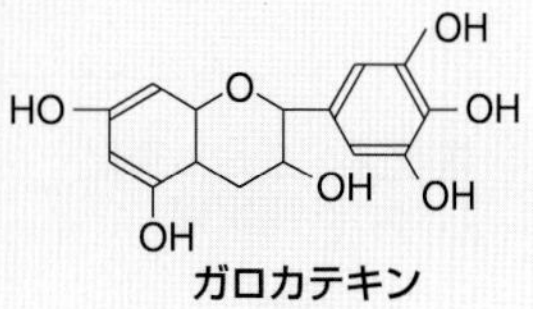

ガロカテキン
（茶）

（今村経明ほか：図説 食品学総論．ムイスリ出版）

1 **試料**　リンゴ または じゃがいも約 1/2 個
↓
2 **処理**　ビーカー No. 1～9
↓
3 **着色状態**　No. 1のビーカーと比較

ビーカー	反応条件
No. 1	そのまま放置する（control）
2	水を加える（水につける）
3	低温に放置する（冷蔵庫に入れる）
4	ゆるく加熱する（ブランチング）
5	5%塩化ナトリウム溶液を加える（食塩水につける）
6	5%酢酸溶液を加える（酸性にする）
7	5%炭酸水素ナトリウム溶液を加える（アルカリ性にする）
8	5%アスコルビン酸溶液を加える（はじめから還元剤を加える）
9	放置して褐変したものに 5%アスコルビン酸溶液を加える（後から還元剤を加える）

one point advice

2：反応液は，すりおろしたら，直ちに加えて処理する．

❼食品・生体系におけるアミノ-カルボニル反応（Maillard 反応）**とその影響**

反応物		研究分野	具体的課題
アミノ酸 たんぱく質	反応に関与する因子	I）化学	褐色化機構 着色物質の化学
アミン類 アンモニア	温度 pH 水分 酸素 光 ↓	II）食品加工	フレーバーの形成 褐変化抑制 物性変化 抗酸化性
還元糖	→	III）栄養生理	アミノ酸の損失 消化性低下 微生物への影響
脂肪酸 ポリフェノール アスコルビン酸の酸化生成物	↑ 共存物質との相互作用	IV）安全性	毒性物質 変異原の生成と抑制
その他 カルボニル化合物	金属イオン ビタミン類 亜硝酸 亜硫酸 添加物 その他	V）生体内反応	糖尿病疾患 老化その他

（並木満夫ほか：化学と生物，21（6）：368，1983）

76 Experiment 非酵素的褐変 ―アミノ-カルボニル反応

酵素の関与しない非酵素的褐変反応は，発見者 Maillard 氏の名から“マイヤーまたはメイラード反応”あるいは，反応に関与する原子団の名から“アミノ-カルボニル反応”とよばれる．

アミノ-カルボニル反応は，アミノ基をもつ化合物（アミノ酸，ペプチド，たんぱく質，アミン類など）とカルボニル基をもつ化合物（還元糖など）が，複雑な過程を経て，最終的に褐色物質（メラノイジン）をつくる．

この反応は，pH，温度，反応物質の種類などの影響を受ける（❼）．

器具・装置 ①試験管

②加熱装置：バーナー，三脚，湯せん鍋

③分光光度計

試薬 ①アミノ酸：グルタミン酸（酸性アミノ酸），グリシン（中性アミノ酸），リジン（塩基性アミノ酸）

②糖：キシロース（五炭糖），グルコース（六炭糖）

③反応液：0.5 *M* リン酸-ナトリウム液（pH 4.0），0.5 *M* リン酸緩衝液（pH 7.0），0.5 *M* リン酸二ナトリウム液（pH 9.0）

操作

A．pH の影響を調べる実験

1 アミノ酸，糖のなかから各1種類ずつ選ぶ．3種類の反応液(pH 4.0，7.0，9.0)に，アミノ酸，糖をそれぞれ溶かし，0.2 *M* 溶液を6種類（a～f）調製する．

2 アミノ酸 2.5 *ml*＋糖 2.5 *ml*（組み合わせ：a＋d，b＋e，c＋f）の3種と，対照として，アミノ酸 2.5 *ml*＋水 2.5 *ml*（a＋水，b＋水，c＋水）および糖 2.5 *ml*＋水 2.5 *ml*（d＋水，e＋水，f＋水）の6種を用意する．

3 沸騰湯浴中で加熱する（アルミホイルやガラス玉などで試験管に蓋をする）．一定時間後，取り出し，氷水で室温まで冷却し，反応を止める．経時的な着色の変化も調べてみるとよい．

4 分光光度計を用いて，500 nm における吸光度を測定し，着色度を比較する．

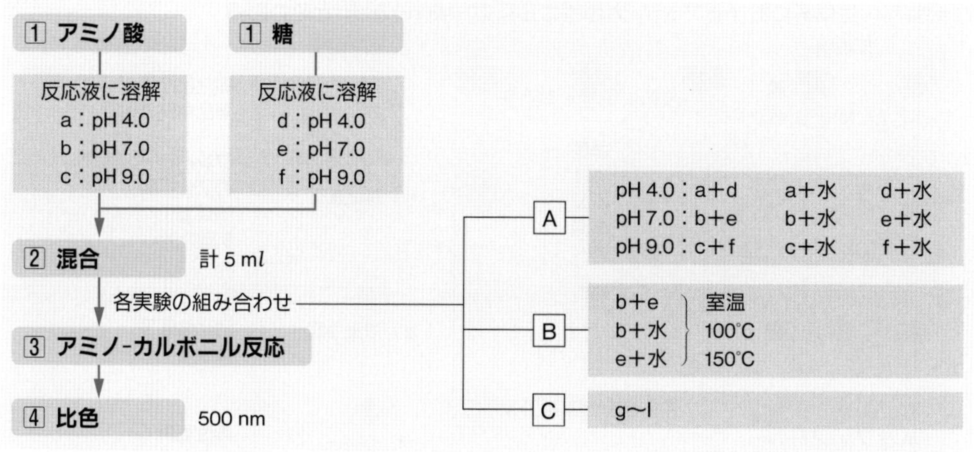

B．温度の影響を調べる実験

1〜3 反応液 pH 7.0 に溶かしたアミノ酸＋糖（b+e，b+水，e+水）を，室温，100℃（沸騰湯浴中），150℃（オートクレーブまたは乾燥機）で，2.5 ml ずつそれぞれ反応させ，一定時間後，冷却して反応を止める．

4 A と同様に吸光度を測定し，着色度を比較する．

C．反応物質の種類を調べる実験

1 3 種類のアミノ酸，2 種類の糖を，それぞれ反応液 pH 7.0 に溶解し，0.2 *M* 溶液を調製する．

2 以下の g〜l の組み合わせで，アミノ酸＋糖を 2.5 ml ずつ混合する．

糖 ＼ アミノ酸	グルタミン酸	グリシン	リジン
キシロース	g	i	k
グルコース	h	j	l

3 4 A と同様に沸騰湯浴中で加温後，反応を止め，着色度を比較する．

3—食品の味

1）食味テスト

食品の化学分析により味やにおいの成分の量がわかっても，それらが食品の“おいしさ”を表しているわけではない．人間は五官（視覚・嗅覚・聴覚・味覚・触覚）に受けた刺激を総合して“おいしい”とか“まずい”などの判断をしている．このように，人間の感覚を分析機器として用いる評価法を官能検査という．しかし人間の判断は常に一定ではなく，味に対する感覚も体調の影響を受けやすく，個人差も大きい．官能検査においてばらつきの少ない結果を得るためには，目的に適した方法を正しく選んで，実験を行う環境にも十分な配慮が必要である．また，官能検査の被験者（パネル）が1人または1回の実験ではどうしても結果に偏りが出るため，数人～数十人のパネルで実験を行う必要があり，そのデータの解析には統計解析の手法を用いる（❽）．

検定の考え方

“2 種類の試料に差がある”ということを証明するためには，“2 種類の試料には差がない”という棄無仮説をたて，この棄無仮説を否定する．つまり“差がない”ものとして観察された事象が起きる確率が非常に低いものであれば，このようなめったに起こらないことが起こったのは最初にたてた棄無仮説が間違っていると判断する．その結果“差がある”ことが証明されるのである．官能検査の方法によって確率分布の種類は異なるが，それらの分布の両端または上端の値というのはめったに起こりえない値と判断することができる．めったに起こりえないという判断をする部分を棄却域という．一般に，棄却域は全体の5%や1%にすることが多く，危険率とよぶ．ただ単に“差がある”ということを証明する場合は“両側検定”で判定するので，棄却域は分布の両側にくる．また“（A よりBのほうが大きいことがわかっていて）A よりBのほうが大きいといえるか”などあらかじめ大小や高低がわかっているものの大小を比べる場合は棄却域を分布の片側だけにとる“片側検定”で判定する．多くの場合，あらかじめそれらを計算した検定表が官能検査の方法ごとにつくられているので利用するとよいだろう．

❽官能検査の目的と方法

目的	方法	解析法	パネル*
差の識別	2 点嗜好試験法	2 項分布（P=1/2）	嗜好型パネル
	2 点識別試験法	2 項分布（P=1/2）	分析型パネル
	3 点嗜好試験法	2 項分布（P=1/3）	嗜好型パネル
	3 点識別試験法	2 項分布（P=1/3）	分析型パネル
	1：2 点比較法	2 項分布（P=1/2）	
順位を決める	順位法	順位相関係数など	嗜好型・分析型パネル
	一対比較法	Scheffe の方法など	嗜好型・分析型パネル
特徴をパネルの絶対的尺度(点数)で評価する	評点法	分散分析 t 検定など	嗜好型・分析型パネル
特徴を点数や言葉で総合的に評価する	風味側描法	専門による記述的評価	分析型パネル
	SD 法	多変量解析	嗜好型・分析型パネル

*分析型パネル：試料の特徴や微妙な差を分析するためのパネル．味覚や嗅覚に鋭敏な人を選ぶ．
嗜好型パネル：試料の好き嫌いを尋ねることが多いので，調査目的に応じた対象を選ぶ．

77 3点識別試験法

Experiment

2種類の試料を比較して，差が識別できるかを検査する．

器具 ①グラスまたは試料用の皿
②口をすすぐための水

試料 メーカーの異なる2種類の飲料や食品（ただし，色や形状が同じものを選ぶ）．

操作 AとB，2種類の試料をAABまたはABBの組み合わせで，ランダムに与え，3つのなかから異なる1つを選ばせる（❾）．

❾試料の配置例

パネル No.	試料の配置			組み合わせ
	1	2	3	
パネル1	A	A	B	AAB
パネル2	A	B	A	
パネル3	B	A	A	
パネル4	A	B	B	ABB
パネル5	B	A	B	
パネル6	B	B	A	

結果の判定と統計処理

3個から1個を選ぶ確率は$P=1/3$の2項分布に従う．この2項分布に従って，棄却域を計算した検定表が❿になる．検定表より，パネルの人数（n）から棄却域の数値を読みとる．n人のうち何人が正しく識別したか数えて，その人数と検定表の数値を比べて，検定表の数値に等しいか大きい値であれば，有意差があると判定する．たとえば，20人のうち12人が正しく識別できれば，5%の危険率で有意差があると判断し，13人が正しく識別できれば1%の危険率で有意差があると判断する．

one point advice
3点識別法を行うとき，刺激のわかりやすいほうを1個，その他を2個に組み合わせたほうが正解率が上がることが知られているので，試料の組み合わせ方はAABとABBの両方の組み合わせで検査を行うとよい．

❿3点識別試験法検定表

	有意水準（危険率）		
n	5%	1%	0.1%
3	3	—	—
4	4	—	—
5	4	5	—
6	5	6	—
7	5	6	7
8	6	7	8
9	6	7	8
10	7	8	9
11	7	8	10
12	8	9	10
13	8	9	11
14	9	10	11
15	9	10	12
16	10	11	12
17	10	11	13
18	10	12	13
19	11	12	14
20	11	13	14
21	12	13	15
22	12	14	15
23	13	14	16
24	13	14	16
25	13	15	17
26	14	15	17
27	14	16	18
28	15	16	18
29	15	17	19
30	16	17	19
31	16	18	20
32	16	18	20
33	17	19	21
34	17	19	21
35	18	19	22
36	18	20	22
37	18	20	22
38	19	21	23
39	19	21	23
40	19	21	24

78 Experiment

濃度の識別――順位法

器具 ①ガラスのコップ（ウィスキーグラスのように小さいもの，A～J の記号を書いておく）
②口をすすぐための水

試料
食塩水：①0.001%，②0.002%，③0.005%，④0.009%，⑤0.019%，⑥0.038%，⑦0.075%，⑧0.15%，⑨0.3%，⑩0.6%

方法 1 検査者は，濃度の異なったものを少量ずつ A～J のコップにバラバラに入れ，その番号を正解欄にひかえておく．

2 パネルは試料を味わい，濃度のうすい順に順位をつけ，①から⑩の番号を解答欄に書く．

3 正解を知らせて，スピアマンの順位相関係数を計算して検定を行う（片側検定）．

結果の判定と統計処理

スピアマンの順位相関係数による検定

順位のわかっている試料に対して識別能力があるかどうかを検定する方法．

試料	1	2	3	……t
正しい順位	x_1	x_2	x_3	……x_t
判定した順位	y_1	y_2	y_3	……y_t

スピアマンの順位相関係数 $r_s = 1 - \dfrac{6\Sigma\ (x_i - y_i)^2}{t^3 - t}$

正しい順位と判断した順位が完全に一致した場合，$rs=1$ になる．したがって rs が 1 に近いものほど，識別能力が高いと推定できる．また，rs がスピアマンの順位相関係数 rs の検定表（⓫）の数値よりも大きいとき，判定者は 5%の危険率で，試料を正しく順位づけできる能力があるといえる．

⓫スピアマンの順位相関係数 r_s の検定表

試料数	危険率 5%（片側検定）
4	1.000
5	0.900
6	0.829
7	0.714
8	0.643
9	0.600
10	0.564

文献

1）川端晶子監修：フローチャートによる調理科学実験．地人書館，1989．
2）古川秀子：おいしさを測る 官能検査の実際．幸書房，1994．

COLUMN
実験と統計

卒論などで実験を行う場合，コントロールのデータと比較して有意差が認められるかどうかを検定することがある．検定結果には，データのばらつきが大きく影響する．たとえば，平均値 70 と平均値 85 に差があるかを検定する場合には，それぞれの数値が（71・72・67；標準偏差 2.6）と（83・84・88；標準偏差 2.6）の平均値ならば有意差が認められ，（60・70・80；標準偏差 10.0）と（75・80・100；標準偏差 13.2）の平均値ならば有意差は認められない（t 検定）．

one point advice
試料は口のなかに行きわたる量を含み，飲みこんでも吐き出してもよいが，濃度の濃いものやアルコールを含んだものは吐き出すほうがよい．試料を続けて味わうと前の試料の影響を受けるので，口をゆすいでから味わうようにする．

2）酸度

79 中和滴定による酸度測定

Experiment

食酢の主成分は酢酸，リンゴジュース中の主成分はリンゴ酸である．中和滴定（"Exp1" 参照）により有機酸として定量し，重量%濃度（酸度）に換算する．

器具 ①10 ml 容ホールピペット
②100 ml 容メスフラスコ
③ビュレット
④100 ml 容三角フラスコ
⑤比重計

試料・試薬 ①食酢（穀物酢，米酢，リンゴ酢）
②リンゴジュース（果汁%の異なるもの）
③0.1 *M* 水酸化ナトリウム標準液："Exp1" を参照し，*F*（ファクター）を求めておく（*F*=*a*）．
④0.1%フェノールフタレイン指示薬

操作 1 試料の比重を比重計により測定する（比重=*b*）．

2 食酢の場合，10 ml をホールピペットで 100 ml 容メスフラスコに量りとり，標線まで水を満たして 10 倍に希釈する．リンゴジュースはそのまま測定する．

3 2 の試料（食酢は 10 倍希釈液，リンゴジュースは原液）10 ml をホールピペットで三角フラスコに入れ，フェノールフタレイン指示薬を 2，3 滴加えて，混合する．

4 0.1 *M* 水酸化ナトリウムにて中和滴定を行う（滴定値=*c* ml）．

1 **比重の測定**
↓
2 **食酢の希釈** 10 倍希釈（10 ml→100 ml 定容）
↓
3 **試料液** 10 ml（食酢：10 倍希釈液／リンゴジュース：原液）
＋指示薬：フェノールフタレイン 2，3 滴
↓
4 **中和滴定** 塩基：0.1 *M* 水酸化ナトリウム
終点：無色→ピンク色

計算

食酢中の酢酸含量（%）

$$=\frac{a\times c\times 0.006^{*1}}{10\times b}\times\frac{100}{10}\times 100$$

*1：0.1 *M* NaOH 1 ml は酢酸（CH_3COOH）0.006 g に相当する．

リンゴジュース中のリンゴ酸含量（%）

$$=\frac{a\times c\times 0.0067^{*2}}{10\times b}\times 100$$

*2：0.1 *M*　NaOH　1 ml はリンゴ酸（$C_4H_6O_5$）0.0067 g に相当する．

3）塩分

80 Experiment 沈殿滴定による塩分の定量

さまざまな塩分濃度のしょうゆおよびみそ中の塩分について，モール法（“Exp6，91”参照）を用いて定量を行う．

器具 ①1 ml 容ホールピペット，10 ml 容ホールピペット

②100 ml 容メスフラスコ，200 ml 容メスフラスコ

③1 ml 容駒込ピペット，10 ml 容駒込ピペット

④褐色ビュレット

⑤三角フラスコ

⑥ビーカー

⑦比重計

⑧三脚

⑨金網

⑩ガスバーナー

試料・試薬 ①しょうゆ（濃口しょうゆ，薄口しょうゆ，減塩しょうゆ）

②みそ（白みそ，赤みそ，合わせみそ，減塩みそ）

③0.02 *M* 硝酸銀標準液：“Exp6” を参照し，*F*（ファクター）を求めておく（*F*=*a*）．

④10%クロム酸カリウム指示薬

操作 1 しょうゆは比重を測定（比重=*b*）し，ホールピペットとメスフラスコで正確に 100 倍に希釈して，試料とする（100 倍希釈液）．

2 みそは，ビーカーに約 2 g を正確に量りとり（*c* g），水を加えてみそをよく溶き，全量を約 150 ml とする．これを 30 分間沸騰させた後冷却し，200 ml 容メスフラスコに移して定容し，ろ過して試料とする（100 倍希釈液）．

3 希釈試料 5 ml をホールピペットで三角フラスコに入れ，蒸留水 10 ml を駒込ピペットで加えて混合し，指示薬として 10%クロム酸カリウム溶液を駒込ピペットで 1 ml 加える．

4 0.02 *M* 硝酸銀標準液で滴定を行う（滴定値=*d* ml）．

計算式

$$\text{しょうゆ中の塩分濃度(\%)} = \frac{a \times d \times 0.00117^{*}}{5 \times b} \times \frac{100}{1} \times 100$$

$$\text{みそ中の塩分濃度(\%)} = \frac{a \times d \times 0.00117^{*}}{5} \times \frac{200}{c} \times 100$$

＊：0.02 *M* $AgNO_3$ 1 ml は塩化ナトリウム（NaCl）0.00117 g に相当する．

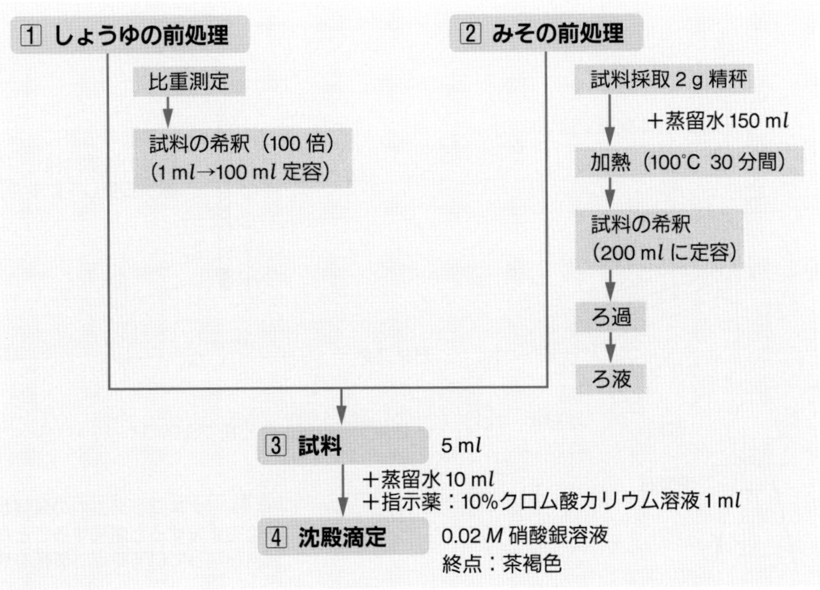

4—食品の香り

81A Experiment 酢酸イソアミルの合成

酢酸イソアミルはバナナに含まれる香気成分で，飲料，アイスクリーム，パンに着香料として用いられている．実験では，フィッシャーのエステル合成法に基づいて，酢酸とイソアミルアルコールを酸触媒存在下で加熱し，脱水縮合反応によって合成する（⑫）．

実験を通して，①加熱還流法，②分液漏斗による液液抽出法，③液体物質の乾燥法，④蒸留法の有機化学実験における4つの基礎的操作をあわせて学ぶ．

器具・装置 ①100 ml 容ナス形フラスコ（乾燥したもの）：加熱還流用

②球付き冷却管（乾燥したもの）：加熱還流用

③加熱装置：バーナー，三脚，セラミック金網

④200 ml 容分液漏斗

⑤50 ml 容三角フラスコ（乾燥したもの）

⑥50 ml 容ナスフラスコ（乾燥したもの）：蒸留用

⑦蒸留装置（乾燥したもの）（⑬）

試薬 ①酢酸（分子量60，ρ1.05 g・cm^{-3}，沸点116〜118℃）

②イソアミルアルコール（分子量88，ρ0.82 g・cm^{-3}，沸点132℃）

③濃硫酸（分子量98，ρ1.84 g・cm^{-3}）

④5%炭酸水素ナトリウム水溶液：5 gの炭酸水素ナトリウムを95 ml の水に溶解する．

操作 1 100 ml 容のナスフラスコに，酢酸25 ml，イソアミルアルコール20 ml を加え，フラスコを軽く振って均一溶液にする．これに濃硫酸2 ml を少量ずつ振り混ぜながら加える．

2 ナスフラスコに沸騰石を2〜3個入れ，還流装置を組んで30分間加熱還流する．火力は，液の沸騰を保ちうる最低の温度になるように調節する．

3 火を消してそのままの状態で反応混合物を室温まで冷却した後，分液ロートに移す．水40 ml を

⑫

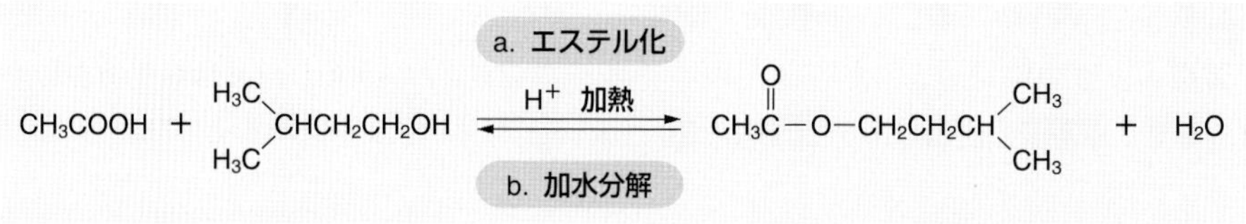

⑬蒸留装置

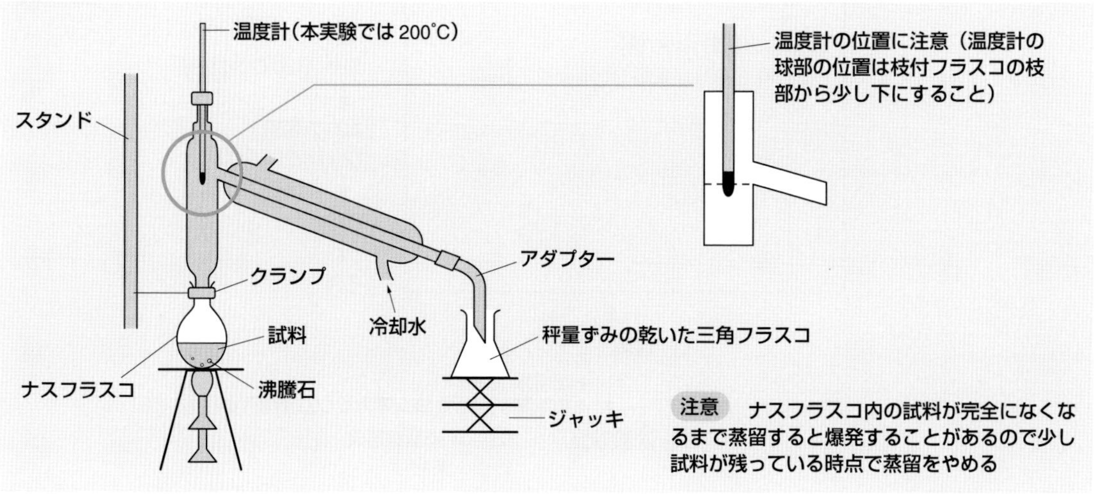

加えて栓をし，3 分間激しく振り混ぜる．完全に二層に分かれるまで静置する（二層に分かれにくいときは塩化ナトリウムを約 1 g 加えて軽く振るとよい）．コックを開いて下層を 200 ml 容のビーカーに静かに流しだす．分液漏斗に残った上層（有機層）に新たに水 40 ml を加え，同じ操作を繰り返す．

4 分液漏斗に残った有機層に 5%炭酸水素ナトリウム水溶液 25 ml を加え振り混ぜる．このとき，分液漏斗内で発生する気体の圧力で液がふきこぼれるのを防ぐため，コックを頻繁に開いて発生する気体を逃がしながら振り混ぜる．静置して分離した下層の pH を試験紙で調べ，アルカリ性を示すかどうか確かめる．もし酸性を示す場合は，もう一度 5%炭酸水素ナトリウム水溶液 25 ml を加え，同じ操作を繰り返す．

5 分液漏斗内の有機層を上の栓を開けて乾いた 50 ml の三角フラスコに移し，無水硫酸ナトリウム 5 g を加え振り混ぜて脱水，乾燥させる．

6 乾いた 50 ml 容のナスフラスコに脱水した有機層を脚部に綿栓を施した漏斗を使って自然ろ過する．ナスフラスコに沸騰石を 2〜3 個入れ，蒸留装置を組んで直火で蒸留する．あらかじめ重さの量ってある乾いた 50 ml の三角フラスコに沸点 140〜143℃の留分を集める．

7 生成物の重量を秤量する．

計算 原料のイソアミルアルコールのモル数を分子量と比重から計算し，生成物（酢酸イソアミル）のモル数を分子量と秤量した生成物の重量から求める．

$$\text{収率（\%）}\frac{\text{酢酸イソアミルのモル数}}{\text{酢酸のモル数}}=\times 100$$

1 試料　酢酸 25 ml
イソアミルアルコール 20 ml
↓ ＋濃硫酸 2 ml（少量ずつ加える）
＋沸騰石 2〜3 個
2 加熱還流　30 分間
↓ 室温冷却
＋水 40 ml
3 有機層の水洗
↓ 有機層と水層の分離
有機層
↓ ＋水 40 ml
有機層と水層の分離
有機層
↓
4 中性物質と酸性物質の分離
↓ 5%炭酸水素ナトリウム溶液 25 ml
有機層と水層の分離
有機層
↓
5 乾燥
↓ ＋無水硫酸ナトリウム 5 g
ろ過
ろ液
↓
6 蒸留
↓
7 生成物の秤量

one point advice

1：エステル化反応は脱水反応であるため（⑫の右方向），水にぬれた器具を用いると，反応が⑫の左方向（b．加水分解の方向）に進む割合が多くなりエステル化反応の収率が悪くなる．したがって，必ず乾いた器具を使用する．

2：沸騰石は突沸を防ぐためにいれる．加熱して反応液が熱せられた状態になってから入れ忘れに気がついたときは，必ず反応液を冷却してから沸騰石をいれる．また，加熱をいったん止め，再加熱するときは新しい沸騰石を入れる．

3：有機層と水層が分離しにくい場合は，塩化ナトリウムを加えると塩析効果（水層に塩化ナトリウムが飽和し，水層に分散していた水不溶性の物質が有機層に移行する）により分離しやすくなる．

5：有機層に少量残っている水分を除く．加えた無水硫酸ナトリウムが結晶水となるときに水分を奪う．乾燥剤にはほかに無水硫酸マグネシウムがある．

81B 酢酸イソアミルの同定 ―ガスクロマトグラフ法

Experiment

有機化合物の同定法はコラムに示すとおりいくつかの方法がある．本実験ではガスクロマトグラフ（GC）法を用いて酢酸イソアミルの同定を行う．

器具・装置 ①GC：水素炎イオン化検出器装備のもの

②10 µl 容マイクロシリンジ

③25 ml 容共栓付試験管

試薬 ①5%酢酸イソアミル標準溶液：特級試薬の酢酸イソアミル 1 mg を共栓付試験管に採取し，クロマトグラフ用 *n*-ヘキサン 20 ml を加えて溶解する．

GC の条件

①カラム：ポリエチレングリコール系（分子量 15,000～20,000）（内径 0.63 mm，長さ 30 m）

②カラム温度：60℃ 3 分保持，3℃/分昇温，最終 230℃

③キャリアガス流量：ヘリウム 1.0 ml/分

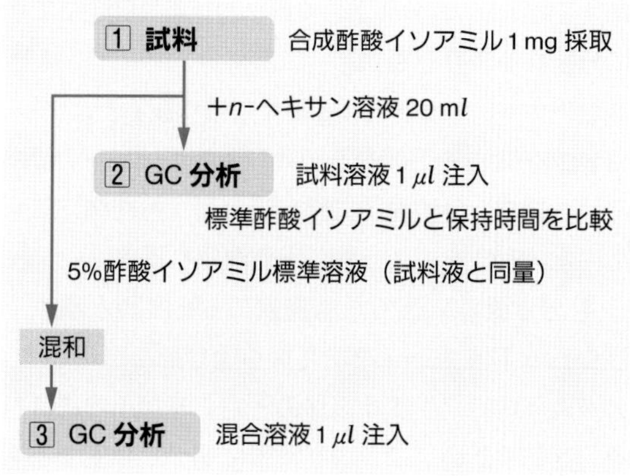

操作 1 蒸留によって精製した合成酢酸イソアミル 1 mg を共栓付試験管に採取し，クロマトグラフ用 *n*-ヘキサン 20 ml を加えて溶解する．

2 GC に 5%酢酸イソアミル標準溶液および合成試験液を 1 µl 注入し，それぞれのクロマトグラムを得，保持時間を比較する．

3 標準溶液および試験液を同量採取して混和する．この混合液を同様に GC 分析する．

COLUMN 食品の香気成分

われわれが香気を感じるのは，鼻腔内の嗅覚神経が化学物質によって刺激されるためである．したがって香気物質は鼻腔に達することができる揮発性をもっているのが特徴である．

食品の香気は，一般に数十から数百種の揮発性物質がさまざまな割合で共存し，互いに影響しあって形成されている．食品の香気成分の生成要因は酵素反応によるものと非酵素的反応に大きく分けられる．前者には，①果物，野菜，香辛料などにみられるように生合成によって生成されたもの，②肉の熟成時にみられるように生物の自己消化的分解で生じるもの，③みそ，しょうゆなどにみられる発酵や醸造過程で微生物によってたんぱく質や脂質が分解されて生じたものがある．非酵素的反応では，加工や調理の過程で加熱によって生成される場合（アミノ-カルボニル反応，含硫アミノ酸の分解など）と油脂のオフフレーバーのように空気中の酸素によって脂質が酸化されて形成される場合がある．

いくつかの食品では，含有されている 1，2 の成分の香気だけでその食品を連想させる成分が存在し，キーコンパウンドとよんでいる．右上に例をあげる．

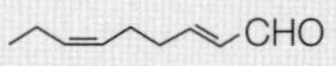

(2-*trans*, 6-*cis*)-2, 6-ノナジエナール（キュウリ）

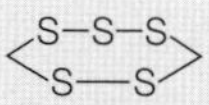

レンチオニン（シイタケ）

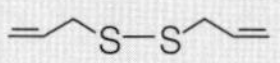

ジアリルジスルフィド（ニンニク）

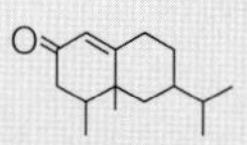

ヌートカトン（グレープフルーツ）

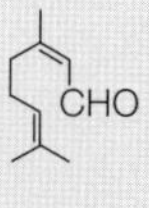

シトラール（レモン）

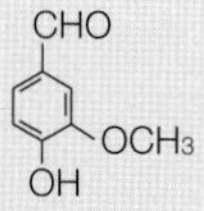

バニリン（バニラ）

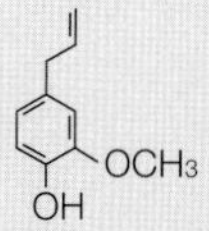

オイゲノール（クローブ）

COLUMN

有機化合物の同定法

本実験では，GCを用いた揮発性物質，酢酸イソアミルの同定法について述べた．

ここでは一般に天然物から抽出，精製，単離した有機化合物がどのような構造をもつ化合物であるか決定する場合や，合成した化合物が目的の構造をもつ物質であるかどうか確かめる場合に用いられる方法について説明する．

● 物質固有の物理定数を調べる

沸点，融点，比重等を測定し，標準物質（同定対象の物質）の値と比較する．

● 分子量，分子式を調べる

質量分析（MS）：物質をイオン化し，磁場中におけるイオン質量の差による挙動の相違を利用して物質の分子量を測定する．また，イオン化に伴い分子中で結合の解裂が起こり，物質特有の解裂パターンが得られる．これも物質同定の有力な手がかりとなる．さらに，高分解能質量分析計は，小数点 4 桁まで質量を測定することができ，物質を構成する元素の個数までわかる．すなわち，分子式を決定することができる．

元素分析：物質の組成がわかり，組成式が導ける．

● クロマトグラフィを用いて物質の挙動を調べる（1-3-5）クロマトグラフィ参照）．

薄層クロマトグラフィ（TLC），ペーパークロマトグラフィ：標準物質と *Rf* 値を比較する．

GC：気化しうる物質が対象となる．標準物質と保持時間（*Rt*）を比較する．GC と MS を直結した GC-MS は *Rt* と分子量あるいは解裂パターンを同時に標準物質と比較することができ，GC だけの測定より物質同定の確実性が高くなる．食品中の精油成分の同定には GC-MS が汎用されている．

高速液体クロマトグラフィ（HPLC）：適当な溶媒に溶けさえすれば，いかなる物質も分析の対象となる．GC と同様，標準物質と *Rt* を比較する．また，LC-MS により *Rt* と分子量あるいは解裂パターンが同時に測定できる．

● 物質の分光学的性質を測定する

屈折率：標準物質と比較する．

旋光度：不斉立体構造をもち，その鏡像に対応する対掌体が存在する物質が対象となる．標準物質と比較する．

赤外吸収（IR）スペクトル：分子が赤外領域の電磁波を吸収すると，原子間の結合の伸縮あるいは変角振動が起こる．C-C，C=C，C=O，O-H など結合の種類によって吸収する電磁波の波長が異なる．この性質を利用して，主に分子中の官能基の同定ができる．

紫外・可視吸収（UV-VIS）スペクトル：分子が紫外・可視領域の電磁波を吸収すると電子エネルギー準位間の遷移（励起）が起こる．一般の紫外・可視吸収分光法では π 電子および孤立電子対の励起を観測している．吸収波長から分子の共役系の構造を読みとることができる．

核磁気共鳴（NMR）スペクトル：分子がラジオ波を吸収すると原子核スピンの遷移が起こる．吸収するラジオ波の波長は原子の置かれている化学的環境によって異なる．NMR 分光法では，分子を構成する化学環境の異なる原子一つ一つを区別して観測できる．分子中の水素および炭素（正確には同位体 ^{13}C）の NMR 観測することにより，分子中に存在する水素の数や分子を構成する原子どうしのつながりに関する情報が得られ，有機化合物の構造を決めるには最も有力な分析法といえる．

有機化合物の同定（標準物質と同じかどうかを見極める）には上記の方法を複数用いると確実性が高くなる．また，MS および IR，UV-VIS，NMR の各分光法から得られる情報によって，有機化合物の同定はもちろんのこと，構造未知の有機化合物の構造も決定することができる．

5—食品の物性

食品のおいしさの因子には，味やにおいだけではなく，テクスチャーも大きな役割を果たしている．食品を食べたときの舌ざわりや歯ごたえなどのテクスチャーは，力学的特性（かたさ・凝集性・粘度・弾性・粘着性），幾何学的特性（粒子径と形・粒子径と会合状況）およびその他（水分含量・脂肪含量）によって影響を受けている．それぞれの特性の測定方法にはさまざまな方法がある（⓮）．

高齢化社会に伴い，1994年に特別用途食品に「高齢者用食品」が加えられ，2009年には「えん下困難者用食品」に改められた．また，2018年4月より，えん下困難者用食品に「とろみ調整用食品」が追加された．⓯に，えん下困難者用食品の物性の許可基準を示す．身近な食品を通じて，この基準がどのようなテクスチャーを示すものか確かめてみよう．

82 Experiment えん下困難者用食品の力学的特性

身近にある食品のかたさや粘度をえん下困難者用食品の規格と較べてみよう．

⓮テクスチャー測定機器の分類

破壊様式	実用機器	測定項目	食品の分類	食品例
1. 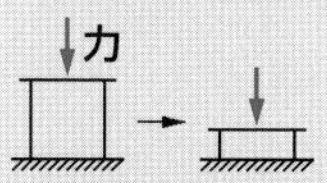	**圧縮破壊による機器** 万能試験機 テクスチュロメーター コンプレシメーター	圧縮力，弾性率，粘性率，降伏値，破壊エネルギー，もろさ，かたさ，凝集性，ガム性，咀しゃく性	固体，半固体食品 多孔性食品	バター，チーズ，焼いたハンバーガー，クリーム，チーズ，煮たポテト，にんじん，きゅうり，カスタード，マシュマロ，ゼラチン，プディング，パン，スポンジケーキ
2. 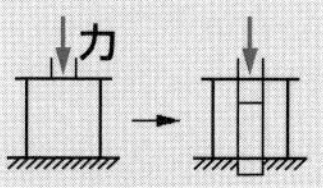	**せん断による機器** 柔軟性測定機 打ち抜き試験器	せん断力，かたさ（剛性率），最大ずり応力	繊維状食品	肉片 ハンバーグ
3. 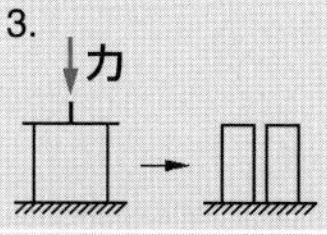	**切断による機器** カードメーター レオメーター （刃およびピアノ線）	切断力，切断力エネルギー，かたさ，粘稠度	高脂肪食品 ゲル状食品	プリン，とうふ，チーズカード，バター，チーズ，マーガリン，ハンバーグ
4. 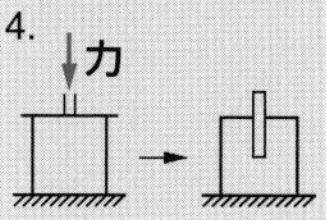	**貫入による機器** ペネトロメーター 岡田式ゼリー強度試験機	かたさ（貫入度） 降伏値	高脂肪食品 ゲル状食品	バター，チーズ かまぼこ
5. 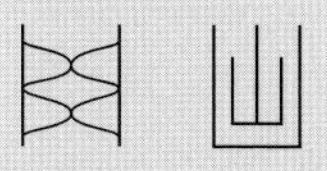	**撹拌による機器** ファリノグラフ アミログラフ	到着時間，ドゥ・ディベロップタイム 安定性，耐性係数，ヴァロリメータ値 粘性率，糊化温度	練り製品	米飯，もち，小麦粉ドウ
6. 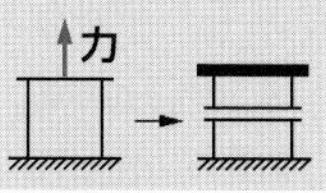	フードレオメーター	切断力，切断エネルギー，かたさ（弾性係数）	ゲル状食品	かまぼこ
7. 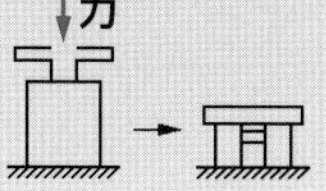	シェアプレス	せん断，圧縮力	繊維状食品	野菜，果物，肉

資料）森口友彦，川端品子（編）：食品のテクスチャー評価の標準化．監修：社団法人日本食品科学工学会，光琳．

⑮えん下困難者用食品の規格基準

規格*1	許可基準Ⅰ*2	許可基準Ⅱ*3	許可基準Ⅲ*4
硬さ（一定速度で圧縮したときの抵抗）（N/m^2）	2.5×10^3〜1×10^4	1×10^3〜1.5×10^4	3×10^2〜2×10^4
付着性（J/m^3）	4×10^2以下	1×10^3以下	1.5×10^3以下
凝集性	0.2〜0.6	0.2〜0.9	—

*1：常温および喫食の目安となる温度のいずれの条件であっても規格基準の範囲内であること．
*2：均質なもの（例えば，ゼリー状の食品）．
*3：均質なもの（例えば，ゼリー状又はムース状等の食品）．ただし，許可基準Ⅰを満たすものを除く．
*4：不均質なものも含む（例えば，まとまりのよいおかゆ，やわらかいペースト状又はゼリー寄せ等の食品）．ただし，許可基準Ⅰ又は許可基準Ⅱを満たすものを除く．
資料）厚生労働省「特別用途食品の表示許可等について」

器具・装置 ①レオメーターまたはクリープメーター（直線運動により物質の圧縮応力を測定することが可能な装置）

②直径 20 mm，高さ 8 mm 樹脂性のプランジャー

③直径 40 mm，高さ 20 mm（試料があふれる可能性がない場合は，高さ 15 mm でも可）の容器

④温度計

⑤恒温槽

試料

インスタントのポタージュスープなど流動状のもの

操作

1 試料を直径 40 mm 容器に高さが 15 mm になるように入れ，試料台の中央にのせる．

2 装置にプランジャーを取り付け，圧縮速度 10 mm/秒，クリアランス（プランジャーの先と試料の底との間隔）5 mm つまり圧縮距離（試料の高さ－クリアランス）10 mm を設定する．

3 試料台を上昇させ，プランジャーの先を試料の表面すれすれの位置で止める．

4 スタートボタンを押し，2 回圧縮測定する．

5 得られた曲線の最も高い負荷から求めた圧縮応力を，試料のかたさとする．

テクスチャーは次のように求める（⑯）．

かたさ：H

凝集性：A_2/A_1

付着性：A_3

⑯テクスチャーの測定

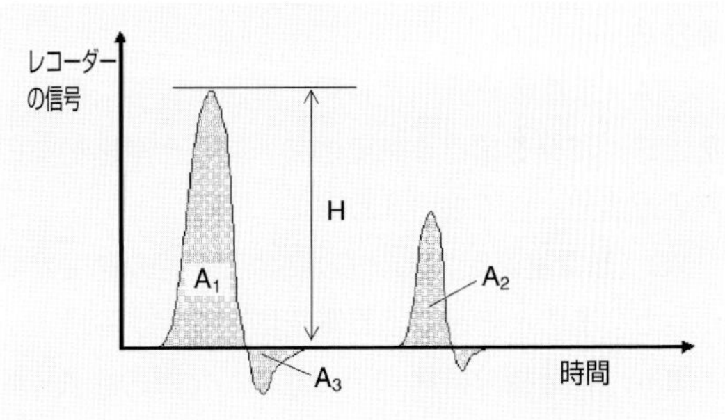

*測定は，冷たくして食する，または常温で食する食品は 10±2℃および 20±2℃，温かくして食する食品は 20±2℃および 45±2℃で行う．

one point advice 物性測定においては，接触面の形，気泡などの影響を受けやすく，プランジャーの形で測定値が変わってくるので，できるだけ均一な試料を用い，測定回数を増やすとよい．

83 食品の熱分析

Experiment

熱分析はきわめて汎用性に富む物性測定の方法で，デンプンの糊化および老化の実験，たんぱく質や DNA の熱変性，加工食品の品質評価に応用されている．しかし，熱分析だけで現象のすべてを解明することが困難な場合もあり，GC（/MS）や IR など他の機器分析の情報を得て解明されることが多い．

熱分析の方法として次のようなものがある．

DSC（示差走査熱量測定）：定速昇・降温や等温保持に際しての試料の吸・発熱量や比熱容量を測定する技法．

DTA（示差熱分析）：定速昇・降温や等温に保持したとき，試料で起こる熱変化を，試料と基準物質の間の温度差として検出する方法．

TG（熱重量測定）：試料の温度を一定の速度で変化させ，そのとき起こる質量変化を測定する技法．

TMA（熱機械分析）：試料を加熱した際の膨張，収縮などの機械的な寸法変化を測定する方法．

ここでは，食品分野で最も汎用性の高い DSC を使用して，各種デンプンの糊化温度を測定する方法と，その応用例を取り上げる（⓱⓲）．DSC はデンプンの糊化温度と糊化熱量を正確に求めることができる．

器具・装置 ①DSC 分析装置およびデータ処理装置

②精密型電子または直示天秤（0.01 mg まで測定できるものが望ましい）

③アルミ製密封型試料セル

④シーラアンドクリンパ（試料セルを封缶する道具）

⑤マイクロシリンジ（10 μl）

試薬 ①アルミナ

②精製水

操作 1 デンプン 5 mg を試料セルに精秤し，試料：水の比が 1：2 となるようにマイクロシリンジで水を添加する．

2 試料セルをシーラアンドクリンパで密封する．

3 あらかじめインジウムで温度および熱補正した DSC に試料セルをセットし，空気雰囲気下で昇温速度毎分 5 分で室温から 100℃まで加熱する．

4 測定終了後，収集データを解析し，糊化の開始温度（*To*），ピーク温度（*Tp*），終了温度（*Tr*）と糊化熱量（*ΔH*）を求める．

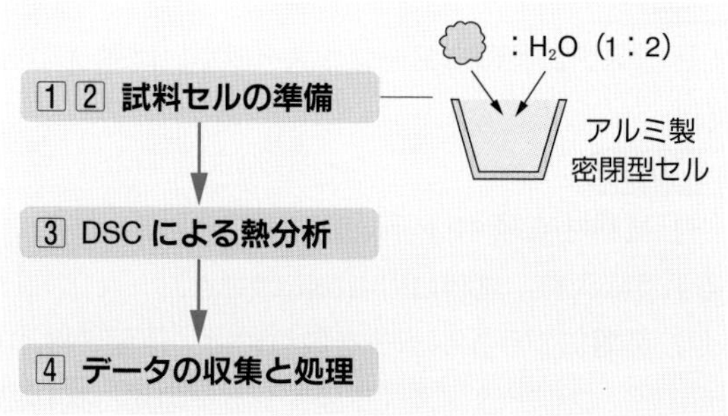

⑰**分析例 1**—パンの老化

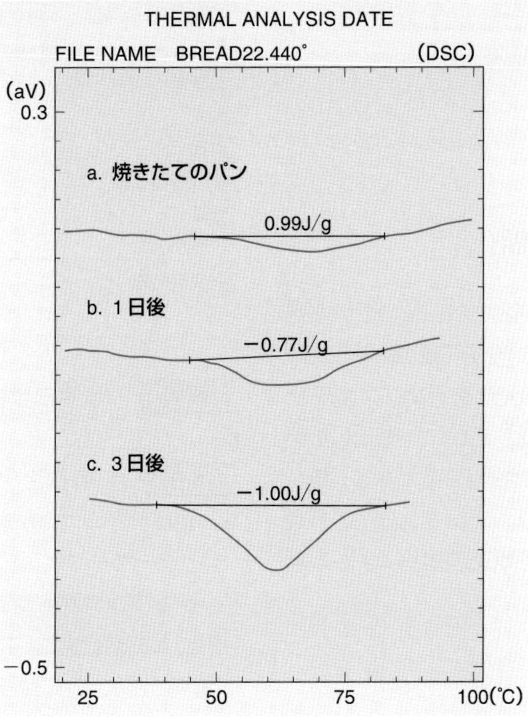

⑱**分析例 2**—じゃがいもデンプンの糊化

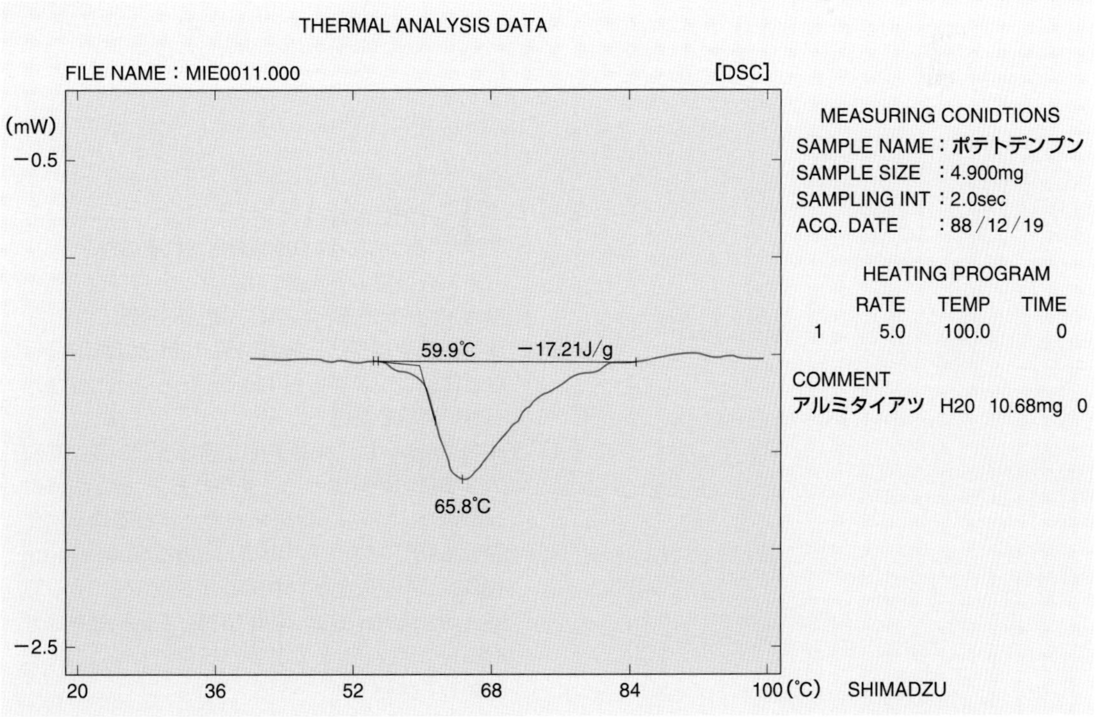

6—食品成分の変化

1）デンプン

84 Experiment デンプンの糊化

生デンプンは，味も悪く消化されにくいが，水を加えて加熱すると，デンプン粒子の膨潤が起こり，透明な“のり”になる．この変化をデンプン（β-デンプン）の“糊化またはα化”といい，糊化したデンプン（α-デンプン）は，味や消化がよくなる（⑲）．

“ヨウ素-デンプン反応”は，デンプン分子のらせん構造に由来し，加熱による構造の変化により呈色度も異なる．

器具・装置 ①試験管
②温度計
③ビーカー
④加熱装置：バーナー，三脚，金網

⑲各種デンプンの糊化温度（℃）

デンプンの種類	糊化し始める温度	完全糊化温度
うるち米	59	61
もち米	58	63
大麦	58	63
小麦	65	68
とうもろこし	55	63
そば	69	71
じゃがいも	59	63
さつまいも	65	69

（林，北村：最新食品学総論．医歯薬出版）

試薬 ヨウ素ヨウ化カリウム溶液（100 m*l*/分析）

操作 1 各種生デンプンの 1％懸濁液 10 m*l* を，温度計をつけた試験管に入れる．

2 ビーカーの水浴中に 1 を入れて静かに加温し，デンプン粒が膨潤溶解して液が透明になるとき（糊化）の温度を記録する．

3 糊化した 2 の試験管と，別に準備した生デンプンの 1 の試験管の両方に，ヨウ素ヨウ化カリウム溶液を滴下して，呈色度を観察する．

COLUMN
デンプンは 100％消化されるのか？

従来の教科書，参考書によれば，デンプンの消化率は 100％とある．しかし，最近の知見によれば，植物起源や加工法，放置時間（老化の関連要因）などにより，必ずしも 100％消化されるとはかぎらないようである．

H. N. Englyst は，栄養学的立場からデンプンを次の 3 つに分類している．すなわち，rapid digestible starch（RDS；従来から考えられている消化のよいデンプン），slowly digestible starch（SDS；消化速度がやや劣るデンプン），そして resistant starch（RS；消化に対して抵抗性を部分的にもつデンプン）である．RS はさらに 3 つに細分類している．

1 試料　1%デンプン懸濁液 10 ml

2 デンプンの糊化

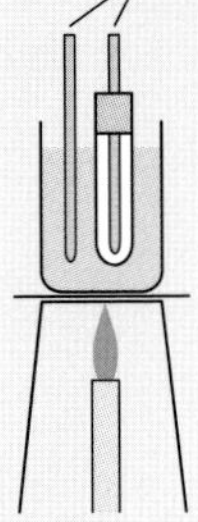

3 ヨウ素-デンプン反応　呈色度を観察

1 試料　1%デンプン溶液 40 ml

← アミラーゼ

2 アミラーゼの糖化

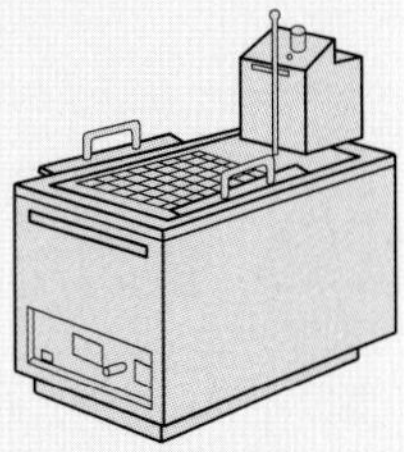

恒温振とう機

3 糖化力の測定

A. ヨウ素-デンプン反応の呈色度を観察
B. 還元糖の生成量を測定

85 Experiment アミラーゼの糖化力

多糖を酸または酵素により加水分解して還元糖に変えることを“糖化”という．たとえば，デンプンに“グルコアミラーゼ”（デンプンの非還元性末端からグルコース単位に一つずつ切っていく酵素）を作用すると，ほぼ100%に近い収率で，グルコースに糖化できる．また“β-アミラーゼ”は，デンプンの非還元性末端から麦芽糖（グルコース2分子結合した二糖類）単位で分岐点（枝分かれ点のα-1,6結合）まで順次切っていく（グルコース鎖のα-1,4結合を切断する）酵素なので，糖化アミラーゼという．

器具・装置　①ビーカー
②試験管
③恒温槽

試薬　①酵素液：グルコアミラーゼ（EC 3.2.1.3）または β-アミラーゼ（EC 3.2.1.3）約 1 mg を pH 6.9 のリン酸緩衝液 1 ml の割合に溶解する．
②ヨウ素ヨウ化カリウム溶液（100 ml/分析）
③ソモジ-ネルソン法による還元糖定量用試薬

操作　1 1%デンプン溶液 40 ml をビーカーにとり，40℃に加温する．

2 酵素液 2 ml を 1 に加え，よく攪拌して 40℃の恒温槽で反応させ，直ちに，試験管 10 本に 4 ml ずつ分取する．

3 酵素液添加後，0，5，10，20，40 分ごとに，各試験管について，A：ヨウ素-デンプン反応の呈色度（“Exp27”参照），B：還元糖の生成量をソモジ-ネルソン法により測定する．

2）たんぱく質

86 果物のプロテアーゼによる食肉たんぱく質の分解

Experiment

キウイフルーツ，パインアップル，パパイヤなどにはプロテアーゼが存在することが知られており，このプロテアーゼを食肉のテクスチャーを改善する目的で利用することが試みられている．ここでは，実際にひき肉と果肉を混合し，生じるペプチドおよびアミノ酸量をローリー法（p.46，47 参照）により測定し，プロテーゼ活性度を比較する．

器具 ①ビーカー

②5 m*l* 容ホールピペット

③メスピペット

④乳鉢，乳棒

⑤遠心分離機

⑥分光光度計

試料・試薬 ①キウイフルーツ，パインアップル，パパイヤなど

②ひき肉（酵素反応基質）

1 果肉，ひき肉に 2 倍量の蒸留水を加え，ホモジナイズ

↓

2 果肉とひき肉の混合

↓ 37℃，1 時間放置

3 ペプチドおよびアミノ酸の測定

③1%ペプシン水溶液

④1 *M* 塩酸

⑤ローリー法で使用する試薬類

操作 1 果肉，ひき肉に 2 倍量の蒸留水を加え，ホモジナイズ（または乳鉢で磨砕）する．

2 ひき肉ホモジネートに果肉ホモジネートまたは 1%ペプシン溶液を 1：1 の割合で加える．ペプシン溶液を加えたホモジネートは 1 *M* 塩酸で pH2 付近に調整する．また，果肉ホモジネートのかわりに蒸留水を加えたものを対照とする．

3 37℃で 1 時間放置反応後，3,000 rpm で 15 分間遠心分離を行い，上澄みを適宜（5～10 倍）希釈し，ペプチドおよびアミノ酸量をローリー法で測定する．

COLUMN

プロテアーゼ

たんぱく質，ペプトン，ポリペプチドに作用して，アミノ基およびカルボキシル基を遊離させる酵素を通称プロテアーゼという．プロテアーゼのなかには，たんぱく質のペプチド鎖の内部切断を行うエンドペプチダーゼ（プロティナーゼ）と，ペプチド鎖の末端から順次切断していくエキソペプチダーゼ（ペプチダーゼ）の 2 種類がある．パパイヤ中の酵素は前者に，パインアップル中の酵素は後者に属する．

3）油脂

油脂は，3 分子の“脂肪酸”と 1 分子の“グリセリン（グリセロール）”がエステル結合した構造をもつ“トリアシルグリセロール（一般名：トリグリセリド）”である．油脂の物理化学的性質は，主として脂肪酸組成で決まり，けん化価（saponification value；SV）や，ヨウ素価（iodine value；IV）などの“特数”の測定によって知ることができる．

油脂は，調理・加工・貯蔵中に劣化することが知られ，これらの変敗の程度を“変数”で表す．変数には，酸価（acid value；AV）や過酸化物価（peroxide value；POV）などがある．測定値は，変敗の程度により変化し，油脂特有の数値ではない．

食品中の油脂の変敗は，不快臭，着色，酸化重合，有毒成分を生じるなど，好ましくない変化である．一般に，不飽和度の高い脂肪酸，酸素，温度，光，遷移金属は，油脂の酸化を促進することが知られている．

87 Experiment 酸価

酸価とは“油脂 1 g 中に含まれている遊離脂肪酸を中和するのに要する KOH の mg 数で表した数値”であり，油脂が脂肪酸のときは，中和価ともいう．

油脂の精製度や保存・加熱による変敗の程度を表す指標となり，食品中の酸価は，JAS および厚生労働省の規定で ⑳ のように定められている．

器具・装置 ①三角フラスコ

②ドラフトチャンバー

③ビュレット

試薬 ①0.1 *M* 水酸化カリウム-エタノール溶液：KOH 6.5 g をできるだけ少量の水に溶かし，95%エタノールを加え，全量を 1 *l* とする．2〜3 日間放置後，ろ過し，シュウ酸標準溶液で滴定し，ファクターを求めておく．

②溶剤：“エーテル：エタノール＝1：1 または 2：1 混液”の調製は，ドラフトチャンバー内で行い，使用前に水酸化カリウム溶液で中和しておく（100 m*l*/分析）．

③1%フェノールフタレイン-95%エタノール溶液（指示薬）（100 m*l*/分析）

操作 [1] 三角フラスコに，推定酸価に対応する試料の採取量を，㉑ を参考にして秤取する．溶剤（エーテル-エタノール混液）100 m*l* を加え，振り混ぜて試料を完全に溶かす．

固体試料では，湯浴上で加温融解後，溶剤を加える．

[2] フェノールフタレインを指示薬として，0.1 *M*

㉑酸価測定試料の採取基準量

酸価	試料採取量（g）
0〜5	20
5〜15	10
15〜30	5
30〜100	2.5
100<	1

⑳食用精製加工油脂および油脂利用食品の酸価および過酸化物価の規定

	酸　価	過酸化物価	備　考
食用精製加工油脂		3.0 以下であること	JAS による（日本農林規格）
即席めん類（油脂で処理しためん）中の油脂	3 を超え	または 30 を超えるものがあってはならない	食品衛生法による
菓子中に含まれる油脂	3 を超え	かつ 30 を超えるものであってはならない	厚生労働省による規定

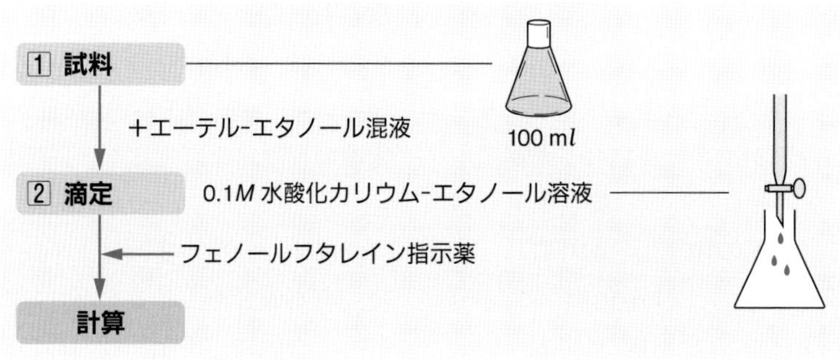

水酸化カリウム-エタノール溶液で滴定し，指示薬の微紅色が30秒続いたときを終点とする.

注

酸価の測定では，試料に無機酸が混入しているかどうかを確認しなければならない.

試料に約2倍量の水を加え，湯浴上で加温後，水溶液部にメチルオレンジ（指示薬）を加える．無機酸があれば，赤変する．低級遊離脂肪酸が含まれているときも赤変するが，“ライヘルト-マイスル価（Reichert-Meissi value；RMV）：油脂中の遊離の揮発性脂肪酸量を中和に要する0.1 *M* 水酸化カリウム溶液のmlで示した値”を測定すればわかる.

計算

$$酸価=\frac{5.611\times A\times F}{S}$$

A：0.1 *M* 水酸化カリウム-エタノール溶液の滴定値（ml）

F：0.1 *M* 水酸化カリウム-エタノール溶液のファクター

S：試料採取量（g）

88 過酸化物価

Experiment

過酸化物価とは，“油脂にヨウ化カリウムを加えた場合，遊離されるヨウ素をチオ硫酸ナトリウムで滴定し，試料1kgに対するミリグラム当量数で表した数値”をいう.

one point advice

1：溶剤のエーテル（$CH_3CH_2-O-CH_2CH_3$）とエタノール（CH_3CH_2OH）は，いずれも，臭いをもつ無色透明の液体で，揮発性，引火性が大きい．また，高濃度の蒸気の吸入で中毒を起こす．したがって，溶剤を調製したり，試料を溶解するときは，火気厳禁で，換気のよい場所で実験する.

㉒過酸化物価

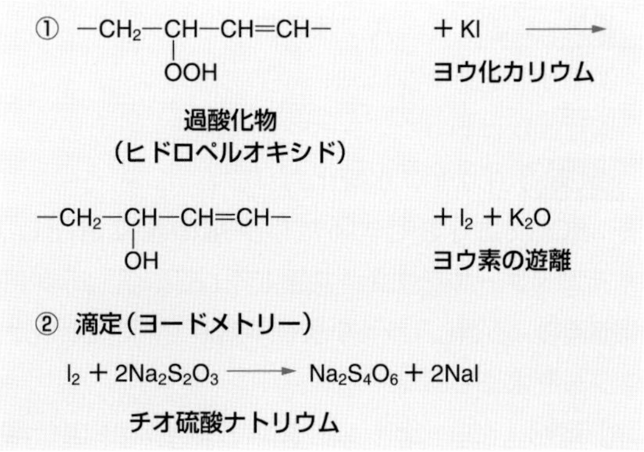

㉓過酸化物価測定試料の採取基準量

過酸化物価（meq/kg）	試料採取量（g）
1以下	10
1〜10	5〜10
10〜50	1〜5
50以上	0.5〜1

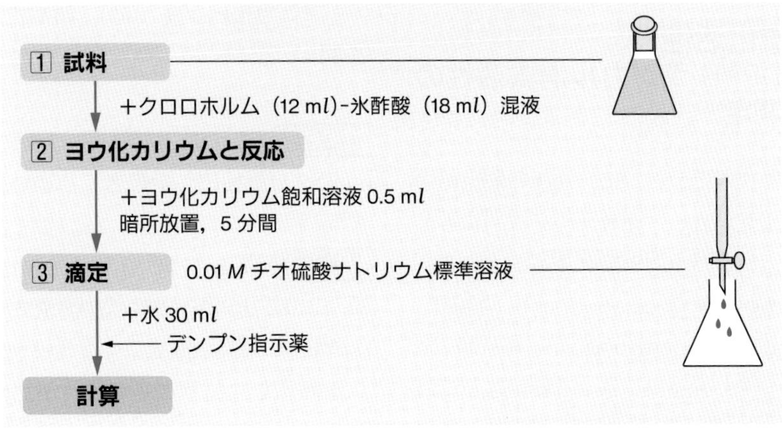

酸化の初期に生成する“過酸化物”（hydroperoxide，ヒドロペルオキシド）を㉒のようにヨウ化カリウムと反応させ，ヨウ素を遊離する．生成したヨウ素をヨードメトリーにより，チオ硫酸ナトリウムで滴定する．自動酸化した油脂の初期酸化の指標となり，食品中の過酸化物価は，酸価（“Exp87”参照）とともに，⑳のように定められている．

器具・装置 ①共栓付三角フラスコ

②窒素ガス装置

③ドラフトチャンバー

④メスシリンダー

⑤マイクロピペット

⑥ビュレット

試薬 ①溶剤：“クロロホルム：氷酢酸＝2：3 混液”の調製は，ドラフトチャンバー内で行う（30 ml/分析）．

②ヨウ化カリウム飽和溶液（0.5 ml/分析）：煮沸した水に過剰のヨウ化カリウムを加え，結晶を含む飽和溶液にする．褐色びんに保存する．

③0.01 *M* チオ硫酸ナトリウム標準溶液（50 ml/分析）：標定してファクターを求めておく．

④1%デンプン溶液（指示薬）

操作 1 共栓付三角フラスコに，推定過酸化物価に対応する試料の採取量を，㉓を参考にして秤取する．溶剤（クロロホルム-氷酢酸混液）30 ml を加え，静かに振り混ぜて試料を溶かす．

2 三角フラスコ内の空気を除くため，窒素ガスを充填後，ヨウ化カリウム飽和溶液 0.5 ml を加え，栓をして 1 分間，激しく振り混ぜたあと，5 分間暗所に放置する．

3 水 30 ml を加え，栓をして，よく振り混ぜたあと，1%デンプン溶液を指示薬として 0.01 *M* チオ硫酸ナトリウム標準溶液で滴定する．ヨウ素-デンプン反応による青色が消失するところを滴定の終点とする．

本試験と並行して，試料を加えず，同様の操作で空試験を行う．

計算

$$\text{過酸化物価 (meq/kg)} = \frac{(A-B)\times F}{S}\times 10$$

A：本試験の 0.01 *M* チオ硫酸ナトリウム標準溶液の滴定値（ml）

B：空試験の 0.01 *M* チオ硫酸ナトリウム標準溶液の滴定値（ml）

F：0.01 *M* チオ硫酸ナトリウム標準溶液のファクター

S：試料採取量（g）

one point advice

1：溶剤のクロロホルム（$CHCl_3$）と氷酢酸（CH_3COOH）は，いずれも強い刺激臭がある．取り扱い時の換気に注意する．

2：ホールピペットでは，0.5 ml を秤取しにくいので，1 ml 用のマイクロピペットを使用するとよい．

3：デンプン指示薬は，できるだけ滴定の終点の少し前（三角フラスコ内の液色が淡黄色となるところ）に加える．

89 Experiment

抗酸化活性
―DPPH ラジカル消去活性の測定

酸化を抑制する作用のひとつに，油脂の酸化過程で生じたラジカルを消去し，連鎖反応を抑制するという作用がある．ラジカル消去能を測定する方法には，DPPH（1,1-diphenyl-2-picrylhydrazyl）や ABTS〔2,2′-azinobis（3-ethylbenzthiazoline-6-sulfonic acid)〕などのラジカル発生剤によって安定なラジカルを発生させ，ESR（電子スピン共鳴）測定や比色法などによって抗酸化成分のラジカル消去能を評価する．ここでは，比色法による DPPH ラジカル消去能の測定を行ってみよう．

器具・装置 ①15×105 mm 試験管
②ピペットまたはディスペンサー
③メスシリンダー
④メスフラスコ
⑤ボルテックスミキサー
⑥可視分光光度計

試薬 ①200 μM DPPH エタノール溶液（6 ml 以上/各濃度）
②アスコルビン酸（VC）：抗酸化活性の対照として使用する．
③エタノール

試料 緑茶および紅茶：茶葉 1 g を熱湯 100 ml で 2 分間抽出したのち，ろ過したろ液を試料とする．

操作 [1] 試料 VC をエタノールで希釈し，200，20，2，0.2 μg/ml（反応液中の濃度 100，10，1，0.1 μg/ml）の試料溶液をつくる（12 ml 以上/各濃度）.

[2] 希釈した試料および空試験用のエタノールを㉔のように試験管に入れる．ひとつの濃度に対して，試料用 3 本と空試験用 3 本をつくる．また，コントロールとコントロールの空試験用に㉔に従って各 3 本ずつエタノールだけを入れておく．

[3] DPPH エタノール溶液を㉔のとおり試験管に加え，ボルテックスミキサーでよく攪拌したのち，30 分室温で放置する．試験管 1 本を測定する時間を考慮し，1〜5 分後に次の試験管に DPPH エタノール溶液を順次加えていく．

[4] 分光光度計で 517 nm の吸光度を測定する．

計算 DPPH ラジカル消去活性を次式より計算する．

㉔

	試料溶液	試料溶液の空試験	コントロール	コントロールの空試験
希釈した試料（ml）	2	2	—	—
エタノール（ml）	—	2	2	4
DPPH エタノール溶液（ml）	2	—	2	—

COLUMN

食品のなかには抗酸化活性成分を含んでいるものがある．しかし抗酸化機構はさまざまで，それらが複雑にからみあって抗酸化活性を示す．たとえば，油脂の自動酸化の過程では，空気中の酸素が脂質過酸化ラジカルを生じ，それらの連鎖反応によって酸化が進み，過酸化物を生成する．さらに過酸化物が分解・重合してさまざまな二次生成物を生じる．したがって，どの時点での酸化を抑制するかによって，抗酸化活性を測定する方法も変わってくる．油脂に対する抗酸化活性を測定する場合，抗酸化成分を加えた油脂と加えていない油脂について，酸化させる前と後の指標を比べて，活性を評価する．指標には過酸化物の蓄積量を測定する過酸化物価（Exp 88 参照），酸化分解物の生成量を測定する酸価（Exp 87 参照）・カルボニル価・アルデヒド価・チオバルビーツル酸（TBA）値や酸素消費量を測定する重量法などが用いられる．また，過酸化物や酸化分解物がある一定の値になるまでの時間で油脂の安定性を示す AOM 試験や CDM 試験なども用いられる．その他に共役ジエンの測定，極微弱光（ケミルミネッセンス）の測定や蛍光物質の測定なども利用される．

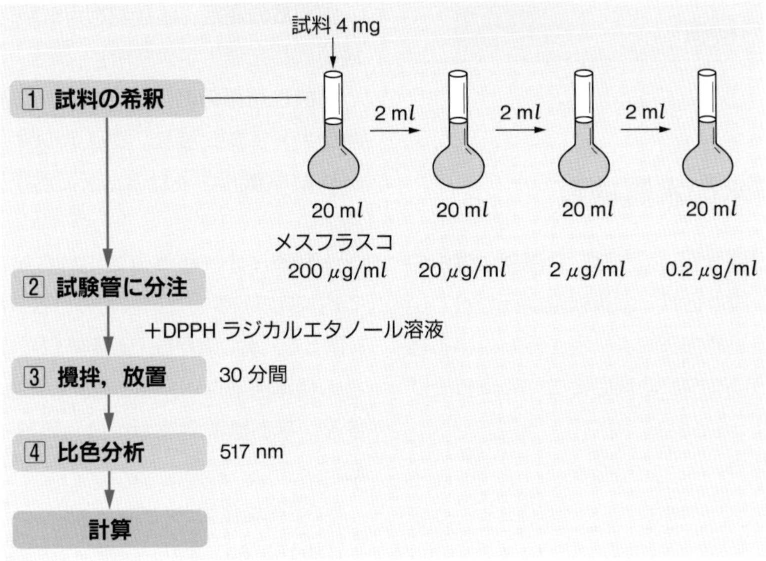

DPPH ラジカル消去活性（%）

$$=\frac{ABS_{\mathrm{control}}-ABS_{\mathrm{sample}}}{ABS_{\mathrm{control}}}\times 100$$

ABS_{control}：コントロール溶液の吸光度－コントロール溶液の空試験の吸光度

ABS_{sample}：試料溶液の吸光度－試料溶液の空試験の吸光度

文献

1) Brand-Williams W et al：Use of a free radical method to evaluate antioxidant activity. Lebensm Wiss U Technol 28：25-30, 1995.
2) Martin TS et al：Constituents of *Amomum tsao-ko* and their radical scavenging and antioxidant activities. J Am Oil Chem Soc, 77：667-673, 2000.

one point advice

DPPH 溶液はエタノールに溶解するとすぐにラジカルを発生させるので，実験を行う直前につくる．また，茶葉の種類や抽出温度などによってラジカル消去活性に差が出るので，1,000 μg/ml または 0.1 μg/ml などの濃度も試してみるとよい．

7—飲料水の検査

90 Experiment 飲料水の水質検査

われわれが毎日使っている水は，食品衛生確保のために水質基準が設けられ，水質検査が行われている．ここでは，食品衛生法により定められている検査項目のなかからいくつかの項目について取り上げる（㉕）．

器具 ①比色管
②濁度用背景
③色度用背景
④pH メーター
⑤250 ml 容メスフラスコ
⑥100 ml 容メスシリンダー
⑦300 ml 容三角フラスコ
⑧褐色ビュレット
⑨白色ビュレット
⑩駒込ピペット
⑪金網
⑫三脚
⑬ガスバーナー
⑭恒温器

試薬

濁度の測定：濁度標準液（濁度：100 度）

色度の測定：色度標準液（色度：100 度）

生菌数の測定：菌数測定用試験紙一般細菌用，大腸菌（共立理化学研究所）

硝酸性窒素の測定：①サリチル酸ナトリウム-水酸化ナトリウム溶液：サリチル酸ナトリウム 1 g を 0.01 *M* 水酸化ナトリウム液に溶かして 100 ml とする．

②硝酸イオン標準溶液：あらかじめ 105〜110℃で約 4 時間乾燥した硝酸カリウム（KNO_3）を 0.1631 g 量って，水に溶かし，全量を 1 l とする（標準原液）．この標準原液を 10 倍に希釈したものを標準溶液とする．なお標準溶液 1 ml は，硝酸イオンを 10 μg 含む．

③0.2%塩化ナトリウム溶液

④4.1%スルファミン酸アンモニウム溶液：スルファミン酸アンモニウム 1 g を水に溶かして 100 ml とする．

⑤濃硫酸：超特級

⑥10 *M* 水酸化ナトリウム溶液：窒素測定用水酸化ナトリウムを用いる．

亜硝酸性窒素の測定：①スルファニルアミド溶液：スルファニルアミド 0.5 g を 1 *M* 塩酸 100 ml に加温して溶かす．

②ナフチルエチレンジアミン溶液：*N*-(1-ナフチル)-エチレンジアミン二塩酸塩 0.12 g を水 100 ml に溶かし，不溶物質があればろ過する．この溶液は褐色びんに保管する．

③亜硝酸性窒素標準溶液：亜硝酸ナトリウムを硫酸デシケータ中で 24 時間乾燥した後，その 0.493 g

㉕食品衛生法における使用水としての水質検査（26 項目）

味：異常でないこと
臭気：異常でないこと
色度：2 度以下
濁度：5 度以下
pH 値：5.8〜8.6 の範囲
硝酸性窒素および亜硝酸性窒素：合計で 10 mg/l 以下（亜硝酸性窒素：検出限度付近）
塩素イオン：200 mg/l 以下
有機物など（過マンガン酸カリウム消費量）：10 mg/l（ppm）以下
シアン，水銀，有機リン：検出されてはいけない
銅，鉄，マンガン，亜鉛，鉛，六価クロム，カドミウム，ヒ素，フッ素，カルシウム・マグネシウム，蒸発残留物，フェノール類，陰イオン界面活性剤：それぞれの定められた数値を超えてはいけない（数値省略）
一般細菌：100 個/ml 以下
大腸菌群：陰性

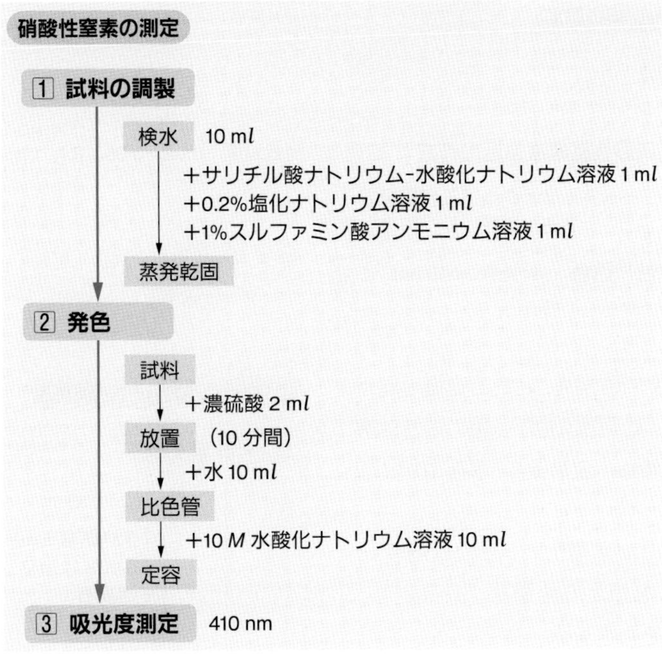

を精密に量り，蒸留水に溶かして 1,000 ml とし，標準原液とする．使用時に，この標準原液を 500 倍希釈し，標準溶液とする．

過マンガン酸カリウム消費量：①3 *M* 硫酸（Exp2 参照）

②0.002 *M* 過マンガン酸カリウム標準液（Exp2 を参照して標定を行う．*F*=*a*）

③0.005 *M* シュウ酸標準溶液（Exp1 を参照して標定を行う．*F*=*a*′）

④沸騰石

操作

濁度の測定：[1] 検水 30 ml を比色管にとる．

[2] 背景を黒にして，適宜希釈した濁度標準液と比較して，同濃度のものをさがす．

[3] 濁度が 10 以上の場合は，検水を希釈する．

色度の測定：[1] 検水 30 ml を比色管にとる．濁りの著しい場合は，ろ過を行う．

[2] 背景を白にして，適宜希釈した色度標準液と比較して，同濃度のものをさがす．

[3] 色度が 10 以上の場合は，検水を希釈する．

臭気の測定：[1] 検水 100 ml を 300 ml 容三角フラスコにとり，シリコン栓をして激しく攪拌し，消毒用塩素以外の臭気の有無を確認する．

[2] 検水 100 ml を 300 ml 容三角フラスコにとり，ガスバーナーで 45〜50℃に加熱した後，消毒用塩素以外の臭気の有無を確認する．

pH の測定：[1] 検水 50 ml を 100 ml 容ビーカーにとり，pH メーターで pH を測定する（1-3-1）参照）．

生菌数の測定：[1] 試験紙が入っているビニール袋を横向きにしてチャックを開ける．

[2] 検水 1 ml をピペットでとり，試験紙に染み込ませる．

[3] 試験紙が入っているビニール袋のチャックを閉める．

[4] 35℃に設定した恒温器に入れて培養を行う．

[5] 一般細菌数の場合，20 時間後にコロニー数（青色の点）をカウントする．大腸菌群の場合，12 時間後にコロニー数（赤色の点）をカウントする．

塩素イオン濃度の測定：モール法にて測定を行う（Exp91 参照）．

硝酸性窒素の測定：[1] 検水 10 ml を 100 ml 容ビーカーにとり，サリチル酸ナトリウム-水酸化ナトリウム溶液を 1 ml，0.2%塩化ナトリウム溶液を 1 ml，1%スルファミン酸アンモニウム溶液を 1 ml 加え，水浴中で蒸発乾固する．

亜硝酸性窒素の測定

[1] 検水
↓
[2] 亜硝酸性窒素標準液の作成　亜硝酸性窒素濃度：0.02，0.05，0.1，0.15，0.2 μg/ml
↓　＋スルファニルアミド溶液
　　＋ナフチルエチレンジアミン溶液
[3] 発色・比色　吸光度：540 nm

[2] 放冷後，濃硫酸を 2 ml 加え，ときどき振り混ぜながら 10 分間放置し（蒸発残留物が多量の場合は沸騰水浴上で 10 分間加熱し，放冷後），水を 10 ml 加え，比色管に移す．

[3] 放冷後，徐々に 10 *M* 水酸化ナトリウム溶液 10 ml を加え，さらに水を加えて全量を 25 ml とし，410 nm 付近の吸光度を測定する．

[4] あらかじめ硝酸イオン標準溶液を用いて検量線を作成して [1]～[3] の操作を行う．

[5] 硝酸性窒素濃度＝硝酸イオン濃度×0.2258〔＝14/(14＋16×3)〕を計算する．

亜硝酸性窒素の測定：[1] 25 ml メスフラスコに検水 20 ml をとる．

[2] 検量線作成のための亜硝酸性窒素溶液は，亜硝酸性窒素標準溶液 2，5，10，15，20 ml をメスフラスコにとり，それぞれに水を加えて約 20 ml とする（それぞれの溶液 1 ml は 0.02，0.05，0.1，0.15，0.2 μg の亜硝酸性窒素を含む）．対照として，蒸留水 20 ml を用いる．

[3] [2] 液にスルファニルアミド溶液を 1 ml 加えて混和し，次いでナフチルエチレンジアミン溶液を 1 ml 加えて定容にした後，よく混和して発色させ，20 分間放置する．540 nm における吸光度を測定し，検水 20 ml 中の検量線から亜硝酸性窒素の濃度を求める．

過マンガン酸カリウム消費量：[1] 300 ml 容三角フラスコに蒸留水 100 ml をメスシリンダーでとる．

[2] 3 *M* 硫酸 5 ml を駒込ピペットで，0.002 *M* 過マンガン酸カリウム標準液 10 ml を褐色ビュレットで加える．

過マンガン酸カリウム消費量

[1]～[6] 前処理
　蒸留水　100 ml
　↓　＋3 *M* 硫酸 5 ml
　　　＋0.002 *M* 過マンガン酸カリウム標準液 10 ml
　　　＋沸騰石
　煮沸
　↓
　脱色　（0.005 *M* シュウ酸溶液 10 ml）
　↓
　液を捨てる　（沸騰石は残す）
↓
[7] 検査水
↓　＋3 *M* 硫酸 5 ml
　　＋0.002 *M* 過マンガン酸カリウム標準液 10 ml
[8] 煮沸
↓
[9] 脱色　0.005 *M* シュウ酸溶液 10 ml
↓
[10] 滴定　0.002 *M* 過マンガン酸カリウム

[3] 突沸を防ぐために沸騰石を約 2 g 入れ，ガスバーナーで 5 分間煮沸する．

[4] 火からおろしたら，0.005 *M* シュウ酸溶液 10 ml を白色ビュレットで加えて脱色する．

[5] 0.002 *M* 過マンガン酸カリウム標準液を，微赤色になるまで加える．

[6] 沸騰石は三角フラスコに残して液を捨て，直ちに本試験に移る．

[7] 前処理の終わった [7] の三角フラスコに検水 100 ml をメスシリンダーでとり，3 *M* 硫酸 5 ml と 0.002 *M* 過マンガン酸カリウム標準液 10 ml を加え

る．

[8] ガスバーナーで正確に5分間煮沸する．

[9] 火からおろしたら，0.005 *M* シュウ酸溶液 10 m*l* を白色ビュレットで加えて脱色する．

[10] 0.002 *M* 過マンガン酸カリウム標準液で，微赤色になるまで滴定する（滴定値：*c* m*l*）．

計算

過マンガン酸カリウム消費量（ppm）

$$=[a\times(c+10)-a'\times10]\times\frac{1{,}000}{100}\times0.316$$

91 Experiment 水道水中の塩化物イオンの定量

水道水中の塩化物イオンの含有量を 0.01 *M* 硝酸銀標準溶液を用いて求める．

試料 水道水

試薬 ①0.01 *M* $AgNO_3$標準溶液は“Exp6”で濃度を決定しておく．

②5%K_2CrO_4溶液

操作 [1] 0.01 *M* $AgNO_3$標準溶液をビュレットに入れる．

[2] 200 m*l* 容三角フラスコかコニカルビーカーにホールピペットで水道水 100 m*l* を入れる．これに 5%K_2CrO_4溶液 1 m*l* を加える．

[3] ビュレットから$AgNO_3$標準溶液を滴下し，溶液の色がわずかに赤褐色になった時点を終点とする．

[4] この操作を3回以上行う．

計算 $AgNO_3$ 1 g 当量は Cl^- 1 g 当量にあたるので，1 *M* $AgNO_3$ 1 *l* は Cl^- 35.453 g に相当する．

すなわち，0.01 *M* $AgNO_3$ 1 m*l* は次のようになる．

$$35.453\times\frac{1}{100}\times\frac{1}{1{,}000}\ \mathrm{g\ Cl^-}=0.35453\ \mathrm{mg\ Cl^-}$$

よって，0.01 *M* $AgNO_3$のファクター *F*，滴下量 *a* m*l* とすると，次のように示される．

水道水 100 m*l* 中の Cl^-量（mg）

$=0.35453\times a\times F$

水道水中の Cl（mg/*l*）$=3.5453\times a\times F$

one point advice 終点付近では，塩化銀の白色沈殿とクロム酸イオンによる黄色の着色のため，クロム酸銀の生成による変色の判定が困難である．明らかに赤褐色の沈殿が確認できるまでの滴下量をあらかじめ求めておくとともに，この溶液に塩化ナトリウム溶液を加え，赤褐色を消したものを色の比較のため，そばに置いておくとよい．

92 Experiment 水の硬度測定

水の硬度とは，水中のカルシウムイオンとマグネシウムイオンの合計量を，これに対応する炭酸カルシウム（$CaCO_3$）の百万分率（ppm；part per million）に換算したものである．すなわち，マグネシウムイオンをカルシウムイオンとみなして計算することになる．ここでは，0.01 *M* EDTA 標準溶液を用いて，水道水の硬度を測定する．

試料 水道水

試薬 ①0.01 *M* EDTA 標準溶液：EDTA 2 Na塩（$C_{10}H_{14}O_8N_2Na_2$ $2H_2O$，分子量372.24）を約 1.9 g 精秤し，純水で 500 m*l* とする．

ファクター *F*＝秤量値/理論値（1.8612 g）

②緩衝溶液：塩化アンモニウム 67.5 g を純水約 300 m*l* に溶かし，濃アンモニア水 570 m*l* を加え，純水で全量を 1 *l* とする．

③塩酸ヒドロキシルアミン溶液：塩酸ヒドロキシルアミン（NH_2OH HCl）10 g を 100 m*l* の純水に溶かす．

one point advice 指示薬の量は，多すぎると色が濃くなり，少ないと色が薄く，いずれの場合も滴定終点における変色の判定が困難となる．したがって，指示薬は適当な色の濃さとなるように添加するのがよい．

④EBT（エリオクロムブラックT）指示薬：EBT粉末 0.5 g と塩酸ヒドロキシルアミン 4 g をエチルアルコール 100 m*l* に溶かし，褐色瓶に保存する．

操作 1 試料水 50 m*l* をホールピペットでコニカルビーカーに分取し，塩酸ヒドロキシルアミン溶液 1 m*l*，緩衝溶液 2 m*l* を加える．EBT 指示薬 4～5 滴を加えると，カルシウムイオンあるいはマグネシウムイオンが溶存していれば，溶液は赤紫色になる．

2 溶液を振り混ぜながら，EDTA 標準溶液で滴定する．溶液の赤紫色が青変し，赤みが完全になくなった時点を終点とする．

3 以上の操作を 3 回以上行う．

試料に Fe，Cu，Zn が共存する場合は，マスキング剤として，KCN の添加が必要である．

計算

$$0.01\,M\ \mathrm{EDTA}\ 1\,\mathrm{m}l = 0.01\,M\ \mathrm{Ca}^{2+}\ 1\,\mathrm{m}l$$
$$= 0.01\,M\ \mathrm{Mg}^{2+}\ 1\,\mathrm{m}l$$
$$= 0.01\,M\ \mathrm{CaCO_3}\ 1\,\mathrm{m}l$$
$$= 1.001\ \mathrm{mg}\ \mathrm{CaCO_3}$$

よって，検水を a m*l*，0.01 *M* EDTA の滴下量を b m*l*，ファクター F とすると，次のようになる．

$$硬度（\mathrm{CaCO_3 ppm}）= b \times \frac{1{,}000}{a} \times 1.001 \times F$$

1 Experiment	**0.1 *M* 水酸化ナトリウムの標定と市販濃塩酸のモル濃度の決定**	実験日　　年　　月　　日 提出日　　年　　月　　日
	学科　　　　専攻 コース　番号（　　　　）氏名	

（1）実験材料

試料名（　　　　　　　　　　　　　　　　　　　　　　　　　　）

（2）方　法

本実験で採用した方法（　　　　　　　　　　　　　　　　　　　　　　）

（3）結　果

1）0.1 *M* NaOH 標準溶液の標定

0.05 *M* シュウ酸標準溶液のファクター ________________

滴定値

________________ m*l*

________________ m*l*　　平均値 ________________ m*l*

計算

0.1 *M* NaOH 溶液のファクター　*F*＝________________

2）市販塩酸の濃度を求める

塩酸の希釈倍率 ________________

滴定値

________________ m*l*

________________ m*l*　　平均値 ________________ m*l*

計算

市販塩酸の濃度 ________________ *M*

（4）質　問

1）別紙に，以下の要領で結果の考察および感想を述べなさい．

- 用紙：A4 版横書き
- 文書作成：word 等で作成し，印刷物を本レポートに添付して提出

2）フェノールフタレイン以外に本実験で使用できる pH 指示薬をあげなさい．また，その理由を述べなさい．

検量線等グラフが必要な場合には p.219 のグラフ用紙を利用のこと．

2
Experiment

過マンガン酸カリウム標準溶液の標定

実験日　　年　　月　　日
提出日　　年　　月　　日

学科　　　　専攻 コース　番号（　　　　）氏名

（1）方　法

本実験で採用した方法（　　　　　　　　　　　　　　　　）

（2）結　果

0.05 *M* シュウ酸標準溶液のファクター ＿＿＿＿＿＿＿＿

本試験の滴定値

＿＿＿＿＿＿ m*l*

＿＿＿＿＿＿ m*l*

＿＿＿＿＿＿ m*l*　平均値 ＿＿＿＿＿＿ m*l*

空試験の滴定値

＿＿＿＿＿＿ m*l*

＿＿＿＿＿＿ m*l*

＿＿＿＿＿＿ m*l*　平均値 ＿＿＿＿＿＿ m*l*

計算

0.02 *M* $KMnO_4$ 標準溶液のファクター　$F=$ ＿＿＿＿＿＿＿＿

（3）質　問

1）別紙に，以下の要領で結果の考察および感想を述べなさい．

- 用紙：A4 版横書き
- 文書作成：word 等で作成し，印刷物を本レポートに添付して提出

2）本実験の滴定値は液温や滴下速度の影響を受けるが，どのような影響か述べなさい．

3）空試験を行う理由を述べなさい．

4）$KMnO_4$ の取り扱いで注意を要することをあげなさい．

検量線等グラフが必要な場合には p.219 のグラフ用紙を利用のこと．

3 Experiment

過酸化水素の定量

実験日　年　月　日
提出日　年　月　日

学科　専攻コース　番号（　　）氏名

（1）実験材料

試料名（　　）

(製造元　賞味期限または消費期限　)

（2）方　法

本実験で採用した方法（　　）

（3）結　果

0.02 *M* $KMnO_4$ 標準溶液のファクター ______

試料の希釈倍率 ______

本試験の滴定値

______ m*l*

______ m*l*

______ m*l*　平均値 ______ m*l*

空試験の滴定値

______ m*l*

______ m*l*

______ m*l*　平均値 ______ m*l*

計算

H_2O_2 ______ g/100 m*l*

（4）質　問

1）別紙に，以下の要領で結果の考察および感想を述べなさい．

- 用紙：A4 版横書き
- 文書作成：word 等で作成し，印刷物を本レポートに添付して提出

2）過酸化水素の性質について説明しなさい．

3）$KMnO_4$ 標準溶液で滴定するとき，ビュレットの目盛りはどのように読めばよいか，説明しなさい．

検量線等グラフが必要な場合には p.219 のグラフ用紙を利用のこと．

4 Experiment

チオ硫酸ナトリウム標準溶液の標定

実験日　　年　　月　　日
提出日　　年　　月　　日

学科　　専攻 コース　番号（　　　　）氏名

（1）方　法

本実験で採用した方法（　　　　　　　　　　　　　　　　）

（2）結　果

1/60 *M* $K_2Cr_2O_7$ 標準溶液のファクター ____________

滴定値

____________ m*l*

____________ m*l*

____________ m*l*　　平均値 ____________ m*l*

計算

0.1 *M* チオ硫酸ナトリウム標準溶液のファクター　*F*= ____________

（3）質　問

1）別紙に，以下の要領で結果の考察および感想を述べなさい．

- 用紙：A4 版横書き
- 文書作成：word 等で作成し，印刷物を本レポートに添付して提出

2）チオ硫酸ナトリウム溶液の調製法はたいへん複雑である．なぜ，このような操作が必要なのか，理由を述べなさい．

3）デンプン溶液を使用するときに注意をしなければいけないことをあげなさい．

検量線等グラフが必要な場合には p.219 のグラフ用紙を利用のこと．

5 Experiment

さらし粉中の有効塩素の定量

実験日　年　月　日
提出日　年　月　日

学科　専攻コース　番号（　　）氏名

（1）実験材料

試料名（　　）

(製造元　　賞味期限または消費期限　　)

（2）方　法

本実験で採用した方法（　　）

（3）結　果

0.1 M チオ硫酸ナトリウム標準溶液のファクター ＿＿＿＿＿

滴定値

＿＿＿＿ ml

＿＿＿＿ ml

＿＿＿＿ ml　平均値 ＿＿＿＿ ml

計算

有効塩素量 ＿＿＿＿ %

（4）質　問

1）別紙に，以下の要領で結果の考察および感想を述べなさい．

- 用紙：A4 版横書き
- 文書作成：word 等で作成し，印刷物を本レポートに添付して提出

2）有効塩素量とは何か，説明しなさい．

3）操作[2]で KI 溶液を HCl 溶液より先に加える理由を述べなさい．

4）さらし粉にはどのような作用があるか，述べなさい．

検量線等グラフが必要な場合には p.219 のグラフ用紙を利用のこと．

6
Experiment

硝酸銀標準溶液の標定

実験日　　年　　月　　日
提出日　　年　　月　　日

学科　　専攻コース　番号（　　　　）氏名

（1）方　法

本実験で採用した方法（　　　　　　　　　　　　　　　　　　　　）

（2）結　果

0.01 *M* NaCl 標準溶液のファクター ＿＿＿＿＿＿＿＿

滴定値

＿＿＿＿＿＿＿＿ m*l*

＿＿＿＿＿＿＿＿ m*l*

＿＿＿＿＿＿＿＿ m*l*　　平均値 ＿＿＿＿＿＿＿＿ m*l*

計算

0.01 *M* $AgNO_3$ のファクター　$F=$ ＿＿＿＿＿＿＿＿

（3）質　問

1）別紙に，以下の要領で結果の考察および感想を述べなさい．

- 用紙：A4 版横書き
- 文書作成：word 等で作成し，印刷物を本レポートに添付して提出

2）沈殿滴定には，モール法以外にどのような方法があるか，あげなさい．

3）$AgNO_3$ を取り扱うときには，どのような点に注意をすべきか，述べなさい．

検量線等グラフが必要な場合には p.219 のグラフ用紙を利用のこと．

7~16
Experiment

たんぱく質・アミノ酸の定性

実験日　　年　　月　　日
提出日　　年　　月　　日

学科　　専攻
コース　番号（　　　　）氏名

1）実験で用いた試料と呈色反応の結果を一覧表にまとめ，実験の結果からいえる各試料の特性について，記しなさい．操作が2段階に分かれているものは，試験管を二分してスケッチすること．

反応名	卵　白	ゼラチン	反応名	卵　白	ゼラチン

卵　白

ゼラチン

2）たんぱく質の凝固・沈殿反応の他の実験法を調べて記しなさい．

検量線等グラフが必要な場合には p.219 のグラフ用紙を利用のこと．

17~27
Experiment

糖質の定性

実験日　年　月　日
提出日　年　月　日

学科　専攻コース　番号（　　　）氏名

1）実験で用いた試料と呈色反応の結果を一覧表にまとめ，実験の結果からいえる各試料の特性について，記しなさい．操作が2段階に分かれているものは，試験管を二分してスケッチすること．

反応名	デンプン	マルトース	シュクロース	グルコース	フルクトース

デンプン

マルトース

シュクロース

グルコース

フルクトース

検量線等グラフが必要な場合には p.219 のグラフ用紙を利用のこと．

28～33 Experiment	ビタミン類の定性	実験日　　年　　月　　日 提出日　　年　　月　　日
	学科　　　専攻コース　番号（　　　）氏名	

ビタミンA	試　料	(製造元　　　　　賞味期限または消費期限　　　　　)
	操作手順と観察結果	
ビタミンD	試　料	(製造元　　　　　賞味期限または消費期限　　　　　)
	操作手順と観察結果	
ビタミンE	試　料	(製造元　　　　　賞味期限または消費期限　　　　　)
	操作手順と観察結果	
ビタミンB_1	試　料	(製造元　　　　　賞味期限または消費期限　　　　　)
	操作手順と観察結果	
ビタミンB_2	試　料	(製造元　　　　　賞味期限または消費期限　　　　　)
	操作手順と観察結果	
ビタミンC	試　料	(製造元　　　　　賞味期限または消費期限　　　　　)
	操作手順と観察結果	

検量線等グラフが必要な場合には p.219 のグラフ用紙を利用のこと.

34 Experiment	# 水分の定量	実験日　年　月　日 提出日　年　月　日
	学科　専攻 コース　番号（　　）氏名	

（1）実験材料

試料名（　　　　　　　　　　　　　　　　）

（製造元　　　　　　　　　賞味期限または消費期限　　　　　　　　）

（2）方　法

本実験で採用した方法（　　　　　　　　　　　　　　　　）

おもな操作手順

［　　　　　の恒量］→［試料採取］→［　　　　　の恒量］

乾燥温度 ＿＿＿＿＿＿ ℃

（3）結　果

1）秤量びんの恒量

（　）時間乾燥後 ＿＿＿＿＿＿ g

（　）時間乾燥後 ＿＿＿＿＿＿ g　　恒量 ＿＿＿＿＿＿ g（W_0）

2）試料採取量

秤量びん＋試料＝ ＿＿＿＿＿＿ g（W_1）

W_1-W_0＝試料摂取量 ＿＿＿＿＿＿ g

3）試料の恒量

（　）時間乾燥後 ＿＿＿＿＿＿ g

（　）時間乾燥後 ＿＿＿＿＿＿ g

（　）時間乾燥後 ＿＿＿＿＿＿ g

（　）時間乾燥後 ＿＿＿＿＿＿ g　　恒量 ＿＿＿＿＿＿ g（W_2）

計算 （p.45 参照）

水分 ＿＿＿＿＿＿ g/100 g（表示は小数第 1 位まで）

（4）質　問

1）自由水と結合水について調べなさい．

2）常温加熱乾燥法では 135℃で乾燥する場合もあるが，どのような試料に適用されるか．また，なぜ 135℃にするか説明しなさい．

3）乾燥した試料は手際よく秤量しないといけない．その理由を述べなさい．

検量線等グラフが必要な場合には p.219 のグラフ用紙を利用のこと．

35 Experiment

たんぱく質の定量

実験日　　年　　月　　日
提出日　　年　　月　　日

学科　　専攻コース　番号（　　　）氏名

（1）実験材料

試料名（　　　　　　　　　　　　　　　　）

（製造元　　　　　　　賞味期限または消費期限　　　　　　）

（2）方　法

本実験で採用した方法（　　　　　　　　　　　　　　　　）

おもな操作手順

［　　　　　　の分解］→［試料液の　　　　　］→［滴定］

分解時間 ＿＿＿＿＿＿ 時間

（3）結　果

試料採取量 ＿＿＿＿＿＿ g（S）

本試験の滴定値

＿＿＿＿＿＿ ml

＿＿＿＿＿＿ ml

＿＿＿＿＿＿ ml　　平均値 ＿＿＿＿＿＿ ml（T）

空試験の滴定値

＿＿＿＿＿＿ ml

＿＿＿＿＿＿ ml

＿＿＿＿＿＿ ml　　平均値 ＿＿＿＿＿＿ ml（T_0）

0.1 M NaOH のファクター ＿＿＿＿＿＿（F）

適用した窒素・たんぱく質換算係数（N）

試料の希釈率（a）

計算 （p.49 参照）

たんぱく質 ＿＿＿＿＿＿ g/100 g（表示は小数第 1 位まで）

（4）質　問

1）窒素-たんぱく質換算係数は食品によって異なるが，なぜか．

2）食品中の窒素はすべてたんぱく質に由来するか．

検量線等グラフが必要な場合には p.219 のグラフ用紙を利用のこと．

36
Experiment

脂質の定量（ソックスレー抽出法）

実験日　　年　　月　　日
提出日　　年　　月　　日

学科　　　専攻コース　番号（　　　　）氏名

（1）実験材料

試料名（　　　　　　　　　　　　　　　　　　　　　　）

(製造元　　　　　　　　　　　賞味期限または消費期限　　　　　　　　　)

（2）方　法

本実験で採用した方法（　　　　　　　　　　　　　　　　　）

おもな操作手順

［　　　　の恒量］→［試料採取］→［脂質の抽出］→［　　　　の恒量］

抽出時間 ________ 時間

（3）結　果

秤量びんの恒量

1 時間乾燥後 ________ g

1 時間乾燥後 ________ g

1 時間乾燥後 ________ g　　恒量 ________ g（W_0）

試料採取量 ________ g（S）

脂質の恒量

1 時間乾燥後 ________ g

30 分乾燥後 ________ g

30 分乾燥後 ________ g　　恒量 ________ g（W_1）

計算 (p.51 参照)

脂質 ________ g/100 g（表示は小数第 1 位まで）

（4）質　問

1）エーテルによって抽出されるのはどのような成分か．また，抽出されにくいのはどのような成分か．

2）ソックスレー抽出法ではエーテルはどのように抽出器内を循環し，脂質を抽出するか述べなさい．

3）脂質の恒量を求めるとき，加熱を繰り返すと重量が増加することがあるが，なぜか．

検量線等グラフが必要な場合には p.219 のグラフ用紙を利用のこと．

37 Experiment

脂質の定量
(クロロホルム-メタノール混液改良抽出法)

実験日　　年　　月　　日
提出日　　年　　月　　日

学科　　　専攻コース　番号（　　　　）氏名

（1）実験材料

試料名（　　　　　　　　　　　　　　　　　　　　　　　　　　　）

（製造元　　　　　　　　　　　　　賞味期限または消費期限　　　　　　　　）

（2）方　法

本実験で採用した方法（　　　　　　　　　　　　　　　　　　　）

おもな操作手順

［　　　　　の恒量］→［試料採取］→［脂質の抽出］→［　　　　　の秤量］

抽出時間 ＿＿＿＿＿＿時間

（3）結　果

秤量びんの恒量

1 時間乾燥後 ＿＿＿＿＿＿ g

1 時間乾燥後 ＿＿＿＿＿＿ g

1 時間乾燥後 ＿＿＿＿＿＿ g　　恒量 ＿＿＿＿＿＿ g（W_0）

試料採取量 ＿＿＿＿＿＿ g（S）

脂質乾燥後の秤量 ＿＿＿＿＿＿ g（W_1）

計算 (p.52 参照)

脂質 ＿＿＿＿＿＿ g/100 g（表示は小数第 1 位まで）

（4）質　問

1）この方法がエーテル抽出法と異なるところはどこか．また，どのような試料に適用するか述べなさい．

2）脂質の乾燥を 100℃で行ったのはなぜか，その理由を述べなさい．

検量線等グラフが必要な場合には p.219 のグラフ用紙を利用のこと．

38
Experiment

全糖の定量

実験日　　年　　月　　日
提出日　　年　　月　　日

学科　　　　専攻コース　番号（　　　　　）氏名

（1）実験材料
試料名（　　　　　　　　　　　　　　　　　　　　　　　）
（製造元　　　　　　　　　　賞味期限または消費期限　　　　）

（2）方　法
本実験で採用した方法（　　　　　　　　　　　　　　　　）

（3）結　果
試料量 ＿＿＿＿＿＿＿＿ 単位（　　）
希釈倍率 ＿＿＿＿＿＿＿＿ 倍

計算

グルコースに換算した全糖量 ＿＿＿＿＿＿＿＿ 単位（　　）

（4）質　問
1）別紙に，以下の要領で結果の考察および感想を述べなさい．
- 用紙：A4 版横書き
- 文書作成：word 等で作成し，印刷物を本レポートに添付して提出

2）日本食品標準成分表の魚介類，肉類及び卵類から 15 の食品を選び，その炭水化物値を示しなさい．

3）アンスロン反応の特徴について調べなさい．

検量線等グラフが必要な場合には p.219 のグラフ用紙を利用のこと．

39
Experiment

食物繊維の定量

実験日　　年　　月　　日
提出日　　年　　月　　日

学科　　専攻 コース　番号（　　　　）氏名

（1）実験材料

試料名（　　　　　　　　　　　　　　　　　　　　）

（製造元　　　　　　　　賞味期限または消費期限　　　　　　）

（2）方　法

本実験で採用した方法（　　　　　　　　　　　　　　）

（3）結　果

計算

水溶性食物繊維　＿＿＿＿＿＿ g/100 g

不溶性食物繊維　＿＿＿＿＿＿ g/100 g

総食物繊維　＿＿＿＿＿＿ g/100 g

（表示は小数第一位まで）

（4）質　問

1）分析値を，日本食品標準成分表と比較検討しなさい．大きく異なる場合は，その原因について考察しなさい．

2）酵素重量法以外に，食物繊維定量法としてどのようなものがあるか．

3）水溶性食物繊維と不溶性食物繊維の生理作用について，おもな違いを調べなさい．

4）次の食品の食物繊維の成分値を示しなさい．

	水溶性（g）	不溶性（g）	総量（g）
ほうれんそう			
だいこん			
ごぼう			
しいたけ			
わかめ			

検量線等グラフが必要な場合には p.219 のグラフ用紙を利用のこと．

40 Experiment

灰分の定量（直接灰化法）

実験日　　年　　月　　日
提出日　　年　　月　　日

学科　　専攻コース　番号（　　　）氏名

（1）実験材料

試料名（　　　　　　　　　　　　　　　　　　　　）

（製造元　　　　　　　　　賞味期限または消費期限　　　　　　）

（2）方　法

本実験で採用した方法（　　　　　　　　　　　　　　　　　　　　）

おもな操作手順

［　　　　　の恒量］→［試料採取］→［灰化］→［　　　　　の恒量］

加熱温度 ＿＿＿＿＿＿＿＿ ℃

（3）結　果

るつぼの恒量

数時間加熱後 ＿＿＿＿＿＿＿＿ g

2時間加熱後 ＿＿＿＿＿＿＿＿ g　　恒量 ＿＿＿＿＿＿＿＿ g（W_0）

試料採取後の重量（るつぼの恒量（W_0）＋試料採取量） ＿＿＿＿＿＿＿＿ g（W_1）

灰化後重量

放冷後 ＿＿＿＿＿＿＿＿ g

2時間加熱後 ＿＿＿＿＿＿＿＿ g　　恒量 ＿＿＿＿＿＿＿＿ g（W_2）

計算 （p.58 参照）

灰分 ＿＿＿＿＿＿＿＿ g/100 g（表示は小数第1位まで）

（4）質　問

1）灰化が十分な場合でも灰の色が白色にならないことがあるが，どのような場合か．

2）小麦粉の品質を決めるとき，灰分の定量は重要なものであるが，その理由を述べなさい．

検量線等グラフが必要な場合には p.219 のグラフ用紙を利用のこと．

42
Experiment

ナトリウムの定量

実験日　　年　　月　　日
提出日　　年　　月　　日

学科　　専攻 コース　番号（　　　　）氏名

（1）実験材料

試料名（　　　　　　　　　　　　　　　　　　　　　　　　　）

(製造元　　　　　　　　　　　　賞味期限または消費期限　　　　　　　）

（2）方　法

本実験で採用した方法（　　　　　　　　　　　　　　　　　　）

おもな操作手順

［　　　　による試料からの Na の抽出］ → ［　　　　1,500 rpm，15 分間］ →

［　　　　分析］

分析条件
- 分析装置の機種 ＿＿＿＿＿＿＿＿
- 測定波長 ＿＿＿＿＿＿＿＿
- ガス組成 ＿＿＿＿＿＿＿＿

（3）結　果

試料採取量 ＿＿＿＿＿＿ g

検量線から求めたナトリウム濃度 ＿＿＿＿＿＿ μg/ml

Na 標準液系列の 589.0 nm での吸光度

計算

ナトリウム ＿＿＿＿＿＿ mg/100 g（表示は有効数字 2 桁の整数）

（4）質　問

1）別紙に，以下の要領で結果の考察および感想を述べなさい．

- 用紙：A4 版横書き
- 文書作成：word 等で作成し，印刷物を本レポートに添付して提出

2）水酸化ナトリウム，炭酸水素ナトリウム，次亜塩素酸ナトリウム，塩化カリウム，硫酸カリウムについて，英語名および化学式を記しなさい．

3）日本食品標準成分表から，ナトリウム含量の比較的多い食品を 3 つあげ，その 100 g 中の含量（mg）を記しなさい．

検量線等グラフが必要な場合には p.219 のグラフ用紙を利用のこと．

43
Experiment

カリウムの定量

実験日　　年　　月　　日
提出日　　年　　月　　日

学科　　　専攻コース　　番号（　　　　）氏名

（1）実験材料

試料名（　　　　　　　　　　　　　　　　　　　　　　　　　）

（製造元　　　　　　　　　　賞味期限または消費期限　　　　　）

（2）方　法

本実験で採用した方法（　　　　　　　　　　　　　　　　　　　）

おもな操作手順

［　　　　　による抽出］→［希釈］→［　　　　　分析］

原子吸光分析条件
- 機種 ＿＿＿＿＿＿＿＿
- 測定波長 ＿＿＿＿＿＿＿＿
- ガス組成 ＿＿＿＿＿＿＿＿

（3）結　果

試料採取量 ＿＿＿＿＿＿ g

検量線から求めたカリウム濃度 ＿＿＿＿＿＿ ppm

希釈倍率 ＿＿＿＿＿＿ 倍

計算

カリウム ＿＿＿＿＿＿ mg/100 g（表示は有効数字 2 桁の整数）

（4）質　問

1）別紙に，以下の要領で結果の考察および感想を述べなさい．
- 用紙：A4 版横書き
- 文書作成：word 等で作成し，印刷物を本レポートに添付して提出

2）日本食品標準成分表から，カリウム含量の高い食品を 5 つあげ，その 100 g 中の含量（mg）を記しなさい．

3）カリウムの栄養・生理学的役割について説明しなさい．

4）原子吸光分析の原理について説明しなさい．

検量線等グラフが必要な場合には p.219 のグラフ用紙を利用のこと．

44
Experiment

カルシウムの定量

実験日　　年　　月　　日
提出日　　年　　月　　日

学科　　専攻 コース　番号（　　　　　）氏名

（1）実験材料

試料名（　　　　　　　　　　　　　　　　　　　　　　　　）

(製造元　　　　　　　　　　　賞味期限または消費期限　　　　　　　）

（2）方　法

本実験で採用した方法（　　　　　　　　　　　　　　　　　　）

おもな操作手順

　　　　法による試料の灰化または分解 → 原子吸光分析

分析条件
- 干渉抑制剤名 ＿＿＿＿＿＿
- 干渉抑制剤濃度 ＿＿＿＿＿＿
- 分析装置の機種 ＿＿＿＿＿＿
- 測定波長 ＿＿＿＿＿＿
- ガス組成 ＿＿＿＿＿＿

（3）結　果

試料採取量 ＿＿＿＿＿＿ g

希釈倍率 ＿＿＿＿＿＿ 倍

検量線から求めたカルシウム濃度 ＿＿＿＿＿＿ μg/ml

カルシウム標準液系列の 422.7 nm での吸光度

計算

カルシウム ＿＿＿＿＿＿ mg/100 g（表示は有効数字 2 桁の整数）

（4）質　問

1）別紙に，以下の要領で結果の考察および感想を述べなさい．
- 用紙：A4 版横書き
- 文書作成：word 等で作成し，印刷物を本レポートに添付して提出

2）日本食品標準成分表から，カルシウム含量の高い食品を 3 つあげ，その 100 g 中の含量（mg）を記しなさい．

3）カルシウムを含む食品を 3 つあげ，それぞれのカルシウム吸収率を調べなさい．

検量線等グラフが必要な場合には p.219 のグラフ用紙を利用のこと．

45
Experiment

マグネシウムの定量

実験日　　年　　月　　日
提出日　　年　　月　　日

学科　　　　専攻 コース　番号（　　　　）氏名

（1）実験材料

試料名（　　　　　　　　　　　　　　　　　　　　　　）

（製造元　　　　　　　　　　　賞味期限または消費期限　　　　　　　）

（2）方　法

本実験で採用した方法（　　　　　　　　　　　　　　　　　　　　　）

おもな操作手順

［　　　　］法による試料の抽出または試料の［　　　　］による灰分

↓

［　　　　倍希釈］

↓

［　　　　分析］

分析条件
- 干渉抑制剤名 ＿＿＿＿＿＿＿＿
- 干渉抑制剤濃度 ＿＿＿＿＿＿＿＿
- 分析装置の機種 ＿＿＿＿＿＿＿＿
- 測定波長 ＿＿＿＿＿＿＿＿
- ガス組成 ＿＿＿＿＿＿＿＿

（3）結　果

試料採取量 ＿＿＿＿＿＿＿＿ g

試料溶液の量 ＿＿＿＿＿＿＿＿ m*l*

希釈倍率 ＿＿＿＿＿＿＿＿ 倍

検量線から求めたマグネシウム濃度 ＿＿＿＿＿＿＿＿ μg/m*l*

マグネシウム標準液系列の 285.2 nm での吸光度

計算

マグネシウム ＿＿＿＿＿＿＿＿ mg/100 g（表示は有効数字 2 桁の整数）

（4）質　問

1）別紙に，以下の要領で結果の考察および感想を述べなさい．
- 用紙：A4 版横書き
- 文書作成：word 等で作成し，印刷物を本レポートに添付して提出

2）日本食品標準成分表から，マグネシウム含量の高い食品を 3 つあげ，その 100g 中の含量（mg）を記しなさい．

3）干渉抑制剤を用いる理由を説明しなさい．

検量線等グラフが必要な場合には p.219 のグラフ用紙を利用のこと．

46 Experiment

リンの定量

実験日　　年　　月　　日
提出日　　年　　月　　日

学科　　専攻 コース　　番号（　　　　　）氏名

（1）実験材料

試料名（　　　　　　　　　　　　　　　　　　　　　　　　　　　　）

(製造元　　　　　　　　　　　賞味期限または消費期限　　　　　　　　　)

（2）方　法

本実験で採用した方法（　　　　　　　　　　　　　　　　　　　　　）

（3）結　果

試料採取量　　　　　　　　　　　g

検量線から求められる量　　　（単位　　）

希釈倍率　　　　　　　　　　　倍

計算

リン　＿＿＿＿＿＿＿＿mg/100 g（表示は有効数字 2 桁の整数）

（4）質　問

1）別紙に，以下の要領で結果の考察および感想を述べなさい．

- 用紙：A4 版横書き
- 文書作成：word 等で作成し，印刷物を本レポートに添付して提出

2）日本食品標準成分表から，可食部 100 g 中に 500 mg 以上のリンを含む食品を 5 つあげ，その食品のカルシウム含量も示しなさい．

3）人体組成におけるリンの割合は何パーセントか．

4）レシチンおよび ATP について説明しなさい．

検量線等グラフが必要な場合には p.219 のグラフ用紙を利用のこと．

47
Experiment

鉄の定量

実験日　　年　　月　　日
提出日　　年　　月　　日

学科　　専攻 コース　　番号（　　　　）氏名

（1）実験材料

試料名（　　　　　　　　　　　　　　　　　　　　　　　　）

(製造元　　　　　　　　　　賞味期限または消費期限　　　　　　　　）

（2）方　法

本実験で採用した方法（　　　　　　　　　　　　　　　　　　　　　）

（3）結　果

試料採取量　＿＿＿＿＿＿＿＿ g

検量線から求められる量　＿＿＿＿＿＿（単位　　）

希釈倍率　＿＿＿＿＿＿＿＿ 倍

計算

鉄　＿＿＿＿＿＿＿＿ mg/100 g（表示は小数第 1 位まで）

（4）質　問

1）別紙に，以下の要領で結果の考察および感想を述べなさい．

- 用紙：A4 版横書き
- 文書作成：word 等で作成し，印刷物を本レポートに添付して提出

2）日本食品標準成分表から，ほうれんそう（生），普通牛乳，精白米，牛肉（かた，脂身つき，和牛），牛肝臓の鉄含量を調べて，比較検討しなさい．

3）日本人の食事摂取基準から，各自の身体・生活条件に合ったものを選び，そのミネラルの食事摂取基準をあげなさい．

4）分光光度計（比色分析計）の原理と構造を説明しなさい．

検量線等グラフが必要な場合には p.219 のグラフ用紙を利用のこと．

48 Experiment

亜鉛の定量

実験日　年　月　日
提出日　年　月　日

学科　専攻コース　番号（　　）氏名

（1）実験材料

試料名（　　　）

(製造元　　　賞味期限または消費期限　　　)

（2）方　法

本実験で採用した方法（　　　）

おもな操作手順

試料の［　　］による灰分 ⟶［　　に溶解］(試料溶液) ⟶

［　　分析］

分析条件
- 分析装置の機種 ＿＿＿＿
- 測定波長 ＿＿＿＿
- ガス組成 ＿＿＿＿

（3）結　果

試料採取量 ＿＿＿＿ g

試料溶液の量 ＿＿＿＿ ml

検量線から求めた亜鉛濃度 ＿＿＿＿ μg/ml

亜鉛標準液系列の 213.8 nm での吸光度

計算

亜鉛 ＿＿＿＿ mg/100 g（表示は小数第 1 位まで）

（4）質　問

1）別紙に，以下の要領で結果の考察および感想を述べなさい．
- 用紙：A4 版横書き
- 文書作成：word 等で作成し，印刷物を本レポートに添付して提出

2）日本食品標準成分表から，亜鉛含量の比較的多い食品を 3 つあげ，その 100 g 中の含量（mg）を記しなさい．

3）微量ミネラルである亜鉛の生理学的な役割や欠乏症状について説明しなさい．

検量線等グラフが必要な場合には p.219 のグラフ用紙を利用のこと．

49
Experiment

銅の定量

実験日　　年　　月　　日
提出日　　年　　月　　日

学科　　　専攻 コース　　番号（　　　　　）氏名

（1）実験材料

試料名（　　　　　　　　　　　　　　　　　　　　　　　　）

（製造元　　　　　　　　　　　　　賞味期限または消費期限　　　　　　）

（2）方　法

本実験で採用した方法（　　　　　　　　　　　　　　　　　　）

おもな操作手順

試料の［　　　　］による灰分 ⟶［　　　　　　に溶解］（試料溶液）⟶

［　　　　　　分析］

分析条件
- 分析装置の機種 ＿＿＿＿＿＿＿＿
- 測定波長 ＿＿＿＿＿＿＿＿
- ガス組成 ＿＿＿＿＿＿＿＿

（3）結　果

試料採取量 ＿＿＿＿＿＿ g

試料溶液の量 ＿＿＿＿＿＿ ml

検量線から求めたマグネシウム濃度 ＿＿＿＿＿＿ μg/ml

銅標準液系列の 324.7 nm での吸光度

計算

銅 ＿＿＿＿＿＿ mg/100 g（表示は小数第 2 位まで）

（4）質　問

1）別紙に，以下の要領で結果の考察および感想を述べなさい．

- 用紙：A4 版横書き
- 文書作成：word 等で作成し，印刷物を本レポートに添付して提出

2）日本食品標準成分表から，銅含量の比較的多い食品を 3 つあげ，その 100 g 中の含量（mg）を記しなさい．

3）微量ミネラルである銅の生理学的な役割や欠乏症状について説明しなさい．

検量線等グラフが必要な場合には p.219 のグラフ用紙を利用のこと．

50
Experiment

マンガンの定量

実験日　　年　　月　　日
提出日　　年　　月　　日

学科　　専攻 コース　番号（　　　　）氏名

（1）実験材料

試料名（　　　　　　　　　　　　　　　　　　　　）

(製造元　　　　　　　　　　賞味期限または消費期限　　　　　　)

（2）方　法

本実験で採用した方法（　　　　　　　　　　　　　　　　　）

おもな操作手順

試料の［　　　　］による灰分 ⟶ ［　　　　に溶解］（試料溶液）⟶

［　　　　分析］

分析条件
- 分析装置の機種 ＿＿＿＿＿＿＿＿
- 測定波長 ＿＿＿＿＿＿＿＿
- ガス組成 ＿＿＿＿＿＿＿＿

（3）結　果

試料採取量 ＿＿＿＿＿＿ g

試料溶液の量 ＿＿＿＿＿＿ ml

検量線から求めた亜鉛濃度 ＿＿＿＿＿＿ μg/ml

マンガン標準液系列の 279.5 nm での吸光度

計算

マンガン ＿＿＿＿＿＿ mg/100 g（表示は小数第 2 位まで）

（4）質　問

1）別紙に，以下の要領で結果の考察および感想を述べなさい．

- 用紙：A4 版横書き
- 文書作成：word 等で作成し，印刷物を本レポートに添付して提出

2）日本食品標準成分表から，マンガン含量の比較的多い食品を 3 つあげ，その 100 g 中の含量 (mg) を記しなさい．

3）微量ミネラルであるマンガンの生理学的な役割や欠乏症状について説明しなさい．

検量線等グラフが必要な場合には p.219 のグラフ用紙を利用のこと．

51
Experiment

レチノールの定量

実験日　　年　　月　　日
提出日　　年　　月　　日

学科　　専攻コース　番号（　　　）氏名

（1）実験材料

試料名（　　　　　　　　　　　　　　　　　）

（製造元　　　　　　　賞味期限または消費期限　　　　　）

（2）方　法

本実験で採用した方法（　　　　　　　　　　　　　　　　　）

試料の調製方法（　　　　→　　　　→　　　　）

標準溶液　希釈標準溶液の濃度 ____ μg/ml

検量線作成用溶液の濃度 ____ μg/ml

HPLC の条件

装置　製造会社 ____　形式 ____

検出器　製造会社 ____　形式 ____

カラム ____　製造会社 ____

移動相 ____

流速 ____ ml/分

検出波長 ____

試料溶液の注入量 ____ μl

標準溶液の注入量 ____ μl

（3）結　果

試料採取量 ____ g

希釈倍率 ____

検量線より求めた試験溶液中のレチノール濃度 ____ μg/ml

計算

レチノール ____ μg/100 g（表示は有効数字 2 桁の整数）

（4）質　問

1）本実験の分析値と日本食品標準成分表などの既成データを比較し，その差について検討しなさい．

2）クロマトグラフィーには HPLC のほかにどのようなものがあるか．

検量線等グラフが必要な場合には p.219 のグラフ用紙を利用のこと．

52
Experiment

カロテンの定量

実験日　　年　　月　　日
提出日　　年　　月　　日

学科　　専攻コース　　番号（　　　）氏名

（1）実験材料

試料名（　　　　　　　　　　　　　　　　　）

(製造元　　　　　　　　賞味期限または消費期限　　　　　　　　）

（2）方　法

本実験で採用した方法（　　　　　　　　　　　　　　　）

試料の調製方法（　　　　　→　　　　　→　　　　　）

標準溶液

α-カロテン ┌ 希釈標準溶液の濃度 ＿＿＿＿＿ μg/ml
　　　　　 └ 検量線作成用溶液の濃度 ＿＿＿＿＿ μg/ml

β-カロテン ┌ 希釈標準溶液の濃度 ＿＿＿＿＿ μg/ml
　　　　　 └ 検量線作成用溶液の濃度 ＿＿＿＿＿ μg/ml

HPLC の条件

装置　製造会社 ＿＿＿＿＿　形式 ＿＿＿＿＿

検出器　製造会社 ＿＿＿＿＿　形式 ＿＿＿＿＿

カラム ＿＿＿＿＿　製造会社 ＿＿＿＿＿

移動相 ＿＿＿＿＿

流速 ＿＿＿＿＿ ml/分

検出波長 ＿＿＿＿＿

試料溶液の注入量 ＿＿＿＿＿ μl

標準溶液の注入量　α-カロテン ＿＿＿＿＿ μl
　　　　　　　　　β-カロテン ＿＿＿＿＿ μl

（3）結　果

試料採取量 ＿＿＿＿＿ g

希釈倍率 ＿＿＿＿＿

検量線より求めた試験溶液中のα-カロテン濃度 ＿＿＿＿＿ μg/ml
　　　　　　　　　　　　　　β-カロテン濃度 ＿＿＿＿＿ μg/ml

計算

α-カロテン ＿＿＿＿＿ μg/100 g（表示は有効数字 2 桁の整数）

β-カロテン ＿＿＿＿＿ μg/100 g（表示は有効数字 2 桁の整数）

（4）質　問

1）本実験の分析値と日本食品標準成分表などの既成データを比較し，その差について検討しなさい．

2）α-カロテン，β-カロテン，クリプトキサンチンの生理活性値からβ-カロテン当量の算出法を述べなさい．

3）カロテノイドは光や酸素によって変化しやすい物質である．分析操作では，どのようなことに注意すべきか．

検量線等グラフが必要な場合には p.219 のグラフ用紙を利用のこと．

53
Experiment

ビタミンDの定量

実験日　　年　　月　　日
提出日　　年　　月　　日

学科　　　専攻コース　　番号（　　　　）氏名

（1）実験材料

試料名（　　　　　　　　　　　　　　　　）

（製造元　　　　　　　　賞味期限または消費期限　　　　　　）

（2）方　法

本実験で採用した方法（　　　　　　　　　　　　）

試料の調製方法（　　　　→　　　　→　　　　）

標準溶液
- ビタミン D_2 の濃度 ＿＿＿＿ $\mu g/ml$
- ビタミン D_3 の濃度 ＿＿＿＿ $\mu g/ml$

HPLC の条件

装置　　製造会社 ＿＿＿＿　形式 ＿＿＿＿

検出器　製造会社 ＿＿＿＿　形式 ＿＿＿＿

分取用カラム
- ＿＿＿＿　製造会社 ＿＿＿＿
- 移動相 ＿＿＿＿
- 流速 ＿＿＿＿ $ml/$分
- 検出波長 ＿＿＿＿

分析用カラム
- ＿＿＿＿　製造会社 ＿＿＿＿
- 移動相 ＿＿＿＿
- 流速 ＿＿＿＿ $ml/$分
- 検出波長 ＿＿＿＿

試料溶液の注入量 ＿＿＿＿ μl

標準溶液の注入量 ＿＿＿＿ μl

（3）結　果

試料採取量 ＿＿＿＿ g

標準ビタミンDの量 ＿＿＿＿ μg

試料のビタミンDのピークの高さ ＿＿＿＿ mm

標準ビタミンDのピークの高さ ＿＿＿＿ mm

計算

ビタミンD ＿＿＿＿ $\mu g/100\ \mu g$（表示は有効数字2桁の整数）

（4）質　問

1）本実験の分析値と日本食品標準成分表などの既成データを比較し，その差について検討しなさい．

2）ビタミン D_2，ビタミン D_3 はそれぞれどのような食品に多く含まれるか，述べなさい．

3）ビタミンDは存在量が微量で，しかも天然物では個体による含有量のバラツキが大きい．試料調製時に注意すべき点をあげなさい．

検量線等グラフが必要な場合にはp.219のグラフ用紙を利用のこと．

54 Experiment

ビタミンEの定量

実験日　年　月　日
提出日　年　月　日

学科　　専攻 コース　番号（　　）氏名

(1) 実験材料

試料名（　　　　　　　　　　　　　　　　）

(製造元　　　　　　賞味期限または消費期限　　　　　　）

(2) 方　法

本実験で採用した方法（　　　　　　　　　　　　　　　　）

試料の調製方法（　　　　　→　　　　　→　　　　　）

トコフェロール標準溶液の濃度（μg/ml）

低濃度混合液　α＿＿＿＿　β＿＿＿＿　γ＿＿＿＿　δ＿＿＿＿

高濃度混合液　α＿＿＿＿　β＿＿＿＿　γ＿＿＿＿　δ＿＿＿＿

HPLCの条件

装置　製造会社＿＿＿＿＿＿　形式＿＿＿＿＿＿

検出器　製造会社＿＿＿＿＿＿　形式＿＿＿＿＿＿

カラム＿＿＿＿＿＿　製造会社＿＿＿＿＿＿

移動相＿＿＿＿＿＿

流速＿＿＿＿＿＿ml/分

検出波長＿＿＿＿＿＿

試料溶液の注入量＿＿＿＿＿＿μl

標準溶液の注入量＿＿＿＿＿＿μl

(3) 結　果

試料採取量＿＿＿＿＿＿g

試験溶液量＿＿＿＿＿＿ml

検量線より求めた試験溶液中のトコフェロール濃度（μg/ml）

α＿＿＿＿　β＿＿＿＿　γ＿＿＿＿　δ＿＿＿＿

計算

ビタミンE（α-トコフェロール）＿＿＿＿＿＿mg/100 g（表示は小数第1位まで）

(4) 質　問

1）本実験の分析値と日本食品標準成分表などの既成データを比較し，その差について検討しなさい.

2）日本人の食事摂取基準（2015年版）ではビタミンEとしてα-トコフェロールを指標としているが，その理由を述べなさい.

検量線等グラフが必要な場合にはp.219のグラフ用紙を利用のこと.

55
Experiment

ビタミンKの定量

実験日　年　月　日
提出日　年　月　日

学科　専攻 コース　番号（　）氏名

（1）実験材料

試料名（　）

(製造元　賞味期限または消費期限　)

（2）方　法

本実験で採用した方法（　）

試料の調製方法（　→　→　）

ビタミンK標準溶液の濃度（μg/ml）

ビタミンK_1 ____　ビタミンK_2 ____

HPLCの条件

装置　製造会社 ____　形式 ____

検出器　製造会社 ____　形式 ____

分離カラム ____　製造会社 ____

プレカラム ____　製造会社 ____

還元カラム ____　製造会社 ____

移動相 ____

流速 ____ ml/分

検出波長　励起波長 ____　蛍光波長 ____

試料溶液の注入量 ____ μl

標準溶液の注入量 ____ μl

（3）結　果

試料採取量 ____ g

試験溶液量 ____ ml　希釈倍率 ____

抽出に要したn-ヘキサン量 ____ ml

n-ヘキサン分取量 ____ ml

検量線より求めた測定用試験溶液中のビタミンK濃度（μg/ml）

ビタミンK_1 ____　ビタミンK_2 ____

計算

ビタミンK ____ μg/100 g（表示は有効数字2桁の整数）

（4）質　問

1）本実験の分析値と日本食品標準成分表などの既成データを比較し，その差について検討しなさい．

2）ビタミンKを多く含む食品を5つあげなさい．（出典を明記する）

検量線等グラフが必要な場合にはp.219のグラフ用紙を利用のこと．

56
Experiment

ビタミン B_1 の定量

実験日　　年　　月　　日
提出日　　年　　月　　日

学科　　専 攻
コース　　番号（　　　　）氏名

（1）実験材料

試料名（　　　　　　　　　　　　　　　　　　　　　　　　）

(製造元　　　　　　　　　　　　賞味期限または消費期限　　　　　　　　）

（2）方　法

本実験で採用した方法（　　　　　　　　　　　　　　　　　　）

（3）結　果

検量線の作成

計算

ビタミン B_1 ＿＿＿＿＿＿＿＿ mg/100 g（表示は小数第 2 位まで）

（4）質　問

1）本実験の分析値を日本食品標準成分表と比較検討しなさい．

2）日本食品標準成分表からビタミン B_1 を多く含む食品を 5 つあげ，その 100 g 中の含量（mg）を記しなさい．

3）ビタミン B_1 の栄養・生理学的役割について説明しなさい．

4）ビタミン B_1 の調理中の損失について述べなさい．

検量線等グラフが必要な場合には p.219 のグラフ用紙を利用のこと．

57
Experiment

ビタミン B_2 の定量

実験日　年　月　日
提出日　年　月　日

学科　専攻 コース　番号（　　　）氏名

（1）実験材料

試料名（　　　　）

(製造元　　　　賞味期限または消費期限　　　　）

（2）方　法

本実験で採用した方法（　　　　）

（3）結　果

検量線の作成

計算

ビタミン B_2 ＿＿＿＿ mg/100 g（表示は小数第 2 位まで）

（4）質　問

1）本実験の分析値を日本食品標準成分表と比較検討しなさい．

2）日本食品標準成分表からビタミン B_2 を多く含む食品を 5 つあげ，その 100 g 中の含量（mg）を記しなさい．

3）ビタミン B_2 の栄養・生理学的役割について説明しなさい．

4）ビタミン B_2 の調理中の損失について述べなさい．

検量線等グラフが必要な場合には p.219 のグラフ用紙を利用のこと．

58
Experiment

ナイアシンの定量

実験日　　年　　月　　日
提出日　　年　　月　　日

学科　　　　専攻コース　　番号（　　　　）氏名

（1）実験材料

試料名（　　　　　　　　　　　　　　　　　　　　　　）

(製造元　　　　　　　　　賞味期限または消費期限　　　　　　　　）

（2）方　法

本実験で採用した方法（　　　　　　　　　　　　　　　　　　）

（3）結　果

検量線の作成

計算

ナイアシン ＿＿＿＿＿＿＿＿ mg/100 g（表示は小数第1位まで）

（4）質　問

1）本実験の分析値を日本食品標準成分表と比較検討しなさい.

2）日本食品標準成分表からナイアシンを多く含む食品を5つあげ，その 100 g 中の含量（mg）を記しなさい.

3）ナイアシンの栄養・生理学的役割について説明しなさい.

4）ナイアシンの調理中の損失について述べなさい.

検量線等グラフが必要な場合には p.219 のグラフ用紙を利用のこと.

59
Experiment

ビタミン B_6 の定量

実験日　年　月　日
提出日　年　月　日

学科　専攻コース　番号（　　　）氏名

（1）実験材料

試料名（　　　　　　　　　　　　　　　　　　　　　　　）

（製造元　　　　　　　　　　賞味期限または消費期限　　　　　　　　　）

（2）方　法

本実験で採用した方法（　　　　　　　　　　　　　　　　　　　　　　　）

（3）結　果

検量線の作成

計算

ビタミン B_6 ＿＿＿＿＿＿＿＿ mg/100 g（表示は小数第2位まで）

（4）質　問

1）本実験の分析値を日本食品標準成分表と比較検討しなさい.

2）日本食品標準成分表からビタミン B_6 を多く含む食品を5つあげ，その100 g中の含量（mg）を記しなさい.

3）ビタミン B_6 の栄養・生理学的役割について説明しなさい.

4）ビタミン B_6 の調理中の損失について述べなさい.

検量線等グラフが必要な場合にはp.219のグラフ用紙を利用のこと.

60
Experiment

ビタミン B_{12} の定量

実験日　　年　　月　　日
提出日　　年　　月　　日

学科　　　専攻コース　番号（　　　　）氏名

（1）実験材料

試料名（　　　　　　　　　　　　　　　　　　　　　　　　　　　　）

(製造元　　　　　　　　　　　　　賞味期限または消費期限　　　　　　　　　　　　)

（2）方　法

本実験で採用した方法（　　　　　　　　　　　　　　　　　　　　　　）

（3）結　果

検量線の作成

計算

ビタミン B_{12} ＿＿＿＿＿＿＿＿ mg/100 g（表示は小数第 1 位まで）

（4）質　問

1）本実験の分析値を日本食品標準成分表と比較検討しなさい.

2）日本食品標準成分表からビタミン B_{12} を多く含む食品を 5 つあげ，その 100 g 中の含量（mg）を記しなさい.

3）ビタミン B_{12} の栄養・生理学的役割について説明しなさい.

4）ビタミン B_{12} の調理中の損失について述べなさい.

検量線等グラフが必要な場合には p.219 のグラフ用紙を利用のこと.

61
Experiment

葉酸の定量

実験日　　年　　月　　日
提出日　　年　　月　　日

学科　　専攻 コース　　番号（　　　　）氏名

（1）実験材料

試料名（　　　　　　　　　　　　　　　　　　　　　　　　　　　　）

（製造元　　　　　　　　　　　　賞味期限または消費期限　　　　　　　　　）

（2）方　法

本実験で採用した方法（　　　　　　　　　　　　　　　　　　　　　　）

（3）結　果

検量線の作成

計算

葉酸 ＿＿＿＿＿＿＿＿＿＿ mg/100 g（表示は有効数字 2 桁の整数）

（4）質　問

1）本実験の分析値を日本食品標準成分表と比較検討しなさい.

2）日本食品標準成分表から葉酸を多く含む食品を 5 つあげ，その 100 g 中の含量（mg）を記しなさい.

3）葉酸の栄養・生理学的役割について説明しなさい.

4）葉酸の調理中の損失について述べなさい.

検量線等グラフが必要な場合には p.219 のグラフ用紙を利用のこと.

62
Experiment

パントテン酸の定量

実験日　　年　　月　　日
提出日　　年　　月　　日

学科　　専攻コース　番号（　　　　）氏名

（1）実験材料

試料名（　　　　　　　　　　　　　　　　　　　　　　　　）

(製造元　　　　　　　　　　　賞味期限または消費期限　　　　　　　）

（2）方　法

本実験で採用した方法（　　　　　　　　　　　　　　　　　　　）

（3）結　果

検量線の作成

計算

パントテン酸 ＿＿＿＿＿＿＿＿ mg/100 g（表示は小数第 2 位まで）

（4）質　問

1）本実験の分析値を日本食品標準成分表と比較検討しなさい.

2）日本食品標準成分表からパントテン酸を多く含む食品を 5 つあげ，その 100 g 中の含量（mg）を記しなさい.

3）パントテン酸の栄養・生理学的役割について説明しなさい.

4）パントテン酸の調理中の損失について述べなさい.

検量線等グラフが必要な場合には p.219 のグラフ用紙を利用のこと.

63,64 Experiment

ビタミンCの定量

実験日　　年　　月　　日
提出日　　年　　月　　日

学科　　　専攻コース　　番号（　　　　　）氏名

（1）実験材料

試料名（　　　　　　　　　　　　　　　　　　　　　　　　　　　　）

（製造元　　　　　　　　　　　賞味期限または消費期限　　　　　　　）

（2）方　法

本実験で採用した方法（　　　　　　　　　　　　　　　　　　　　　）

（3）結　果

試料名 ＿＿＿＿＿＿＿＿

試料採取量 ＿＿＿＿＿＿＿ g

試料希釈量 ＿＿＿＿＿＿＿ m*l*

計算

試料名 ＿＿＿＿＿　ビタミンC ＿＿＿＿＿ mg/100 g（表示は有効数字2桁の整数）

試料名 ＿＿＿＿＿　ビタミンC ＿＿＿＿＿ mg/100 g（表示は有効数字2桁の整数）

（4）質　問

1）本実験の分析値を，日本食品標準成分表または『市販食品成分表』（市販食品の栄養成分表示など）と比較検討しなさい．大きく異なる場合，その原因について考察しなさい．

2）日本食品標準成分表から，ビタミンC含量の高い食品を5つあげなさい．

3）ビタミンCの栄養・生理学的役割について説明しなさい．

4）ビタミンCの調理中の損失について述べなさい．

5）日本人のビタミンCの平均摂取量を，食事摂取基準と比較して考察しなさい．

検量線等グラフが必要な場合にはp.219のグラフ用紙を利用のこと．

65
Experiment

清酒中のアルコール分の定量

実験日　　年　　月　　日
提出日　　年　　月　　日

学科　　　　専攻コース　番号（　　　　）氏名

（1）実験材料

試料名（　　　　　　　　　　　　　　　　　　　　　　　　　　　　）

(製造元　　　　　　　　　　　　賞味期限または消費期限　　　　　　　　）

（2）方　法

本実験で採用した方法（　　　　　　　　　　　　　　　　　　　　）

（3）結　果

補正係数（F）＿＿＿＿＿＿＿＿＿＿

計算

アルコール＿＿＿＿＿＿＿＿容量％（表示は小数第1位まで）

（4）質　問

1）本実験ではGCによる定量法のうち内部標準法を採用したが，他に絶対検量線法，面積百分率法，被検成分追加法などがある．それぞれの定量法について簡潔に説明しなさい．

2）本実験で得られた清酒中のアルコール分と日本食品標準成分表に記載された分析値を比較して考察しなさい．

3）代表的なアルコール飲料類のアルコール含有量を調べなさい．

検量線等グラフが必要な場合には p.219 のグラフ用紙を利用のこと．

66
Experiment

食酢中の酢酸の定量

実験日　年　月　日
提出日　年　月　日

学科　専攻 コース　番号（　　）氏名

（1）実験材料

試料名（　　）

(製造元　　賞味期限または消費期限　　)

（2）方　法

本実験で採用した方法（　　）

（3）結　果

0.5 *M* NaOH 標準溶液のファクター ______

試料採取量 ______ g

滴定値

______ m*l*

______ m*l*

______ m*l*　平均値 ______ m*l*

計算

酢酸 ______ g/100 g（表示は小数第 1 位まで）

（4）質　問

1）本実験の中和反応式を書きなさい．

2）フェノールフタレインを指示薬に使用する理由を述べなさい．

3）0.5 *M* 水酸化ナトリウム溶液 1 m*l* に相当する酢酸のグラム数が 0.03 である根拠を説明しなさい．

4）本実験で得られた食酢中の酢酸濃度と日本食品標準成分表に記載された分析値を比較して考察しなさい．

検量線等グラフが必要な場合には p.219 のグラフ用紙を利用のこと．

67 Experiment

トマトケチャップ中の酢酸の定量

実験日　年　月　日
提出日　年　月　日

学科　専攻コース　番号（　　）氏名

（1）実験材料

試料名（　　　　　　　　　　　　　　　　）

(製造元　　　　　　　　賞味期限または消費期限　　　　　　）

（2）方　法

本実験で採用した方法（　　　　　　　　　　　　　　　　）

（3）結　果

0.05 *M* NaOH 標準溶液のファクター ＿＿＿＿＿＿＿＿

試料採取量 ＿＿＿＿＿＿＿＿ g

計算

酢酸 ＿＿＿＿＿＿ g/100 g（表示は小数第 1 位まで）

（4）質　問

1）水蒸気蒸留の原理を説明しなさい.

2）水蒸気蒸留するときに，塩化ナトリウムを加える理由を述べなさい.

3）本実験で得られたトマトケチャップ中の酢酸濃度と日本食品標準成分表に記載された分析値を比較して考察しなさい.

検量線等グラフが必要な場合には p.219 のグラフ用紙を利用のこと.

68
Experiment

緑茶浸出液中のカフェインの定量

実験日　年　月　日
提出日　年　月　日

学科　専攻コース　番号（　）氏名

（1）実験材料

試料名（　）

（製造元　賞味期限または消費期限　）

（2）方　法

本実験で採用した方法（　）

（3）結　果

1）カフェイン標準溶液のカフェインと内部標準物質のピーク高の比を記入しなさい.

カフェイン標準液の濃度（μg/ml）	5	10	50	100	250	500
カフェインと内部標準物質のピーク高の比（移動相①）						
カフェインと内部標準物質のピーク高の比（移動相②）						

2）検量線を作成しなさい.

移動相①

試料溶液中のカフェインと内部標準物質のピーク高の比 ＿＿＿＿＿＿

検量線から求めたカフェイン濃度 ＿＿＿＿＿＿ μg/ml

移動相②

試料溶液中のカフェインと内部標準物質のピーク高の比 ＿＿＿＿＿＿

検量線から求めたカフェイン濃度 ＿＿＿＿＿＿ μg/ml

試料採取量 ＿＿＿＿＿＿ g

計算

移動相①　カフェイン ＿＿＿＿＿＿ mg/100 g（表示は小数第 1 位まで）

移動相②　カフェイン ＿＿＿＿＿＿ mg/100 g（表示は小数第 1 位まで）

（4）質　問

1）得られた結果から 2 種の HPLC 条件の有効性について考察しなさい.

2）カフェインを多く含む食品名とそのカフェイン含有量をあげなさい.

検量線等グラフが必要な場合には p.219 のグラフ用紙を利用のこと.

69 Experiment	緑茶中のタンニンの定量	実験日　　年　　月　　日 提出日　　年　　月　　日
	学科　　専攻 コース　番号（　　　　）氏名	

(1) 実験材料

試料名（　　　　　　　　　　　　　　　　　　　　　　　　　　　　）

(製造元　　　　　　　　　　　　賞味期限または消費期限　　　　　　　　　　）

(2) 方　法

本実験で採用した方法（　　　　　　　　　　　　　　　　　　　　　　）

(3) 結　果

1）没食子酸エチル標準液の吸光度を記入しなさい.

没食子酸エチル標準液の濃度（mg/100 ml）	0	5	10	15	20	25
吸光度						

2）検量線を作成しなさい.

試料の吸光度 ＿＿＿＿＿＿＿＿＿＿

検量線から求めた没食子酸エチル量 ＿＿＿＿＿＿＿＿＿＿ mg

試料採取量 ＿＿＿＿＿＿＿＿＿＿ g

計算

タンニン ＿＿＿＿＿＿＿＿＿＿ mg/100 g（表示は小数第 1 位まで）

(4) 質　問

1）リン酸緩衝液の調製法を具体的に述べなさい.

2）実験操作[2]で，最初のろ液を捨てる理由を述べなさい.

3）本実験で得られた緑茶中のタンニン含量と日本食品標準成分表に記載された分析値を比較して考察しなさい.

検量線等グラフが必要な場合には p.219 のグラフ用紙を利用のこと.

70
Experiment

コーヒー豆中のタンニンの定量

実験日　　年　　月　　日
提出日　　年　　月　　日

学科　　　　専攻コース　　番号（　　　　）氏名

（1）実験材料

試料名（　　　　　　　　　　　　　　　　　　　　　　　　）

(製造元　　　　　　　　　　　賞味期限または消費期限　　　　　　　　）

（2）方　法

本実験で採用した方法（　　　　　　　　　　　　　　　　　　）

（3）結　果

1）タンニン酸標準液の吸光度を記入しなさい.

タンニン酸標準液の濃度（mg/100 ml）	0	0.5	1.0	1.5	2.0
吸光度					

2）検量線を作成しなさい.

試料の吸光度 ＿＿＿＿＿＿＿＿＿＿

検量線から求めたタンニン酸量 ＿＿＿＿＿＿＿＿＿＿ mg

試料採取量 ＿＿＿＿＿＿＿＿＿＿ g

計算

タンニン（タンニン酸として）＿＿＿＿＿＿＿＿＿＿ mg/100 g（表示は小数第 1 位まで）

（4）質　問

1）本法が大量のビタミン C 等の還元性物質を含有する食品には適用できない理由を述べなさい.

2）実験で得られたコーヒー豆中のタンニン含量と日本食品標準成分表に記載された分析値を比較して考察しなさい.

3）タンニンを多く含む食品名とそのタンニン含有量をあげなさい.

検量線等グラフが必要な場合には p.219 のグラフ用紙を利用のこと.

71 Experiment

牛乳からカゼインの分離

実験日　年　月　日
提出日　年　月　日

学科　専攻コース　番号（　　　）氏名

（1）実験材料

試料名（　　　　　　　　　　　　　　　）

(製造元　　　　　　　　賞味期限または消費期限　　　　　）

（2）方　法

本実験で採用した方法（　　　　　　　　　　　　）

おもな操作手順

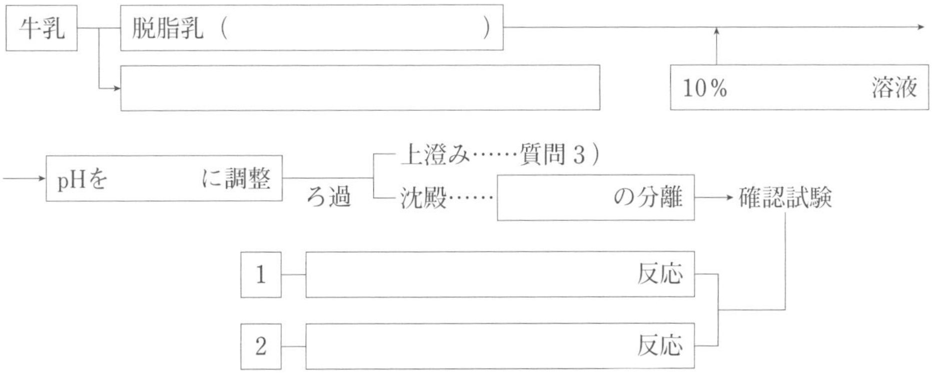

（3）結　果

1）スキムミルクに酢酸溶液を加え，pH調整後のビーカー内の溶液状態

____

2）沈殿物を溶解した試験管に

①1％硫酸銅溶液を加えたときの溶液の色　____________________

②モリブデン酸溶液を加えたときの溶液の色　____________________

よって，確認試験の結果より，沈殿物は________________である．

（4）質　問

1）たんぱく質の等電点について説明しなさい．一般に，等電点におけるたんぱく質の溶解度はどうなるか．

2）次のたんぱく質の等電点を調べなさい．

①オボアルブミン（卵白）	④トリプシン（酵素）
②コンアルブミン（卵白）	⑤ミオシン（筋肉）
③ヘモグロビン（血液）	⑥グルテニン（小麦）

3）pH調整後，取り除いた上澄み部分に含まれる牛乳中の成分はなにか．

4）カゼインミセルについて調べなさい．

検量線等グラフが必要な場合にはp.219のグラフ用紙を利用のこと．

72
Experiment

小麦粉からデンプンとグルテンの分離

実験日　年　月　日
提出日　年　月　日

学科　専攻コース　番号（　　）氏名

（1）実験材料

試料名（　　　　　　　　　　　　　　　　　　　　）

（製造元　　　　　　　賞味期限または消費期限　　　　）

（2）方　法

本実験で採用した方法（　　　　　　　　　　　　　　　　）

（溶解性の違いを利用して，小麦粉からデンプンとグルテンを分離する）

おもな操作手順

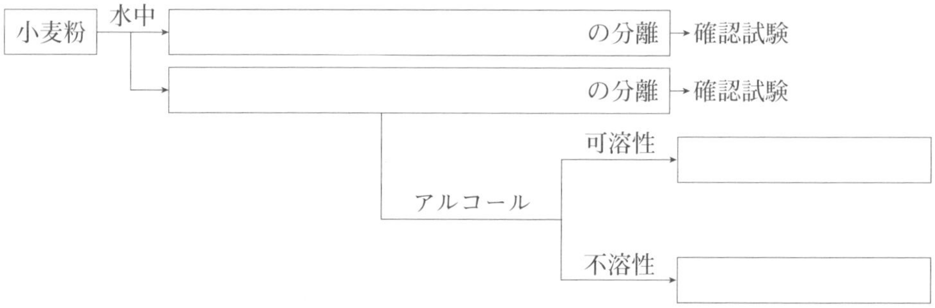

（3）結　果

1）成分の分離

①小麦粉に水を加えて練ると ＿＿＿＿＿＿＿＿

②これを水中で揉み出した成分は ＿＿＿＿＿＿＿＿

③ガーゼのなかに残った成分は ＿＿＿＿＿＿＿＿

④湿麩量 ＿＿＿＿＿＿＿＿

⑤乾麩量 ＿＿＿＿＿＿＿＿

2）確認試験

反応名 ＿＿＿＿＿＿＿＿

溶液状態（着色度など） ＿＿＿＿＿＿＿＿

（4）質　問

1）確認試験の結果から，デンプンと判断した理由を述べなさい．

2）確認試験の結果から，グルテンと判断した理由を述べなさい．

3）グルテンの粘弾性を利用した食品をあげなさい．

4）小麦粉には，このほかにどのような成分が含まれているか調べなさい．

検量線等グラフが必要な場合には p.219 のグラフ用紙を利用のこと．

73 Experiment

クロロフィルの同定

実験日　　年　　月　　日
提出日　　年　　月　　日

学科　　専攻コース　番号（　　　　）氏名

（1）実験材料

試料名（　　　　　　　　　　　　　　　　　　　　　　　）

(製造元　　　　　　　　　　賞味期限または消費期限　　　　　　　　　）

（2）方　法

本実験で採用した方法（　　　　　　　　　　　　　　クロマトグラフィー）

おもな操作手順

試料から色素の　　　→　　　プレートに色素の塗布　→

→　　　による色素の展開　→　　　a，b の同定

（3）結　果

1）標品のクロロフィル a，b の吸収曲線（図）

2）分取した試料の吸収曲線（図）

（4）質　問

1）酸，アルカリ，加熱などの調理条件とクロロフィルの変化について述べなさい．

2）クロロフィル c および d についても調べなさい．

3）クロロフィルのほかに，野菜に含まれる色素名をあげなさい．

検量線等グラフが必要な場合には p.219 のグラフ用紙を利用のこと．

74 Experiment

アントシアニンの抽出と安定性試験

実験日　　年　　月　　日
提出日　　年　　月　　日

学科　　専攻コース　　番号（　　　　）氏名

（1）実験材料

試料名（　　　　　　　　　　　　　　　　　　　　）

（産地　　　　　　　　　　　　購入日　　　　　　　　）

（2）結　果

1）スペクトル吸収曲線（図）

2）安定性試験

		加熱の影響	pH の影響			糖の影響	塩類の影響			
	原液	100℃ 30 分加熱	pH 3	pH 7	pH 11	シュクロース	NaCl	$CaCl_2$	$FeCl_2$	$AlCl_3$
最大吸収波長										
L 値										
a 値										
b 値										

（3）質　問

1）別紙に，以下の要領で結果の考察および感想を述べなさい．

- 用紙：A4 版横書き
- 文書作成：word 等で作成し，印刷物を本レポートに添付して提出

2）さまざまな食品に含まれるアントシアニン系色素について調べなさい．

検量線等グラフが必要な場合には p.219 のグラフ用紙を利用のこと．

75 Experiment

酵素的褐変

実験日　年　月　日
提出日　年　月　日

学科　専攻 コース　番号（　　）氏名

（1）実験材料

試料名（　　　　　　　　　　　）

(製造元　　　　　　　賞味期限または消費期限　　　　　　)

（2）方　法

酵素的褐変反応は，リンゴを例にすると，

リンゴ中の［　　　　類］ —酵素反応／酸素→ ［　　　　類］ —酸化／重合→ ［　　　］色物質

クロロゲン酸　カテキン　　中間生成物　　(物質名　　　　)

に変化する反応である．反応を抑制する条件を調べる．

（3）結　果…No. 1 と比較して反応が抑制されたビーカー No. に↓を記す．

ビーカー No.	1	2	3	4	5	6	7	8	9
着色状態	対照								

（4）質　問

1）各ビーカーが上記の着色状態を示した理由や原因を考察しなさい．

2）実験結果から，酵素的褐変反応を防止する手段を述べなさい．

3）リンゴのほかに，切り口の褐変がみられる食品をあげなさい．

4）酵素的褐変反応を利用して着色を行っている食品をあげなさい．

検量線等グラフが必要な場合には p.219 のグラフ用紙を利用のこと．

76
Experiment

非酵素的褐変

実験日　　年　　月　　日
提出日　　年　　月　　日

学科　　専攻
コース　番号（　　　　）氏名

（1）実験材料

試料名（アミノ酸　　　　　　　　　　　　　　　　　　　　　）
　　　（糖　　　　　　　　　　　　　　　　　　　　　　　　　）
（製造元　　　　　　　　　賞味期限または消費期限　　　　　　　）

（2）方　法

アミノ-カルボニル反応（別名＿＿＿＿＿反応）は，＿＿＿＿＿基をもつ化合物と＿＿＿＿＿基をもつ化合物が，複雑な反応を経て，＿＿＿＿＿色物質（物質名：＿＿＿＿＿＿）を生成する反応である．反応に及ぼす＿＿＿＿＿＿，温度，＿＿＿＿＿の影響を調べる．

（3）結　果

1）pH の影響　反応条件｛アミノ酸＿＿＿＿＿＿　糖＿＿＿＿＿＿　温度＿＿＿＿＿℃　反応時間＿＿＿＿＿分｝

アミノ酸・糖の組み合わせ	a＋d	b＋e	c＋f
吸光度			

a＋水	b＋水	c＋水	d＋水	e＋水	f＋水

以上より，pH が［　　　］＞［　　　］＞［　　　］の順に着色度が大きい．

2）温度の影響　反応条件｛アミノ酸＿＿＿＿＿＿　糖＿＿＿＿＿＿　反応時間＿＿＿＿＿分　pH＿＿＿＿＿＿｝

アミノ酸・糖の組み合わせ／反応温度	b＋e	b＋水	e＋水
室温（　　℃）			
100℃			
150℃			

以上より，温度が［　　　］＞［　　　］＞［　　　］の順に着色度が大きい．

3）反応物質の種類の影響　反応条件｛温度＿＿＿＿＿℃　pH＿＿＿＿＿＿　反応時間＿＿＿＿＿分｝

組み合わせ	g	h	i	j	k	l
アミノ酸＋糖						
アミノ酸＋水						
糖＋水						

以上より，次の順に着色度が大きい．

アミノ酸［　　　］＞［　　　］＞［　　　］　　糖［　　　］＞［　　　］

（4）質　問

1）実験結果から，アミノ-カルボニル反応を促進する反応条件を述べなさい．

2）この反応を利用して着色した食品例をあげなさい．

3）この反応の副反応について調べなさい．

検量線等グラフが必要な場合には p.219 のグラフ用紙を利用のこと．

77 Experiment	3 点識別試験法	実験日　年　月　日 提出日　年　月　日
	学科　専攻コース　番号（　　　）氏名	

（1）実験材料

A：試料名（　　　　　　　　　　　　　　　　　　　　　　　　　）

（製造元　　　　　　　　　　　賞味期限または消費期限　　　　　　　）

B：試料名（　　　　　　　　　　　　　　　　　　　　　　　　　）

（製造元　　　　　　　　　　　賞味期限または消費期限　　　　　　　）

（2）方　法

異なるものに○をつける

1	2	3

（3）結　果

正解・不正解

（4）検　定

全パネル数 ＿＿＿＿＿＿＿＿人

正解パネル数 ＿＿＿＿＿＿＿＿人

検定結果 ＿＿＿＿＿＿＿＿

（5）質　問

1）この検定では片側検定と両側検定のどちらを用いているか答えなさい.

2）この方法以外に 2 種類の試料の識別を行う官能検査方法を述べなさい.

正解（試料の配置を控えておき，検査が終わってから，パネルに見せる）

パネル：番号（　　　）　氏名

1	2	3

検量線等グラフが必要な場合には p.219 のグラフ用紙を利用のこと.

78
Experiment

濃度の識別テスト

実験日　　年　　月　　日
提出日　　年　　月　　日

学科　　専攻コース　番号（　　　）氏名

（1）濃度の最も薄いと思われるものに①をつけ，⑩まで順位をつける．

A	B	C	D	E	F	G	H	I	J

（2）順位相関係数の計算と検定

	A	B	C	D	E	F	G	H	I	J
正解の順位 x_i										
解答の順位 y_i										
x_i-y_i										
$(x_i-y_i)^2$										

$\Sigma\ (x_i-y_i)^2=$

$r_s=$

（3）検定結果

（4）質　問

1）5味（甘み・塩味・酸味・苦み・旨味）の識別に用いられる代表的な物質とその閾値を調べなさい．

2）弁別域および認知域とはなにか調べなさい．

正解（試料の配置を控えておき，検査が終わってから，パネルに見せる）

パネル：番号（　　　）　氏名

A	B	C	D	E	F	G	H	I	J

検量線等グラフが必要な場合には p.219 のグラフ用紙を利用のこと．

79 Experiment

中和滴定による酸度測定

実験日　　年　　月　　日
提出日　　年　　月　　日

学科　　専攻コース　番号（　　　　）氏名

■酢の酸度

（1）実験材料

試料名（　　　　　　　　　　　　　　　　　　）
（製造元　　　　　　　賞味期限または消費期限　　　　　　）

（2）方　法

本実験で採用した方法（　　　　　　　　　　　　　　　　　　）

（3）結　果

0.1 *M* NaOH のファクター（*a*）＿＿＿＿＿＿＿＿
比重（*b*）＿＿＿＿＿＿＿＿ g/m*l*
本試験の滴定値（*c*）
＿＿＿＿＿＿＿＿ m*l*
＿＿＿＿＿＿＿＿ m*l*
＿＿＿＿＿＿＿＿ m*l*　平均値 ＿＿＿＿＿＿＿＿ m*l*

計算

食酢中の酢酸含量 ＿＿＿＿＿＿＿＿ %

■リンゴジュースの酸度

（1）実験材料

試料名（　　　　　　　　　　　　　　　　　　）
（製造元　　　　　　　賞味期限または消費期限　　　　　　）

（2）方　法

本実験で採用した方法（　　　　　　　　　　　　　　　　　　）

（3）結　果

0.1 *M* NaOH のファクター（*a*）＿＿＿＿＿＿＿＿
比重（*b*）＿＿＿＿＿＿＿＿ g/m*l*
本試験の滴定値（*c*）
＿＿＿＿＿＿＿＿ m*l*
＿＿＿＿＿＿＿＿ m*l*
＿＿＿＿＿＿＿＿ m*l*　平均値 ＿＿＿＿＿＿＿＿ m*l*

計算

リンゴジュース中のリンゴ酸含量 ＿＿＿＿＿＿＿＿ %

（4）質　問

1）別紙に，以下の要領で結果の考察および感想を述べなさい．
- 用紙：A4 版横書き
- 文書作成：word 等で作成し，印刷物を本レポートに添付して提出

食酢の場合，酸度がラベルに表示してあるので，実験値との比較を行うこと．

2）中和滴定の原理について説明しなさい．

3）さまざまな食品に含まれる酸の種類と含量について調べなさい．

検量線等グラフが必要な場合には p.219 のグラフ用紙を利用のこと．

80
Experiment

沈殿滴定による塩分の定量

実験日　年　月　日
提出日　年　月　日

学科　専攻コース　番号（　　）氏名

■しょうゆの塩分量

（1）実験材料

試料名（　　　　　　　　　　　　　　　　　　）

（製造元　　　　　　　　賞味期限または消費期限　　　　）

（2）方　法

本実験で採用した方法（　　　　　　　　　　　　　　）

（3）結　果

0.02 M $AgNO_3$ のファクター（a）＿＿＿＿＿＿

比重（b）＿＿＿＿＿＿ g/ml

本試験の滴定値（d）

＿＿＿＿＿＿ ml

＿＿＿＿＿＿ ml

＿＿＿＿＿＿ ml　平均値 ＿＿＿＿＿＿ ml

計算

しょうゆ中の塩分濃度 ＿＿＿＿＿＿ %

■みその塩分量

（1）実験材料

試料名（　　　　　　　　　　　　　　　　　　）

（製造元　　　　　　　　賞味期限または消費期限　　　　）

（2）方　法

本実験で採用した方法（　　　　　　　　　　　　　　）

（3）結　果

0.02 M $AgNO_3$ のファクター（a）＿＿＿＿＿＿

試料の重量（c）＿＿＿＿＿＿ g

本試験の滴定値（d）

＿＿＿＿＿＿ ml

＿＿＿＿＿＿ ml

＿＿＿＿＿＿ ml　平均値 ＿＿＿＿＿＿ ml

計算

みそ中の塩分濃度 ＿＿＿＿＿＿ %

（4）質　問

1）別紙に，以下の要領で結果の考察および感想を述べなさい．

- 用紙：A4 版横書き
- 文書作成：word 等で作成し，印刷物を本レポートに添付して提出

種類の異なるしょうゆ同士，みそ同士の塩分濃度を比較すること．

2）モール法の原理について説明しなさい．

3）さまざまな食品に含まれる塩分濃度について調べなさい．

検量線等グラフが必要な場合には p.219 のグラフ用紙を利用のこと．

81 Experiment

酢酸イソアミルの合成と同定

実験日　　年　　月　　日
提出日　　年　　月　　日

学科　　専攻 コース　　番号（　　　　　）氏名

■合成（Exp 81 A）

（1）原料試薬のモル数

使用した酢酸のモル数 ________ mol

使用したイソアミルアルコールのモル数 ________ mol

使用した硫酸のモル数 ________ mol

（2）結　果

酢酸イソアミルの収量 ________ g

酢酸イソアミルの収率 ________ %

（3）質　問

1）本実験のエステル化反応の機構を説明しなさい.

2）本実験においてイソアミルアルコールに比べて酢酸が大過剰に用いられている理由を述べなさい.

3）操作④を行う目的は何か. このとき発生する気体は何か. 化学反応式を用いて説明しなさい.

4）物質を精製する方法のひとつである蒸留の原理を述べなさい.

■同定（Exp 81 B）

（1）結　果

酢酸イソアミルの保持時間 ________

（2）質　問

1）実験操作③を行う理由を得られたクロマトグラムの結果から考えなさい.

2）“COLUMN”に記載した有機化合物の同定法のなかで, 酢酸イソアミルの同定には不適当な同定法をあげ, その理由を述べなさい.

3）ある結晶性の化合物 A と化合物 B の融点を測定するとともに同じ融点を示した. 化合物 A および B が同一物質であるかどうか調べるにはどうすればよいか述べなさい. また, その根拠を述べなさい.

検量線等グラフが必要な場合には p.219 のグラフ用紙を利用のこと.

82
Experiment

えん下困難者用食品の力学的特性

実験日　　年　　月　　日
提出日　　年　　月　　日

学科　　　専攻コース　番号（　　　　　）氏名

（1）実験材料

試料名 1（　　　　　　　　　　　　　　　　　　　　　　　　）
（製造元　　　　　　　　　　賞味期限または消費期限　　　　　）
試料名 2（　　　　　　　　　　　　　　　　　　　　　　　　）
（製造元　　　　　　　　　　賞味期限または消費期限　　　　　）
試料名 3（　　　　　　　　　　　　　　　　　　　　　　　　）
（製造元　　　　　　　　　　賞味期限または消費期限　　　　　）

（2）結　果

	試料 1	試料 2	試料 3
硬さ	N/m^2	N/m^2	N/m^2
付着性	J/m^3	J/m^3	J/m^3
凝集性			
試食した感想			

（3）質　問

1）実験に用いた食品を試食し，測定結果との関係を考察しなさい．

2）えん下困難者用食品のゾル状食品に，ある程度粘度が必要な理由を書きなさい．

検量線等グラフが必要な場合には p.219 のグラフ用紙を利用のこと．

83
Experiment

食品の熱分析

実験日　年　月　日
提出日　年　月　日

学科　専攻 コース　番号（　　）氏名

（1）実験材料

試料名	製造元	賞味期限または消費期限　その他

（2）方　法

本実験で採用した方法（　　）

分析機器名（　　）

（3）結　果

試料名	試料採取量（mg）	加水量（μl）

分析チャート図（縮小コピーをはるか，またはフリーハンドで図示しなさい）

試料名	糊化開始温度〔To〕（℃）	糊化ピーク温度〔Tp〕（℃）	糊化終了温度〔Tr〕（℃）	糊化熱量〔ΔH〕（J/g）

（4）質　問

1）別紙に，以下の要領で結果の考察および感想を述べなさい．

- 用紙：A4 版横書き
- 文書作成：word 等で作成し，印刷物を本レポートに添付して提出

2）DSC 以外で，糊化温度を測定する方法にはどのようなものがあるか．

検量線等グラフが必要な場合には p.219 のグラフ用紙を利用のこと．

84 Experiment

デンプンの糊化

実験日　　年　　月　　日
提出日　　年　　月　　日

学科　　　専攻 コース　番号（　　　　）氏名

（1）実験材料

試料名（　　　　　　　　　　　　　　　　　　　　　　　　　　　　）

（製造元　　　　　　　　　　賞味期限または消費期限　　　　　　　　）

（2）方　法

本実験で採用した方法（デンプンの糊化温度とヨウ素-デンプン反応を調べる）

おもな操作手順

生デンプン（別名：　　　　　　　　　　　　　　　　）

↓ 水を加えて加熱

化デンプン（別名：　　　　　　　　）

（3）結　果

1）糊化温度

試料名			
糊化温度（℃）			

2）ヨウ素-デンプン反応の呈色度の比較

生デンプンの場合

糊化デンプンの場合

（4）質　問

1）各種食品のデンプンの糊化温度を調べなさい.

2）ヨウ素-デンプン反応の呈色度が生デンプンと糊化デンプンで異なったのはなぜか.

3）デンプンの糊化を利用した食品をあげなさい.

4）デンプンの老化について説明しなさい.

検量線等グラフが必要な場合には p.219 のグラフ用紙を利用のこと.

85
Experiment

アミラーゼの糖化力

実験日　　年　　月　　日
提出日　　年　　月　　日

学科　　　専攻 コース　番号（　　　）氏名

（1）実験材料

試料名（1％デンプン溶液）

酵素名（　　　　　　　　）

（2）方　法

おもな操作手順

デンプンを　　　　　　　　　　で糖化

↓

糖化力を 1 　　　　　反応の呈色度
　　　　 2 　　　　　の生成量　　} から測定

（3）結　果

アミラーゼ添加時間（分後）	0	5	10	20	40
ヨウ素-デンプン反応の呈色度					
還元糖の生成量（mg）					

アミラーゼ添加時間と還元糖の生成量の関係をグラフに示しなさい.

（4）質　問

1）ヨウ素-デンプン反応の呈色度が異なる理由を述べなさい.

2）還元糖の生成量が変化する理由を述べなさい.

3）液化型アミラーゼの α-アミラーゼについて調べなさい.

検量線等グラフが必要な場合には p.219 のグラフ用紙を利用のこと.

86
Experiment

果物のプロテアーゼによる食肉たんぱく質の分解

実験日　　年　　月　　日
提出日　　年　　月　　日

学科　　　専攻コース　　番号（　　　　）氏名

（1）実験材料

試料名（　　　　　　　　　　　　　　　　　　）

（産地　　　　　　　　　　　　　　　　　　　）

（2）方　法

本実験で採用したペプチドおよびアミノ酸定量法（　　　　　　　　　）

（3）結　果

1）希釈倍率　＿＿＿＿＿＿＿＿倍

2）試料の吸光度（750 nm）＿＿＿＿＿＿

＿＿＿＿＿＿

＿＿＿＿＿＿　平均吸光度　＿＿＿＿＿＿

3）対照の吸光度（750 nm）＿＿＿＿＿＿

＿＿＿＿＿＿

＿＿＿＿＿＿　平均吸光度　＿＿＿＿＿＿

計算

試料中のペプチド・アミノ酸量　＿＿＿＿＿＿ μg/ml

（4）質　問

1）別紙に，以下の要領で結果の考察および感想を述べなさい．

- 用紙：A4 版横書き
- 文書作成：word 等で作成し，印刷物を本レポートに添付して提出

2）プロテアーゼの種類と作用およびこれを含む食品について調べなさい．

3）プロテアーゼの活性測定法について調べなさい．

検量線等グラフが必要な場合には p.219 のグラフ用紙を利用のこと．

87
Experiment

酸価

実験日　　年　　月　　日
提出日　　年　　月　　日

学科　　専攻 コース　番号（　　　）氏名

（1）実験材料

試料名（　　　　）

(試料の条件など：　　　　)

（2）方　法

おもな操作手順

新鲜油 → ［　　　　　　］溶液による滴定 → 計算
調理後の油 → ［　　　　　　］溶液による滴定 → 計算

（3）結　果

〈新鮮油〉A：0.1 M 水酸化カリウム-エタノール溶液の滴定値 ＿＿＿＿ ml

F：0.1 M 水酸化カリウム-エタノール溶液のファクター ＿＿＿＿

S：試料採取量 ＿＿＿＿ g

計算

酸価（AV） ＿＿＿＿

〈調理後の油〉A：0.1 M 水酸化カリウム-エタノール溶液の滴定値 ＿＿＿＿ ml

F：0.1 M 水酸化カリウム-エタノール溶液のファクター ＿＿＿＿

S：試料採取量 ＿＿＿＿ g

計算

酸価（AV） ＿＿＿＿

（4）質　問

1）分析結果から，酸価と食品の品質との関連について述べなさい．

2）加熱調理に使用した油脂は，どのように扱うのがよいか．

3）油脂の変敗を知るには，酸価以外にどのような変数があるか調べなさい．

検量線等グラフが必要な場合には p.219 のグラフ用紙を利用のこと．

88 Experiment

過酸化物価の測定

実験日　年　月　日
提出日　年　月　日

学科　専攻コース　番号（　　）氏名

（1）実験材料

試料名（　　）

（試料の保存状態など：　　）

（2）方　法

おもな操作手順

新鮮油 → ／ 油 → 　との反応 → 　の遊離 →

→ 　による滴定 → 計算

（3）結　果

〈新鮮油〉A：本試験の 0.01 M チオ硫酸ナトリウム溶液の滴定値 ＿＿＿ ml

B：空試験の 0.01 M チオ硫酸ナトリウム溶液の滴定値 ＿＿＿ ml

F：0.01 M チオ硫酸ナトリウム溶液のファクター ＿＿＿

S：試料採取量 ＿＿＿ g

計算

過酸化物価（POV） ＿＿＿ meq/kg

〈　　油〉A：本試験の 0.01 M チオ硫酸ナトリウム溶液の滴定値 ＿＿＿ ml

B：空試験の 0.01 M チオ硫酸ナトリウム溶液の滴定値 ＿＿＿ ml

F：0.01 M チオ硫酸ナトリウム溶液のファクター ＿＿＿

S：試料採取量 ＿＿＿ g

計算

過酸化物価（POV） ＿＿＿ meq/kg

（4）質　問

1）分析結果から，過酸化物価と食品の品質との関連について述べなさい．

2）油脂の特性を知るには，どのような化学試験があるか調べなさい．

3）油脂の変敗に影響を及ぼす因子をあげなさい．

4）油脂を変敗させないために，保存上，注意すべき点をあげなさい．

検量線等グラフが必要な場合には p.219 のグラフ用紙を利用のこと．

89 Experiment

DPPH ラジカル消去活性の測定

実験日　　年　　月　　日
提出日　　年　　月　　日

学科　　専攻 コース　番号（　　　）氏名

（1）実験材料

試料名（　　　　　　　　　　　　　　　　　）
（製造元　　　　　　賞味期限または消費期限　　　　）
試料名（　　　　　　　　　　　　　　　　　）
（製造元　　　　　　賞味期限または消費期限　　　　）

（2）結　果

	試料濃度 (μg/ml)	試料の吸光度 (平均値)	空試験の吸光度 (平均値)	差	ラジカル消去活性 (%)
緑茶	0.1				
	1				
	10				
	100				
紅茶	0.1				
	1				
	10				
	100				
VC	0.1				
	1				
	10				
	100				
コントロール	—				—

（3）質　問

1）各濃度のビタミン C 量を日本食品標準成分表より計算し，DPPH ラジカル消去活性に及ぼす影響を考察しなさい（可能であれば Exp 63，64 に従って実測する）.

2）同様にタンニン量が DPPH ラジカル消去活性に及ぼす影響を考察しなさい（Exp 69 参照）.

検量線等グラフが必要な場合には p.219 のグラフ用紙を利用のこと.

90
Experiment

飲料水の水質検査

実験日　年　月　日
提出日　年　月　日

学科　　専攻コース　　番号（　　　）氏名

（1）実験試料

試料名（　　　　　　　　　　　　　　）

（採取場所　　　　　　　　採取日　　　　　　）

（2）結　果

1）濁　度　________

2）色　度　________

3）臭　気　________

4）pH　________

5）生菌数　________個/m*l*

6）塩素イオン濃度

滴定値　________m*l*

________m*l*

________m*l*　平均　________m*l*

計算

塩素イオン濃度　________mg/*l*

7）硝酸性窒素

吸光度（410 nm）　________

____

________　平均吸光度　________

計算

硝酸性窒素濃度　________mg/*l*

8）亜硝酸性窒素

吸光度（540 nm）　________

____

________　平均吸光度　________

計算

亜硝酸性窒素濃度　________mg/*l*

9）過マンガン酸カリウム消費量

① 0.002 *M* 過マンガン酸カリウム標準液のファクター（*a*）　________

② 0.005 *M* シュウ酸のファクター（*a*′）　________

③ 滴定値　________m*l*

________m*l*

________m*l*　平均　________m*l*

計算

過マンガン酸カリウム消費量　________ppm

（3）質　問

1）分析結果について，食品衛生法における水質基準を参考にしながら考察しなさい．

2）水質基準における各項目の意味について調べなさい．

検量線等グラフが必要な場合には p.219 のグラフ用紙を利用のこと．

91
Experiment

水道水中の塩化物イオンの定量

実験日　　年　　月　　日
提出日　　年　　月　　日

学科　　専攻 コース　番号（　　　　）氏名

（1）実験材料

試料名（　　　　　　　　　　　　　　　　）

(製造元　　　　　　　　賞味期限または消費期限　　　　　　　　)

（2）方　法

本実験で採用した方法（　　　　　　　　　　　　）

（3）結　果

0.01 *M* $AgNO_3$ 標準溶液のファクター ________

試料の液量 ________ m*l*

滴定値

________ m*l*

________ m*l*

________ m*l*　平均値 ________ m*l*

計算

水道水の Cl ________ mg/*l*

（4）質　問

1）別紙に，以下の要領で結果の考察および感想を述べなさい．

- 用紙：A4 版横書き
- 文書作成：word 等で作成し，印刷物を本レポートに添付して提出

2）水道法における塩化物イオンの水質基準を調べなさい．また，塩化物イオンがなぜ水質汚染の指標となっているか理由を述べなさい．

検量線等グラフが必要な場合には p.219 のグラフ用紙を利用のこと．

92 Experiment

水の硬度測定

実験日　年　月　日
提出日　年　月　日

学科　専攻コース　番号（　）氏名

（1）実験材料

試料名（　）

（製造元　賞味期限または消費期限　）

（2）方　法

本実験で採用した方法（　）

（3）結　果

0.01 *M* EDTA 標準溶液のファクター ＿＿＿＿

試料の液量 ＿＿＿＿ m*l*

滴定値

＿＿＿＿ m*l*

＿＿＿＿ m*l*

＿＿＿＿ m*l*　平均値 ＿＿＿＿ m*l*

計算

硬度 ＿＿＿＿ $CaCO_3$ ppm

（4）質　問

1）別紙に，以下の要領で結果の考察および感想を述べなさい．

- 用紙：A4 版横書き
- 文書作成：word 等で作成し，印刷物を本レポートに添付して提出

2）キレート滴定では，緩衝液を加えて液の pH を一定に保っている．なぜ，pH を一定に保つ必要があるか，理由を述べなさい．

3）水は硬度の大きさにより硬水と軟水に分類されている．どのような違いがあるか述べなさい．

検量線等グラフが必要な場合には p.219 のグラフ用紙を利用のこと．

参考文献

1）小原哲二郎ほか編：第 2 版 食品分析ハンドブック．改訂版第 3 刷，建帛社，1989.
2）永原太郎ほか：全訂 食品分析法．全訂版第 30 刷，柴田書店，1988.
3）川村 亮 編：新版 食品学実験法．朝倉書店，1988.
4）金谷昭子ほか編：総合食品学実験．建帛社，1989.
5）神立 誠 編：最新 食品分析法．第 4 版，同文書院，1991.
6）前田安彦 編：初学者のための食品分析法．増補 6 版，弘学出版，1992.
7）西山峰造ほか：絵でみる食品化学総合実験書．再訂 7 版，農業図書，1992.
8）大西正三 編：要説栄養食品学実験―50．医歯薬出版，1991.
9）河合 聰ほか：定量分析化学．丸善，1992.
10）赤岩英夫 編：定量分析化学実験．丸善，1980.
11）Day RA Jr, Underwood AL 著；鳥居泰男，康 智三 訳：定量分析化学．培風館，1982.
12）浅田誠一ほか：図解とフローチャートによる定量分析．技報堂，1981.
13）加藤保子ほか：食品化学基礎実験．東京教学社，1985.
14）釘宮正往ほか：食品学実験．朝倉書店，1988.
15）渡辺忠雄 編：食品化学実験．講談社サイエンティフィク，1978.
16）仮屋園璋ほか：食品学実験ノート．建帛社，1983，1989.
17）日本分析化学会北海道支部編：水の分析．東京化学同人，1981.
18）泉 美治ほか：機器分析のてびき．東京化学同人，1986.
19）Gritter RJ, Bobbitt JM, Schwarting AE 著；原 昭二 訳：入門クロマトグラフィー．東京化学同人，1988.
20）山本勇麓，日本分析化学会編：比色分析基礎分析化学講座，15 巻．共立出版，1975.
21）寺田 弘 編：電気泳動法―基礎と実験．廣川書店，1989.
22）石黒弘三 編著：食品化学実験．弘学出版，1986.
23）Fallon A, Booth RFG, Bell LD 著；大沢利昭 監訳：高速液体クロマトグラフィー．東京化学同人，1989.
24）日本食品工業学会食品分析法編集委員会編：食品分析法．第 3 版，光琳，1992.
25）日本生化学会編：生化学実験講座―3 脂質の化学．東京化学同人，1974.
26）印南 敏ほか：日本栄養・食糧学会誌，41：43，1988.
27）長谷川忠男 監修：フローチャートによる食品科学実験．地人書館，1989.
28）一之瀬幸男ほか編：食品学実験法．三共出版，1990.
29）栄養学食品学教育研究会編〔安本教傳ほか編〕：新エスカ 21―食品学総論．同文書院，1993.
30）菅原龍幸 編：新版食品学実験．建帛社，1988.
31）今村経明ほか：図説 食品学総論．ムイスリ出版，1992.
32）桜井芳人 編：総合食品辞典．同文書院，1990.
33）知地英征ほか：最新食品学総論．三共出版，1992.
34）並木満夫ほか：化学と生物，21(6)：368，1983.
35）岡本 奨：食品化学用語辞典．建帛社，1981.
36）今堀和友ほか監修：生化学辞典．東京化学同人，1992.
37）和田敬三 編：新食品学実験法．朝倉書店，1992.
38）林 淳三ほか：最新食品学総論．医歯薬出版，1992.
39）日本科学者会議 編：新・食生活と健康．大月書店，1992.
40）足立 達：牛乳．柴田書店，1980.
41）長谷川忠男：食品学教程．三共出版，1992.
42）科学技術庁資源調査会編：五訂日本食品標準成分表．大蔵省印刷局，2000.
43）渡邊智子：五訂日本食品成分表とその使用法．保健の科学，43(10)：778-785，2001.
44）科学技術庁資源調査会食品成分部会編：五訂日本食品標準成分表分析マニュアル．（社）資源協会，1997.

45）日本食品分析センター編：分析実務者が書いた五訂日本食品標準成分表分析マニュアルの解説．中央法規出版，2001.
46）文部科学省科学技術・学術審議会資源調査分科会編：五訂増補日本食品標準成分表．国立印刷局，2005.
47）文部科学省科学技術・学術審議会資源調査分科会編：五訂増補日本食品標準成分表脂肪酸成分表編．国立印刷局，2005.
48）文部科学省科学技術・学術審議会資源調査分科会食品成分委員会編：日本食品標準成分表　分析マニュアル　五訂増補．国立印刷局，2005.
49）文部科学省科学技術・学術審議会資源調査分科会編：日本食品標準成分表2010．全国官報販売協同組合，2010.
50）文部科学省科学技術・学術審議会資源調査分科会編：日本食品標準成分表準拠　アミノ酸成分表2010．全国官報販売協同組合，2010.
51）Food and Agriculture Organization of the United Nations：Food energy−methods of analysis and conversion factors. Report of a technical workshop. FAO Food and Nutrition paper 77, 2003.
52）文部科学省科学技術・学術審議会資源科学調査分科会編：日本食品標準成分表2015年版（七訂）．全国官報販売協同組合，2015.
53）文部科学省科学技術・学術審議会資源科学調査分科会編：日本食品標準成分表準拠アミノ酸　成分表2015年版（七訂）．全国官報販売協同組合，2015.
54）文部科学省科学技術・学術審議会資源科学調査分科会編：日本食品標準成分表準拠脂肪酸成分表2015年版（七訂）．全国官報販売協同組合，2015.
55）文部科学省科学技術・学術審議会資源科学調査分科会編：日本食品標準成分表準拠炭水化物成分表2015年版（七訂）．全国官報販売協同組合，2015.
56）文部科学省科学技術・学術審議会資源科学調査分科会食品成分委員会編：日本食品標準成分表2015年版（七訂）分析マニュアル．建帛社，2016.
57）文部科学省科学技術・学術審議会資源調査分科会編：日本食品標準成分表2020年版（八訂）．全国官報販売協同組合，2020.
58）文部科学省科学技術・学術審議会資源調査分科会：日本食品成分表の改訂について．第45回資源調査分科会資料1-1，2020.
59）「日本人の食事摂取基準」策定検討会：日本人の食事摂取（2020年版）策定検討会報告書．2019.
60）松本万里ほか：食品のエネルギー値の算出方法についての検討：組成に基づく方法と従来法との比較．日栄・食糧会誌，73(6)：255−264，2020.

【編著者】
藤《ふじ》 田《た》 修《しゅう》 三《ぞう》
梅花女子大学食文化学部教授
山《やま》 田《だ》 和《かず》 彦《ひこ》
女子栄養大学栄養学部教授

【著　者】（五十音順）
磯《いそ》 部《べ》 由《ゆ》 香《か》
三重大学教育学部教授
伊《い》 藤《とう》 聖《せい》 子《こ》
梅花女子大学食文化学部准教授
菊《きく》 﨑《ざき》 泰《ひろ》 枝《え》
奈良女子大学生活環境学部教授
久《く》 保《ぼ》 さつき
元鈴鹿大学こども教育学部教授
橘《たちばな》 ゆかり
神戸松蔭女子学院大学人間科学部教授
道《どう》 家《け》 晶《しょう》 子《こ》
岐阜市立女子短期大学教授
本《ほん》 澤《ざわ》 真《ま》 弓《ゆみ》
兵庫大学名誉教授
水《みず》 野《の》 淨《せい》 子《こ》
相愛大学名誉教授，梅花女子大学客員教授

食品学実験書　第４版　　ISBN 978-4-263-70818-7

1994年 3 月30日　第 1 版第 1 刷発行
2002年 4 月25日　第 2 版第 1 刷発行
2017年 3 月10日　第 3 版第 1 刷発行
2022年 1 月20日　第 4 版第 1 刷発行

著　者　藤　田　修　三
　　　　山　田　和　彦
発行者　白　石　泰　夫
発行所　**医歯薬出版株式会社**
〒113-8612 東京都文京区本駒込1-7-10
TEL. (03)5395-7626(編集)・7616(販売)
FAX. (03)5395-7624(編集)・8563(販売)
https://www.ishiyaku.co.jp/
郵便振替番号　00190-5-13816

乱丁，落丁の際はお取り替えいたします　　印刷・三報社印刷／製本・皆川製本所